Atlas of Hysteroscopy

宫腔镜图谱

原　著　[意] Andrea Tinelli

　　　　[西] Luis Alonso Pacheco

　　　　[西] Sergio Haimovich

主　译　冯力民

中国科学技术出版社

·北京·

图书在版编目（CIP）数据

宫腔镜图谱 / (意) 安德烈·蒂内利 (Andrea Tinelli) , (西) 路易斯·阿隆索·帕切科 (Luis Alonso Pacheco) , (西) 塞尔吉奥·海莫维奇 (Sergio Haimovich) 原著 ; 冯力民主译 . — 北京 : 中国科学技术出版社 , 2020.10（2022.7 重印）

书名原文 : Atlas of Hysteroscopy

ISBN 978-7-5046-8760-9

Ⅰ . ①宫… Ⅱ . ①安… ②路… ③塞… ④冯… Ⅲ . ①子宫疾病—内窥镜检—图谱 Ⅳ . ① R711.740.4-64

中国版本图书馆 CIP 数据核字 (2020) 第 160580 号

著作权合同登记号 : 01-2020-5126

策划编辑	焦健姿　王久红
责任编辑	焦健姿
装帧设计	佳木水轩
责任印制	李晓霖

出　　版	中国科学技术出版社
发　　行	中国科学技术出版社有限公司发行部
地　　址	北京市海淀区中关村南大街 16 号
邮　　编	100081
发行电话	010-62173865
传　　真	010-62179148
网　　址	http://www.cspbooks.com.cn

开　　本	889mm×1194mm　1/16
字　　数	260 千字
印　　张	15.25
版　　次	2020 年 10 月第 1 版
印　　次	2022 年 7 月第 3 次印刷
印　　刷	天津翔远印刷有限公司
书　　号	ISBN 978-7-5046-8760-9 / R · 2599
定　　价	168.00 元

内容提要　Abstract

　　本书引进自世界知名的 Springer 出版社，是一部实用性极强的宫腔镜理论及操作指南。全书分三部分23章，从妇科常见疾病、宫腔镜检查和手术可能遇到的困难及解决办法，以及常见并发症等方面介绍了宫腔镜相关理论及操作。本书内容简洁，图片丰富，阐释通俗，可作为临床妇科医生实践的理想参考书和不可多得的操作指导宝典。

译者前言

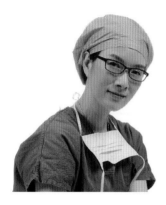

随着科学技术的不断进步，光学和内镜检查医学领域发展迅速，宫腔镜检查已成为妇产科门诊检查必备的诊断及治疗技术。宫腔电切镜等改良技术的开展，大大拓展了宫腔镜的应用范围，对未婚女性颇有很多优势。作为多种疾病诊断的金标准和首选方法，宫腔镜可获得良好的检查及手术视野，使妇产科医生进行诊断和治疗阴道子宫内膜异位症、子宫内膜息肉、黏膜下肌瘤、宫颈囊肿和子宫内膜癌等妇科疾病时更加从容。

宫腔镜的准确诊断性对明确恶性病变非常有益。在没有麻醉的情况下，进行门诊宫腔镜活检和显微宫腔镜检查已成为评估癌前病变及癌症高危因素的金标准。宫腔镜检查、宫腔镜子宫成形术、宫腔镜憩室成形术等方法具有时间短、安全、经济、术后并发症少等优点，可有效改善患者预后，帮助患者获得更佳的生殖结局。

目前，国内有关宫腔镜应用方面的著作相对较少，且内容更多偏重于宫腔镜学基础理论、器械设备介绍及工作流程、管理等方面的阐述。而 Springer 出版社的这部《宫腔镜图谱》（*Atlas of Hysteroscopy*）则重点关注使用宫腔镜妇科常见疾病诊疗的最新理论及操作技术，是一部实用性极强的宫腔镜理论及操作指南。著者通过大量高清图片全面展示了宫腔镜检查的解剖及组织学基础、在疾病诊治中的作用，以及检查过程中可能遇到的困难、常见并发症和解决办法。书中开篇介绍的最新阴道内镜技术，得到了美国妇产科医师学会（ACOG）宫腔镜专家的广泛共识，并于 2020 年 3 月向全世界医生推荐了这一门诊诊疗方法。书中还介绍了罕见的结核病、剖宫产瘢痕憩室（国内多见），以及临床医生密切关注的主要并发症诊疗技术。本书为广大读者呈现了临床宫腔镜技术领域的最新进展，既可帮助临床妇科专业人员获得宫腔镜诊疗所需的技能和专业知识，又可为宫腔镜技术初学者认识器官、结构及良恶性病理改变提供指导，是临床妇科医护人员的理想参考书和不可多得的操作指南。

为了尽快将宫腔镜最新技术介绍给国内医生，本书的翻译团队加班加点，认真翻译、审校，中国科学技术出版社的编辑团队也对本书进行了精心整理、润色，以期最大限度呈现原著精髓，让国内同行更好地领悟宫腔镜技术的精华。在此，感谢所有参与本书翻译、出版工作人员的共同努力！

尽管翻译过程中大家反复斟酌，希望能够准确表述原著者的本意，但由于医学技术发展日新月异，加之中外语言表达习惯有所差别，部分术语名词的翻译可能还需更多专家同道共同商榷，所以中文翻译版中可能存在一些表述不妥或失当之处，敬请广大读者批评、指正！衷心希望本书能够开阔各位读者的视野，让更多国内同行从中获益。

首都医科大学附属北京天坛医院

主任医师、教授

目 录

第三篇

第一篇

第1章 阴道内镜检查
Vaginoscopy

Osama Shawki　Yehia Shawki　**著**

李　靖　孙宇婷　**译**

　　阴道内镜检查的历史可以追溯到古代，迄今为止，它一直是女性下生殖道检查的里程碑。这个领域的革命性变革很少，最著名的是1845年 J. Marion Sims 用锡制的勺子制作了第一个粗糙老式的窥器[1]。Cusco 的鸭嘴型阴道窥器发明于1859年左右，事实证明它比大多数窥器[2]更精细和实用，至今仍是大多数妇科门诊和诊所使用的必备品，是妇产科检查的常规器械。这种老式的窥器在20世纪并无进展，甚至被认为是错误，因为窥器的叶片遮挡了大部分阴道，所以只在观察子宫颈时更为有用。另一方面，这样的妇科检查让患者经历一个痛苦的过程。随着光学和内镜检查的到来，医学领域出现了非凡的发展，其中对妇科医生来说最重要的是腹腔镜和宫腔镜检查。宫腔镜检查可在门诊使用，进行诊断及手术治疗，且几乎不需要麻醉。1997年，首次报道了这种新的方法，旨在避免使用宫颈钳和窥器而减少疼痛[3]。由于使用这种方法仍无法充分检查扩张阴道，Osama Shawki 提出了一种新的检查阴道的修改方案，称为 Shawki 技术，该技术在外阴用大、小阴唇关闭阴道口，避免阴道内膨宫液泄漏，充分阴道扩张，暴露所有阴道壁，穹窿以及宫颈阴道部。

　　该技术在缓解疼痛方面，具有传统阴道内镜的所有优点，并且可以更有效的观察阴道和宫颈。改良阴道内镜技术可以治疗阴道病变如斜隔综合征，将阻塞一侧的阴道重新与正常月经阴道相连通。

　　这些患者往往在青春期初潮时出现症状。患者往往在月经期出现严重的周期性下腹痛，需要住院治疗。由于一侧阴道与外阴口相通，直到进行了包括超声检查和 MRI 在内的进一步检查后，才怀疑有苗勒管发育异常。

　　这些影像学检查可显示阴道内积液。这种情况还可常见于双角子宫和双子宫，另一个常见的是阴道斜隔综合征伴同侧肾发育不全；谨慎起见应进行泌尿科检查。

　　既往这些病例被误诊并接受腹腔镜探查，最终可能进行一侧子宫切除术，去除受阻侧的子宫。许多患者都是处女，在某些处女膜非常重要的文化中，很难通过阴道入路进行有效诊疗。

　　新的阴道内镜技术可以充分暴露阴道，使宫腔电切镜经处女膜进入阴道并切开阻塞的阴道中隔。这种微创方法，既保护处女膜的完整，避免腹部途径，也可即时治疗疾病。

　　同样，无阻塞的阴道纵隔也可以使用阴道内镜治疗。

　　这种病理通常与宫颈-子宫纵隔有关，先切除阴道隔断，然后使用宫腔镜切除子宫纵隔，同时切或不切宫颈的中隔[4]。

在阴道内镜治疗中，阴道隔的治疗方式类似于子宫纵隔，也使用电切镜将隔断从外至内切开直至到达宫颈外口。

该方法术后阴道隔上下组织回缩无须进一步的切除。再同时使用宫腔镜切除宫颈和子宫纵隔。

阴道内镜检查被证明对于未婚女性有很多优势，可治疗子宫内膜息肉，黏膜下肌瘤等疾病。对于某些重视处女膜完整的地方，使用阴道内镜方法可以避免损伤处女膜。宫腔镜的直径范围为3.4～9mm，都可以通过处女膜置入阴道而不会造成任何损伤。

此外，通过良好的手术视野和阴道检查，阴道子宫内膜异位症更容易被诊断。现在可以看到常规阴道检查遗漏的浅蓝色或浅棕色子宫内膜异位症。这种病理可能与性交困难有关，还可以通过烧灼子宫内膜组织进行治疗。

总之，阴道内镜检查是古老的做法下的新视野，将妇科阴道检查带到了新时代（图 1-1 至图 1-13）。

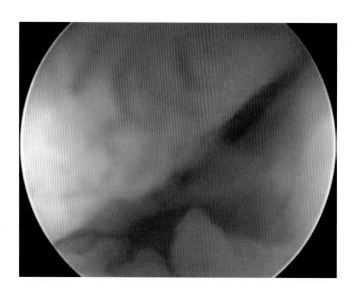

◀ 图 1-1 在不关闭外阴的情况下进行标准阴道内镜检查，阴道视野塌陷，检查阴道的能力有限，主要用于检查宫颈

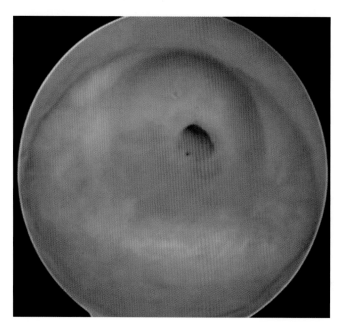

◀ 图 1-2 显示阴道的 Shawki 技术，充分暴露阴道壁、穹窿和子宫颈阴道部

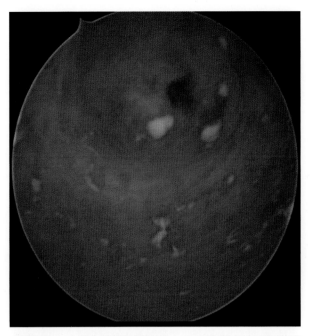

▲ 图 1-3　1 例念珠菌性阴道炎，改良阴道内镜下阴道感染的病例

在阴道壁和宫颈上可以看到由念珠菌感染引起的乳白色凝聚物

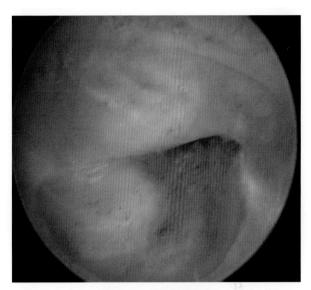

▲ 图 1-4　双侧宫颈撕裂

常为产科并发症，宫颈前唇几乎与阴道壁齐平，伴有宫颈撕裂

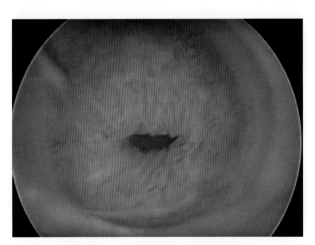

▲ 图 1-5　宫颈柱状上皮异位图片

宫颈转化区自宫颈外口转变成柱状上皮覆盖宫颈阴道部

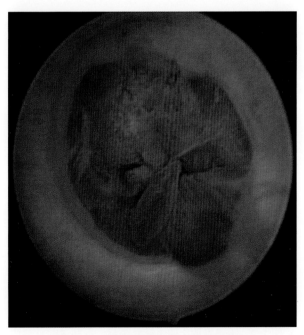

图 1-6　Ⅲ型宫颈转化区合并宫颈息肉

宫颈息肉由宫颈上皮层覆盖，突出于宫颈外口

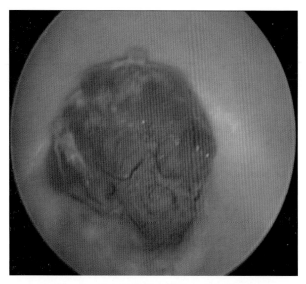

▲ 图 1-7　子宫肌瘤从宫颈外口脱出进入阴道

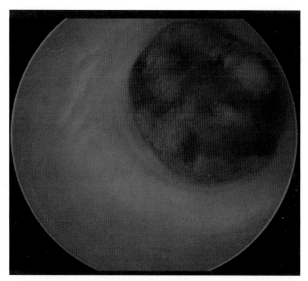

▲ 图 1-8　黏膜下肌瘤经宫颈管脱垂进入阴道

肌瘤表面的子宫内膜特异性表现提示来源于子宫腔

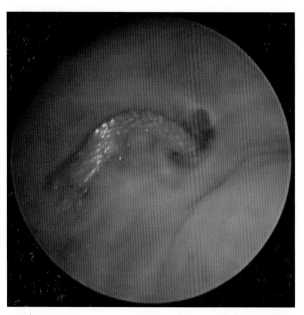

▲ 图 1-9　不正确取出阴道环扎带后，在阴道前穹窿附近留下环扎带

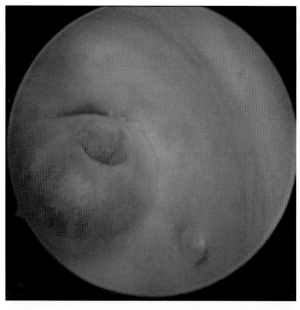

▲ 图 1-10　在前和侧穹窿中看到阴道子宫内膜异位症的多个斑点

该病变与性交困难和深部骨盆疼痛有关

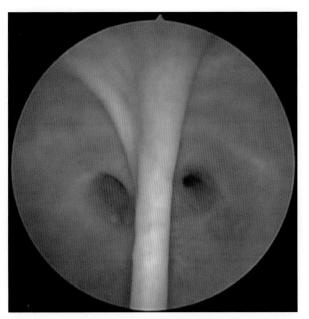

▲ 图 1-11　阴道不全纵隔，V_1 级 [5]

在隔断两侧分别可见两个宫颈外口

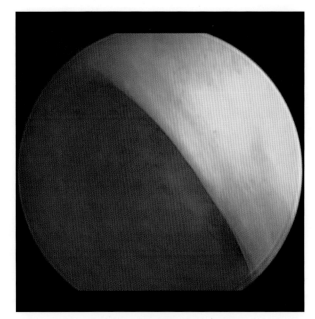

▲ 图 1-12　阴道纵隔，V_2 级 [5]

双子宫导致 OHVIRA 综合征，隔断阻塞左半阴道

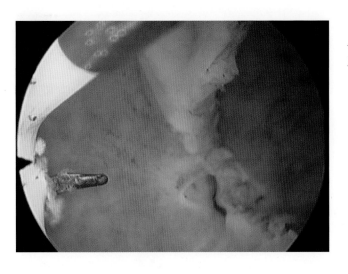

◀ 图 1-13　宫腔镜切开阴道纵隔后，阻塞侧阴道现与正常侧连通

参考文献

[1] De Costa CM. James Marion Sims: some speculations and a new position. Med J Aust. 2003;178(12):660–3.

[2] Kirkup JR. The history and evolution of surgical instruments: XI retractors, dilators and related inset pivoting instruments. Ann R Coll Surg Engl. 2002;84(3):149.

[3] Bettocchi S, Selvaggi L. A vaginoscopic approach to reduce the pain of office hysteroscopy. J Minim Invasive Gynecol. 1997;4(2):255–8.

[4] Parsanezhad ME, Alborzi S, Zarei A, Dehbashi S, Shirazi LG, Rajaeefard A, Schmidt EH. Hysteroscopic metroplasty of the complete uterine septum, duplicate cervix, and vaginal septum. Fertil Steril. 2006;85(5):1473–7.

[5] Grimbizis GF, Gordts S, Di Spiezio Sardo A, Brucker S, De Angelis C, Gergolet M, Li TC, Tanos V, Brölmann H, Gianaroli L, Campo R. The ESHRE/ESGE consensus on the classification of female genital tract congenital anomalies. Hum Reprod. 2013;28(8):2032–44.

第2章 子宫内膜周期变化
Cyclic Endometrial Changes

Alfonso Arias Alicia Úbeda 著

李　靖　孙宇婷 译

　　宫腔镜的初学者要去认识器官、结构及良恶性病理改变，这种内镜技术可以提供更多帮助。宫腔镜检查可以借助摄像机提高视觉敏锐度（图2-1和图2-2），既可以描述子宫内膜发育，还可以证实功能性病变如生长不良、肥厚、增生和肿瘤[1]。其准确性已证实高于组织学检查，而组织学检查可能会丢失近一半的主要宫内疾病[2]。

　　在没有其他外部或内部刺激的情况下，子宫内膜变化与卵巢刺激密切相关。激素分泌反映在腺体和血管的变化，尤其是在月经周期的第24～35天，这种变化在20世纪90年代早期通过CO_2膨宫下的宫腔镜[3]进行了首次描述，并与Netter的描述一致[4]。

　　子宫内膜组织由两层组成。基底层将子宫内膜附着于子宫肌层，功能层是最主要的一层，受激素影响下逐渐改变。一方面内膜的厚度和外观的生理变化受卵巢激素影响，另一方面其他内部或外部影响（激素、感染、药物）引起的变化在本章不涉及。

　　本章逐个图像介绍子宫内膜经内源性卵巢刺激后最常见的变化。子宫内膜的周期始于其上层的分离，其后有两个主要阶段。

　　• 增殖期（图2-3至图2-5）：组织再生和黏膜生长的时期，在雌激素的影响下，腺体和血管的数量、大小都增加，并向黏膜表面生长，直到排卵（图2-6）。

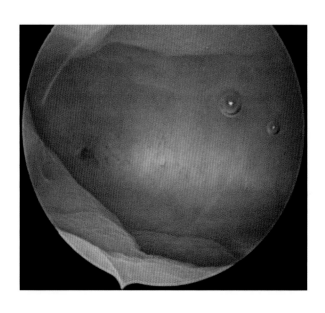

◀ 图 2-1　液体膨宫下的正常子宫腔
注意右输卵管口，周围的子宫内膜处于分泌期

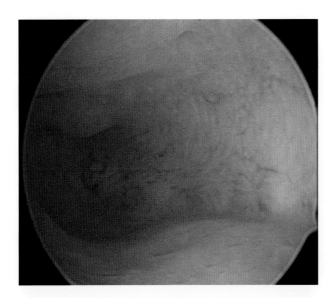

◀ 图 2-2　右宫角区
子宫内膜处于分泌晚期，月经来潮前，底部
可看见血管

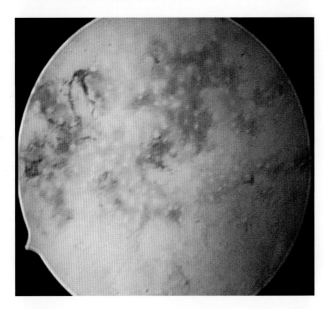

◀ 图 2-3　增生早期的再生子宫内膜
基底层（内部和外部的红色区域）的腺体直
接生长到表面为白点，红色区域属于仍然可
见的基底层

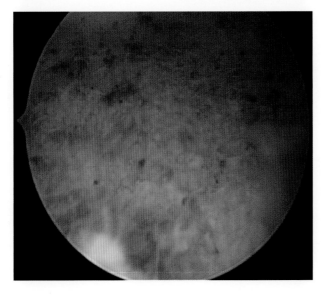

◀ 图 2-4　增生晚期
红色盘状结构逐渐被增生的腺体和血管掩盖，
子宫内膜螺旋动脉使黏膜呈红色

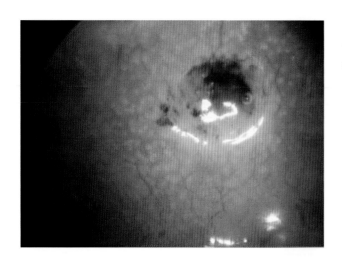

◀ 图 2-5　增生晚期的子宫内膜凹陷
在宫腔压力下出现小瘀点，该手术在气体膨宫下进行

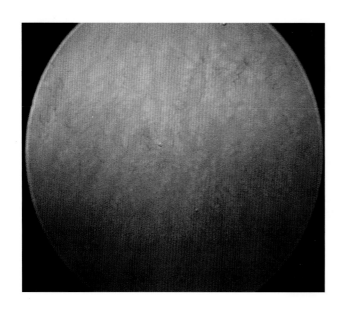

◀ 图 2-6　排卵期
在孕激素刺激下，腺体停止生长并趋于融合，很容易辨认，白点出现不同的形状，红色黏膜变得有一些黄色

• 分泌期（图 2-7 至图 2-10）：在孕激素作用下变为成熟，腺体增粗并覆盖其下的血管。

划分两个阶段的标志是开始排卵和分泌孕激素。随着宫腔镜的发展，每个阶段的早期和晚期也可以区分。最后，随着卵巢激素分泌停止，缺血期开始，子宫内膜周期结束[5]。宫腔镜在分泌期的作用有两个主要优势。

(1) 子宫内膜的表达受雌激素和孕激素作用影响，并可用于诊断子宫内膜肥厚（图 2-11）或萎缩（图 2-12）。

(2) 子宫内膜炎不会轻易漏诊，因为属于增殖期的红色黏膜不会和炎症同时出现。月经前的最终图像（图 2-13 和图 2-14）和月经期（图 2-15 和图 2-16）的图像并不常见，但它们显示了子宫内膜如何剥脱直到完全排出。

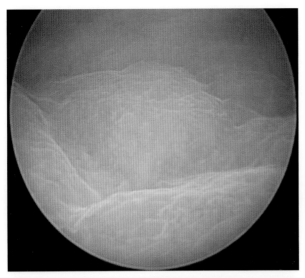

▲ 图 2-7　分泌早期的子宫内膜

黏膜表面的黏液腺分泌后，整个宫腔变成白色，尽管大多数腺体是背靠背聚集在一起，但仍可以看到部分腺体。血管依然被掩盖不易发现

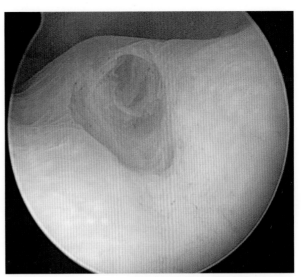

▲ 图 2-8　分泌早期的子宫内膜凹陷

由于黏液分泌物足够厚，宫腔镜可以在其中穿行

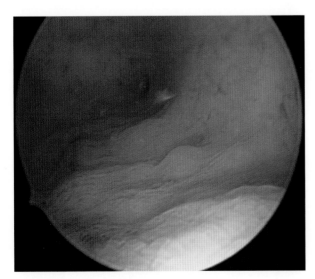

▲ 图 2-9　分泌晚期

黏液腺仍然肥厚，子宫内膜变平，颜色仍然保持白色。未见独立的子宫内膜腺体开口

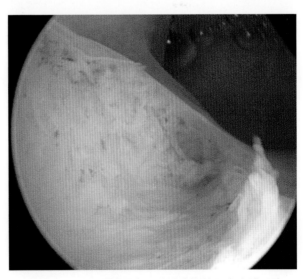

▲ 图 2-10　宫腔镜压力下分泌晚期的子宫内膜凹陷

这个厚度的黏膜宫腔镜不能穿过，因为它不像分泌早期那样厚

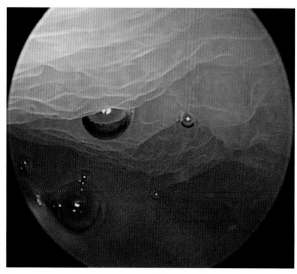

▲ 图 2-11 子宫内膜轻度增生

在分泌中期雌激素超过孕激素的不平衡影响下的轻度子宫内膜增生

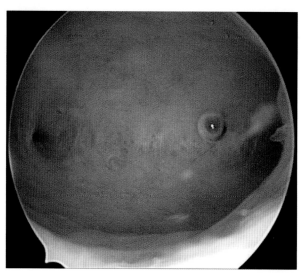

▲ 图 2-12 46 岁营养不良的女性，分泌期子宫内膜

雌激素和孕激素的作用减少使得黏膜比年轻女性更薄。基底区可见子宫肌层纤维

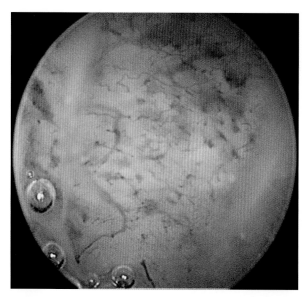

▲ 图 2-13 月经前早期，子宫内膜表面开始出现短小的血管

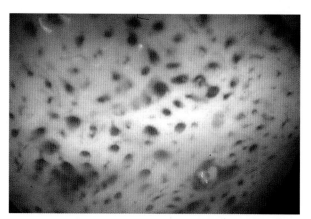

▲ 图 2-14 月经早期，黏膜开始剥脱，少量出血

此图像不常见。该宫腔镜检查在 CO_2 膨宫下进行

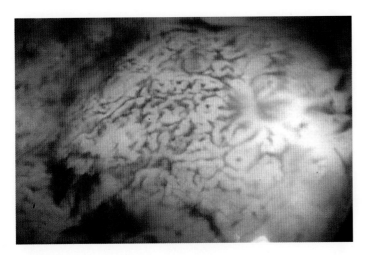

◀ 图 2-15　月经期即将开始的典型图像
剥脱的功能层黏膜开始从基底层脱落下来，剥脱的血管明显开始出血

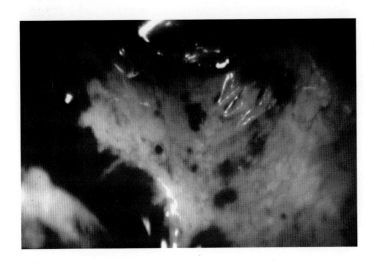

◀ 图 2-16　在 CO_2 膨宫下拍摄的月经期图像
子宫内膜缺失由部分剥脱的上层黏膜构成

参考文献

[1] Bettocchi S, Loverro G, Pansini N, Selvaggi L. The role of contact hysteroscopy. J Am Assoc Gynecol Laparosc. 1996;3(4):635–41.

[2] Bettocchi S, Ceci O, Vicino M, Marello F, Impedovo L, Selvaggi L. Diagnostic inadequacy of dilatation and curettage. Fertil Steril. 2001;75(4):803–5.

[3] Labastida R. Tratado y atlas de histeroscopia. Barcelona: Ed. Salvat; 1990.

[4] Netter FH. Atlas de Anatomía Humana. Barcelona: Masson; 2011.

[5] Shawki O, Deshmukh S, Alonso L. Mastering the techniques in Hysteroscopy. New Delhi: Jaypee Brothers Medical Publishers; 2016.

第3章 萎缩性子宫内膜
The Atrophic Endometrium

Nash S. Moawad　Alejandro M. Gonzalez　Santiago Artazcoz　著

李　靖　孙宇婷　译

子宫内膜是附在子宫腔内的激素反应性腺体组织，该结构由以下组织组成。

- 上皮（子宫内膜腺体）。
- 基质（子宫内膜基质）。

功能性子宫内膜的结构和活性反映了卵巢激素的分泌。腺细胞的组织学类型为柱状或长方体。在整个月经（子宫内膜的）周期中，子宫内膜规律生长和成熟，与卵巢产生的雌激素的增生作用和孕激素的分泌作用有关。在未妊娠的情况下，增厚的血管化内膜脱落形成了月经周期，导致子宫内膜变薄，然后再生。

绝经后卵巢停止排卵和分泌雌、孕激素，导致子宫内膜组织萎缩。此时，内膜功能层消失，子宫内膜腺体呈现单管状或低立方形，通常为囊状，子宫内膜间质纤维化且无增生、分泌活动。

经阴道超声检查腺体直径通常为0.1mm，子宫内膜厚度小于4mm。显微镜检查显示如下。

- 腺体：小柱状细胞。
  - ➢ 适量嗜酸性细胞质。
  - ➢ 卵圆形（栅栏状）核，或多或少的假复层。
  - ➢ 无核分裂。
- 结构：囊性扩张。

在雌激素刺激不足时，上皮呈静态，可表现为弱增生（无活性）或萎缩。

子宫内膜呈弱增殖型介于正常增生和萎缩之间。上皮呈柱状，仅有少量假层化。核染色质致密。萎缩的子宫内膜上皮呈低立方到扁平状，有一排致密的细胞核。有丝分裂活性缺失。

有4种组织学类型的萎缩性子宫内膜，即萎缩性、萎缩性/弱增生性（非无活性）、混合性（无活性和非无活性）和囊性萎缩[1, 2]。

1. 萎缩性和无活性子宫内膜功能丧失，仅由稀薄的基底层组成，并有少量狭窄的管状腺体，内衬立方体不确定的上皮，既没有增殖活性，也没有分泌活性。

2. 萎缩/弱增生性（萎缩性非无活性）子宫内膜由以下标准定义。

(1) 浅层子宫内膜厚2.2mm（平均2.2mm，范围1.0～3.5mm），基底层和功能层之间无法区分。

(2) 增生型上皮腺，略有弯曲，有高柱状假复层上皮，椭圆形核，少见有丝分裂。

(3) 致密纤维化子宫内膜间质无核分裂。

3. 混合型子宫内膜是萎缩性和无活性子宫内膜中有弱增生的腺体病灶。

4.囊性萎缩性子宫内膜，通常具有囊性扩张的腺体。可能是年龄在 35 岁及以上的女性中，功能低下的周期性扩张腺体萎缩。囊性腺体增生伴萎缩也可见囊性扩张的腺体。在这种情况下，子宫内膜保留了原来增生的厚度，但腺上皮萎缩，基质胶原化，未见有丝分裂象。第三种解释是基质的纤维化阻塞腺体，导致腺体扩张。

囊性子宫内膜萎缩是一种良性过程，可见于他莫昔芬相关子宫内膜改变，当密集的纤维基质内存在衬有萎缩性上皮的多个囊性空间（扩张的腺体）时，病理学可以做出诊断。这是宫腔镜检查中的一个重要发现。

在宫腔镜检查中，子宫内膜呈白色但有血管增生，有散在的突起。早在他莫昔芬治疗的前 6 个月就可以看到这种"他莫昔芬样"黏膜。在组织病理学中认为这些突起是囊性腺体扩张 [3, 4]。

这种情况是良性的，不会增加子宫内膜腺癌或子宫内膜增生的风险。

萎缩性腺体是绝经前服用外源激素的患者的特征，绝经前妇女在其他情况下的内膜萎缩都是意外的发现，其意义尚不清楚。

为什么考虑到这种情况如此重要？

绝经后出血的最常见原因是子宫内膜萎缩，占 45%～50% 的患者。萎缩性子宫内膜出血的确切原因尚不清楚。据推测是由于血管解剖变异或局部止血机制异常。这些浅血管由薄而脆弱的基质支持着 [1]。

一项意大利前瞻性研究（包括 18 个医学中心和 930 例患者）表明，子宫内膜厚度≤ 4.0mm 可安全预测子宫内膜萎缩，并证明了对绝经后出血患者的期待治疗是正确的，只要患者了解出血持续、复发或恶化需要适当的随访 [5]。

对于妇科医生和宫腔镜医生来说，4mm 是一个重要数值，有时超声提示子宫内膜薄，不需进行诊断性宫腔镜检查或子宫内膜活检。

宫腔镜医生必须识别正常萎缩的子宫内膜的多种形式，以便直视下活检并正确处理子宫内膜异常病变，当内膜是正常萎缩时，应避免过度手术和治疗，必要时需行病理检查 [6, 7]（图 3-1 至图 3-41）。

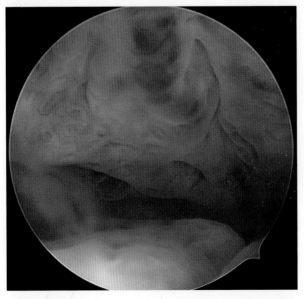

▲ 图 3-1　有子宫内膜切除术史的患者绝经后子宫内膜异常增厚

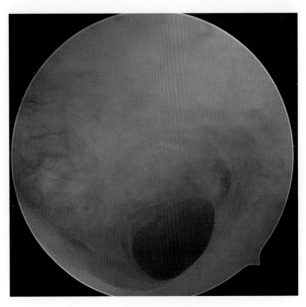

▲ 图 3-2　萎缩性子宫颈管狭窄症

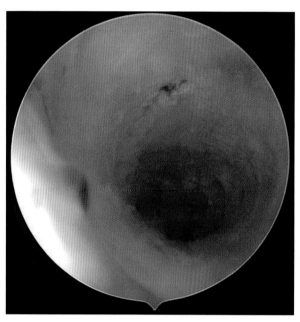

▲ 图 3-3 萎缩性宫颈管
宫颈狭窄行子宫颈扩张后的状态，宫颈管典型特征消失

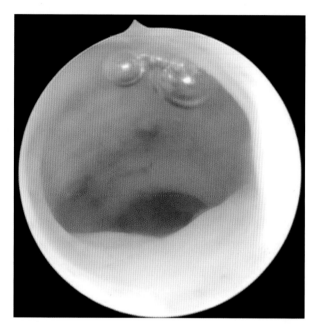

▲ 图 3-5 苍白的萎缩性子宫内膜

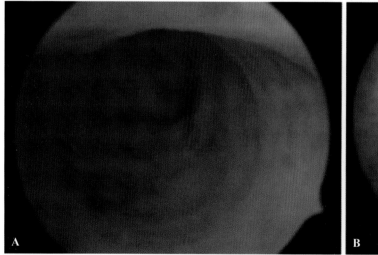

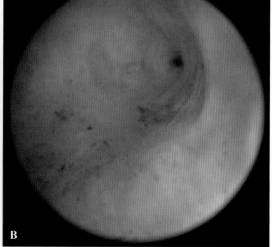

▲ 图 3-4 左侧宫角的苍白萎缩性子宫内膜，可见输卵管口

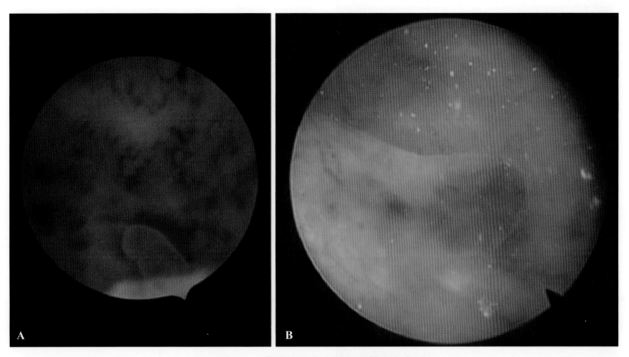

▲ 图 3-6　萎缩性子宫内膜下血管和小息肉

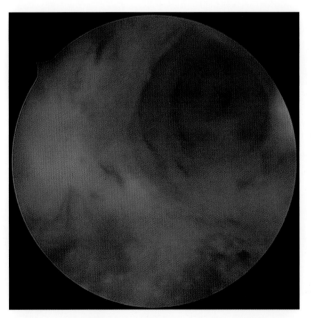

▲ 图 3-7　轻度萎缩的子宫内膜，伴有微小的囊性改变
　　　子宫内膜切除术后引起 Asherman 综合征

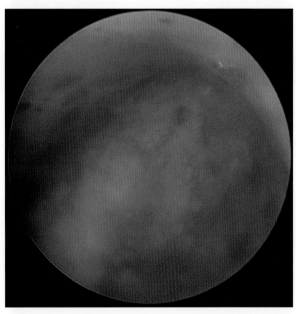

▲ 图 3-8　左宫角部和输卵管口的平滑萎缩性子宫内膜
囊性改变

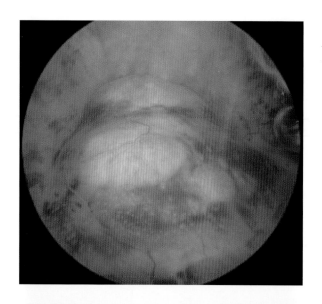

◀ 图 3-9 萎缩性子宫内膜上的 2 型黏膜下肌瘤和子宫内膜下血管

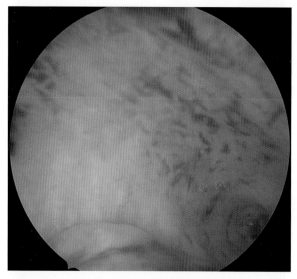

◀ 图 3-10 萎缩性子宫内膜
子宫内膜去除术后的状态

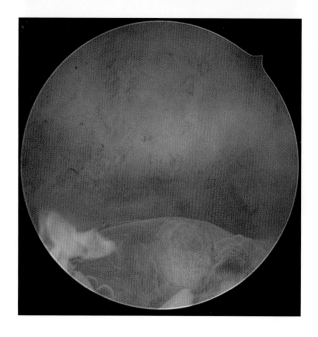

◀ 图 3-11 萎缩性子宫内膜和后壁的无蒂息肉

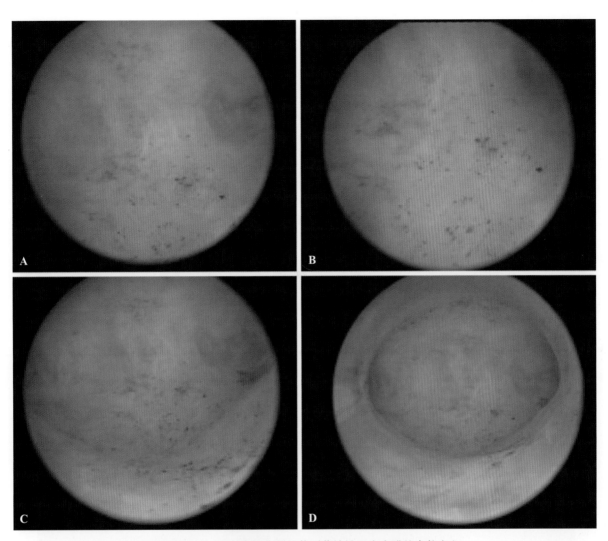

▲ 图 3-12 子宫底部典型的薄型萎缩性子宫内膜伴点状出血

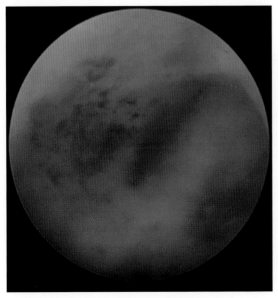

▲ 图 3-13 萎缩性子宫内膜下出血

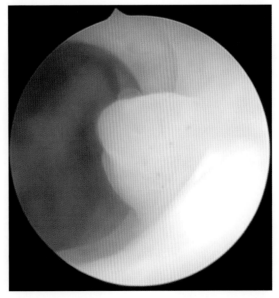

▲ 图 3-14 萎缩性小息肉

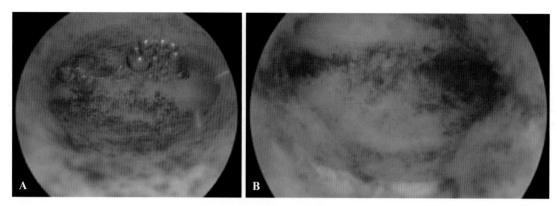

▲ 图 3-15　子宫内膜下瘀斑且无局灶性病变的萎缩性宫腔全景图

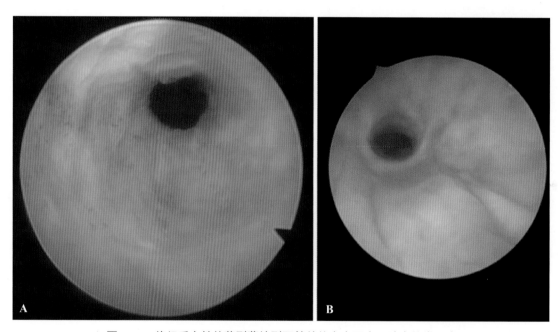

▲ 图 3-16　绝经后女性的薄型萎缩型颈管并伴有宫颈内口狭窄的常见表现

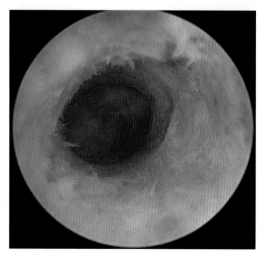

▲ 图 3-17　萎缩性子宫的纤维化改变

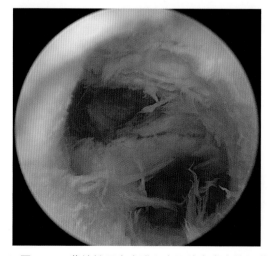

▲ 图 3-18　萎缩性子宫内膜和宫颈狭窄患者的假道

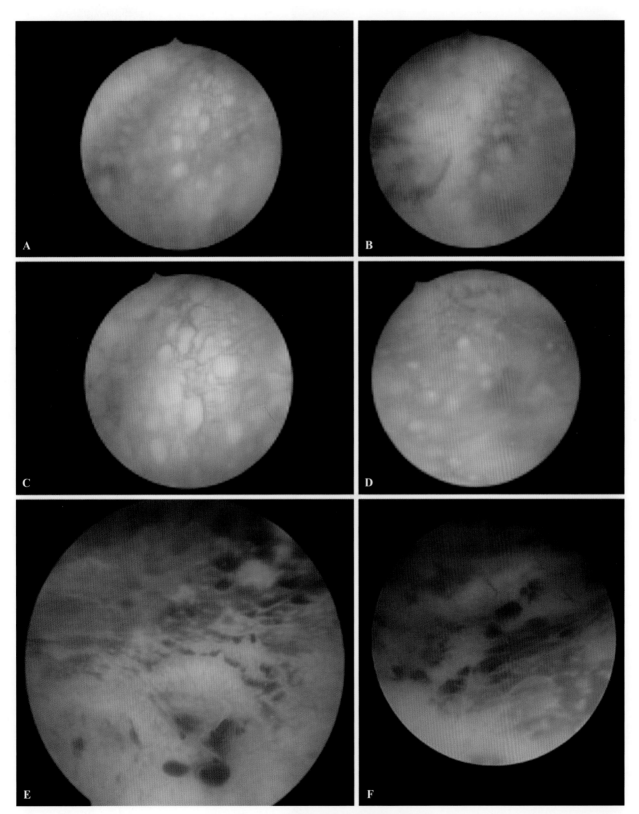

▲ 图 3-19　萎缩性子宫内膜的囊性改变

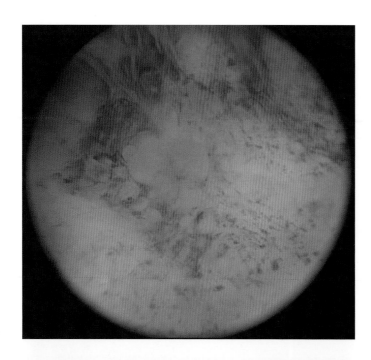

◀ 图 3-20 萎缩性子宫内膜的囊性改变和点状出血

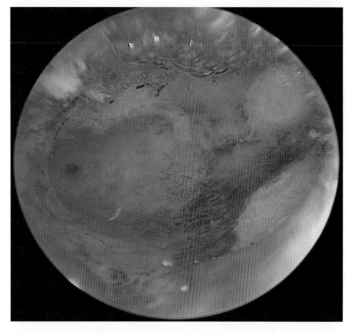

◀ 图 3-21 宫腔镜直视下的萎缩性子宫内膜活检

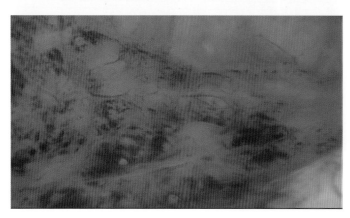

◀ 图 3-22 不规则子宫内膜下血管

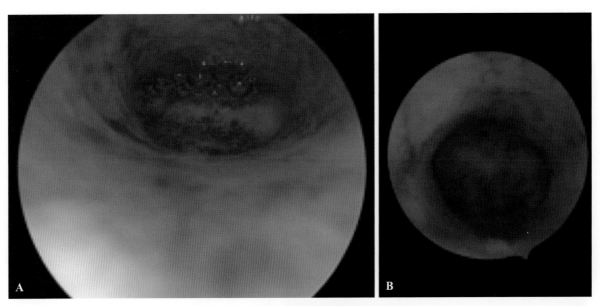

▲ 图 3-23　绝经后子宫腔伴萎缩性子宫内膜

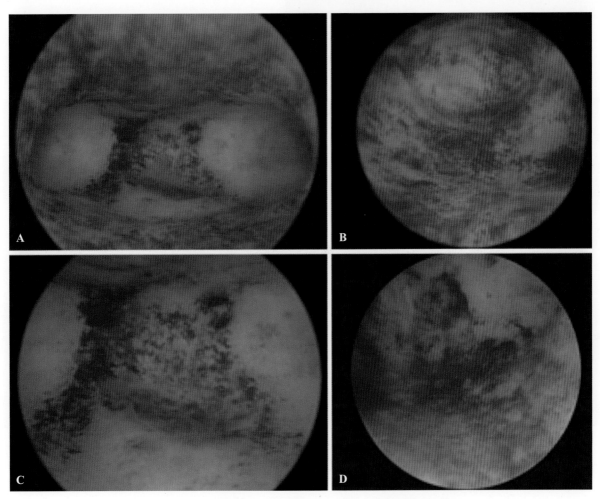

▲ 图 3-24　萎缩性子宫内膜薄、半透明，可见内膜下血管

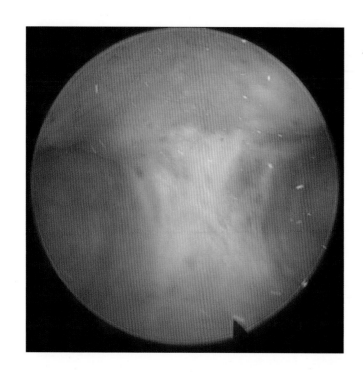

◀ 图 3-25　不完全纵隔的萎缩子宫内膜

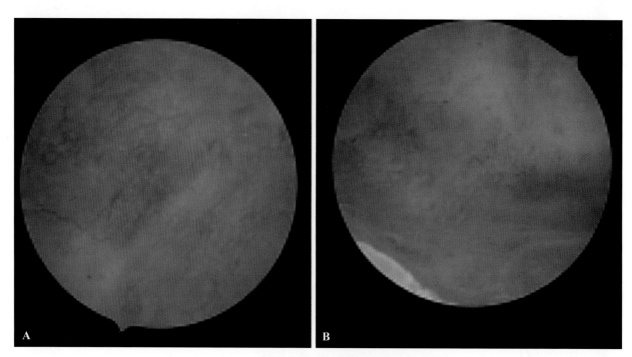

▲ 图 3-26　薄层萎缩性子宫内膜表面有白色斑点

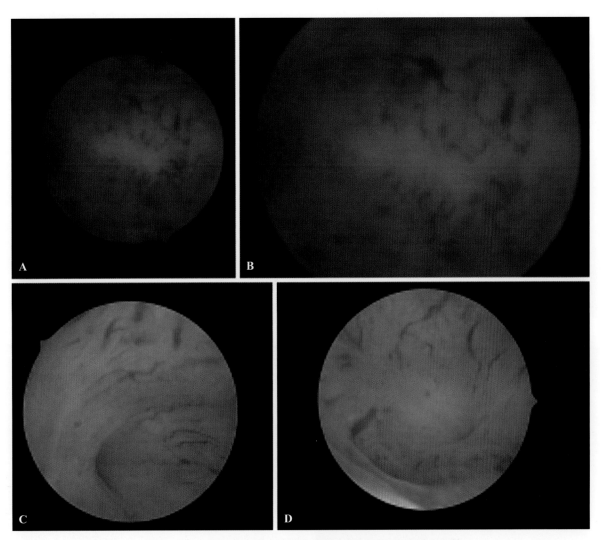

▲ 图 3-27　有子宫内膜去除术史的患者绝经后子宫内膜下血管

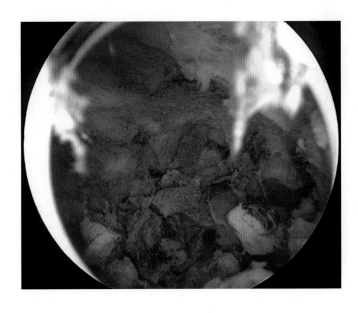

◀ 图 3-28　既往子宫内膜去除、绝经后反复出血的良性病变患者行子宫内膜切除术

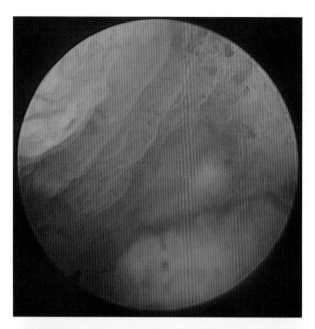

◀ 图 3-29　绝经后患者异常增厚的分泌期子宫内膜

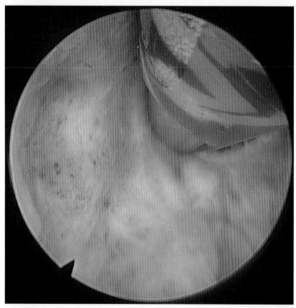

◀ 图 3-30　使用宫腔镜刨削系统对有多次剖宫产史和不规则宫颈狭窄的绝经后肥胖患者行可视化诊刮

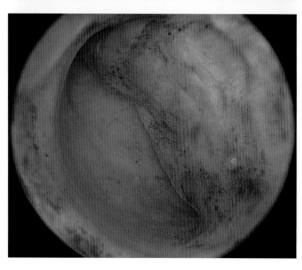

◀ 图 3-31　萎缩性子宫内膜侧壁大息肉

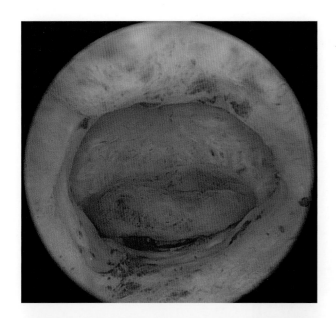

◀ 图 3-32　萎缩性子宫内膜中的增生性息肉

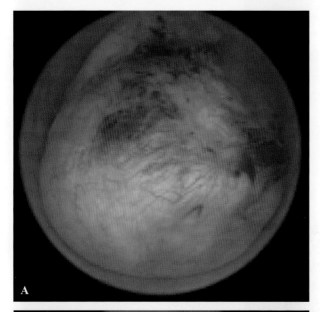

◀ 图 3-33　萎缩性子宫内膜中伴不规则血管的
大息肉

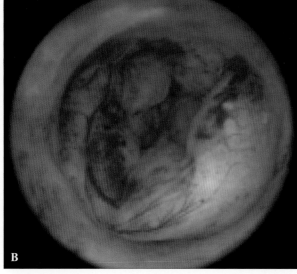

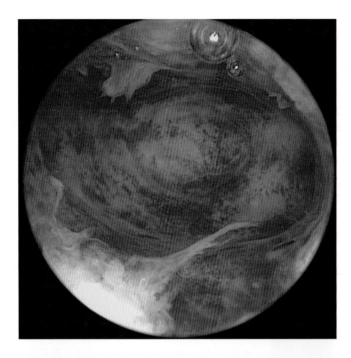

◀ 图 3-34 子宫内轻微粘连的萎缩性子宫内膜

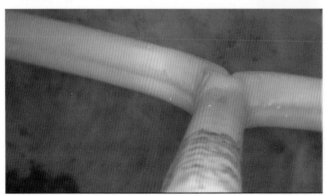

◀ 图 3-35 宫内节育器周围的萎缩的子宫内膜

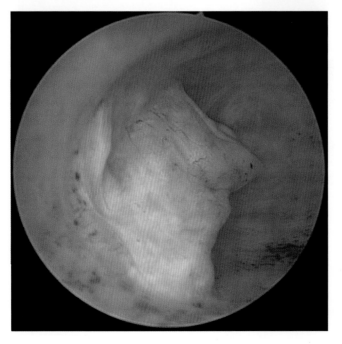

◀ 图 3-36 萎缩性子宫内膜伴白色纤维化息肉

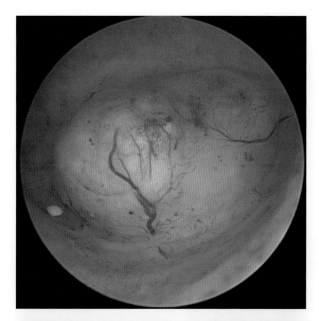

◀ 图 3-37　萎缩性子宫内膜和被覆血管的 1 型黏膜下肌瘤

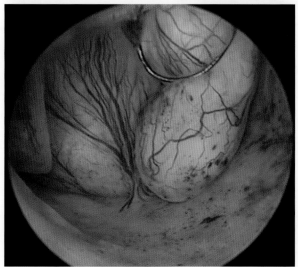

◀ 图 3-38　萎缩性子宫内膜下伴有大血管的子宫内膜息肉

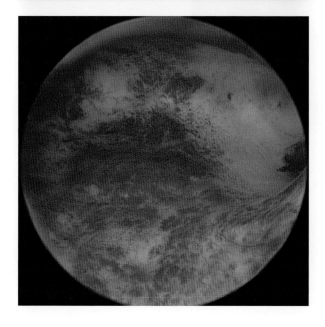

◀ 图 3-39　绝经后出血患者中出现的他莫昔芬相关的囊性子宫内膜增生

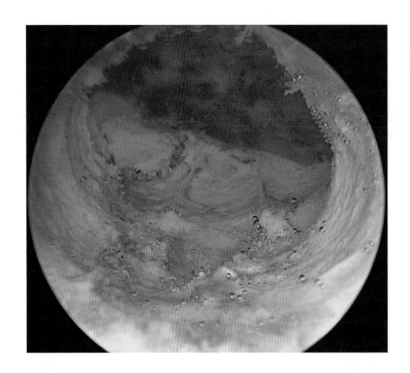

◀ 图 3-40　局灶性子宫内膜增生切除后的萎缩性子宫腔

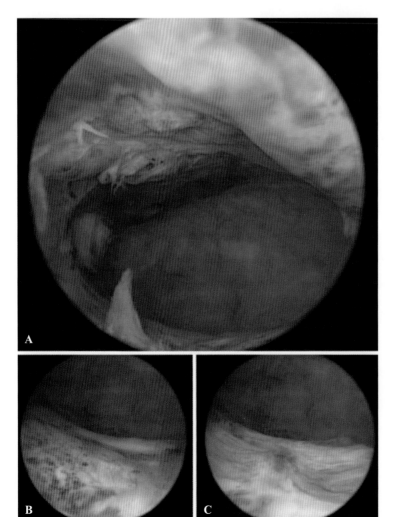

◀ 图 3-41　宫腔镜下切除经芳香酶抑制药改良的子宫内膜

参考文献

[1] Elkholi DGE, Nagy HM. Unexplained postmenopausal uterine bleeding from atrophic endometrium: histopathological and hormonal studies. Middle East Fertil Soc J. 2015;20(4):262–70.

[2] Sivridis E, Giatromanolaki A. Proliferative activity in postmenopausal endometrium: the lurking potential for giving rise to an endometrial adenocarcinoma. J Clin Pathol. 2004;57(8):840–4.

[3] McGonigle KF, Shaw SL, Vasilev SA, Odom-Maryon T, Roy S, Simpson JF. Abnormalities detected on transvaginal ultrasonography in tamoxifen-treated postmenopausal breast cancer patients may represent endometrial cystic atrophy. Am J Obstet Gynecol. 1998;178(6):1145–50.

[4] Kalampokas T, Sofoudis C, Anastasopoulos C, Boutas I, Melloy S, Kondi-Pafiti A, Kalampokas E, Botsis D, Salakos N. Effect of tamoxifen on postmenopausal endometrium. Eur J Gynaecol Oncol. 2013;34(4):325–8.

[5] Ferrazzi E, Torri V, Zannoni E, Filiberto S, Dordoni D. Sonographic endometrial thickness: a useful test to predict atrophy in patients with postmenopausal bleeding. An Italian multicenter study. Ultrasound Obstet Gynecol. 1996;7:315–21.

[6] Pandey D, Kunamneni S, Reddy Inukollu P, Su H. Establishing patterns on hysteroscopy in abnormal uterine bleeding. Gynecol Minim Invasive Ther. 2017;6:178e–182.

[7] Alexandra A, Antunes R. The efficacy of hysteroscopy in diagnosis and treatment of endometrial pathology. Gynecol Surg. 2012;9(1):47–52.

第二篇

第 4 章 宫腔镜检查在宫颈病变诊断和治疗中的作用
The Role of Hysteroscopy in Diagnosis and Management of Cervical Lesions

Mykhailo Medvediev 著
李　靖　孙宇婷　译

子宫颈是子宫的最低位，是运输通道和具保护功能的重要器官。子宫颈的整体长度为 2～3cm，直径为 4～6cm。子宫颈和子宫内膜在月经周期和妊娠、分娩及女性不同年龄段都会发生动态变化[1-3]。

子宫颈分为几个部分。放置窥器时在阴道内可见子宫颈阴道部，它被覆复层鳞状上皮，与阴道前壁鳞状上皮相连接。鳞 - 柱状交界的位置因年龄而异，绝经后妇女的鳞 - 柱状交界通常位于宫颈管内。在子宫颈中央可见宫颈外口[1-3]。

宫颈外口继续向内延伸，形成宫颈内口及子宫颈管（图 4-1）。宫颈管黏膜呈褶皱状，结缔组织弯曲形成腺体，覆盖单层柱状上皮（图 4-2）。该上皮产生透明黏液。宫颈管中的黏液形成黏液栓。与雌激素和孕激素浓度相关的宫颈腺分泌具有明显的周期性变化。复层鳞状上皮和柱状上皮在宫颈外口处形成交界区[1-3]。

宫颈内口是进入子宫内膜腔之前子宫颈的最高部。该部位狭窄，是宫腔镜检查的天然屏障，尤其是在未产妇和绝经期患者中[4-8]。

子宫由多种成分组成，其中平滑肌占最大比例（高达 70%）。子宫颈所含平滑肌成分相对较少（最多 15%）。子宫内膜腔近端宫颈组织段（25%）、近中段的宫颈组织段（16%）和宫颈下段的宫颈组织段（6%），平滑肌含量依次降低[1]。

大部分宫颈间质是由胶原构成的（Ⅰ、Ⅲ和Ⅳ型）、糖胺聚糖和蛋白聚糖。硫酸葡聚糖和透明质酸的含量很高，亦存在弹力蛋白[1, 3]。

子宫颈受副交感神经和交感神经支配。游离的神经末梢可达子宫颈全层。在宫颈外部中含量最低，在宫颈内部中含量最高[1, 3]。妇科医生进行宫腔镜检查时应利用 30° 光学视管，观察宫颈管并经此进入子宫腔。这项操作有时较为复杂，可形成假道（图 4-3）[1, 3, 7-9]。

宫颈管可视化是现代宫腔镜检查中不可或缺的一部分。在检查该部位时，术者可能会遇到各种病变，如宫颈妊娠、宫颈平滑肌瘤、子宫内膜息肉和宫颈管息肉瘘、穿孔和假道，以及宫颈囊肿、IUD尾丝、宫颈癌和子宫内膜癌其他恶性病变[1-9]。

本章将介绍宫颈常见病变的宫腔镜影像（图 4-4 至图 4-20）。

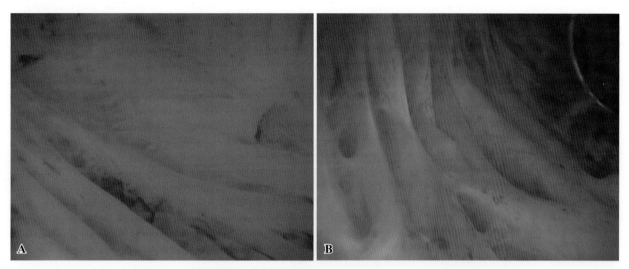

▲ 图 4-1　A. 普通视图，宫颈管皱襞；B. 普通视图，电切镜下宫颈管皱襞

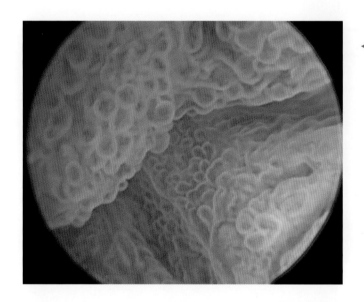

◀ 图 4-2　阴道内镜下宫颈管圆柱形上皮

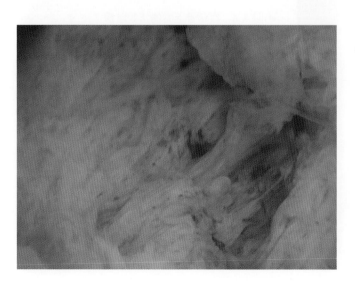

◀ 图 4-3　盲目扩张后的假道

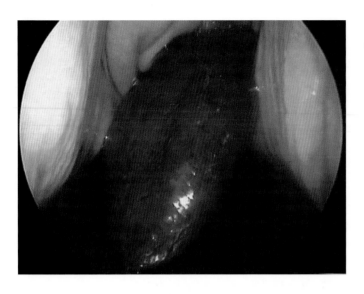

◀ 图 4-4　脱入阴道中的子宫内膜息肉
图片由 Sunita Taldudwadkar 提供

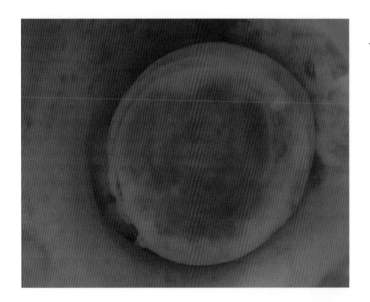

◀ 图 4-5　宫颈管内见到的子宫内膜息肉

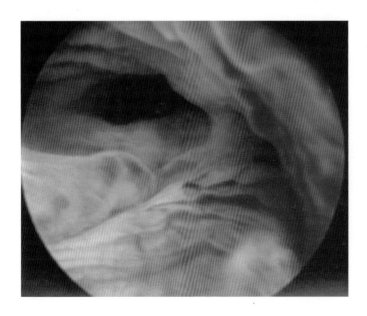

◀ 图 4-6　宫颈管上方的宫颈肌瘤
图片由西班牙巴塞罗那的 Alicia Ubeda Hernandez 提供

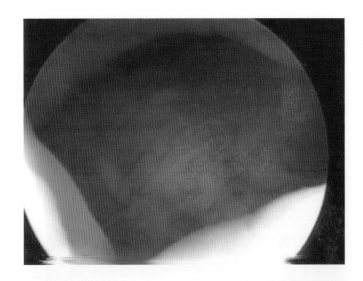

◀ 图 4-7　阴道内镜下宫颈外口肌瘤
图片由西班牙巴塞罗那的 Alicia Ubeda Hernandez 提供

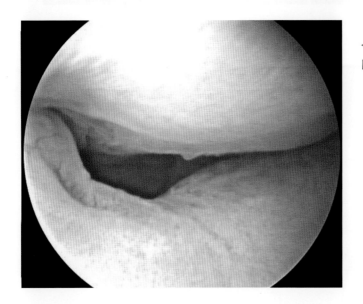

◀ 图 4-8　宫腔镜检查下宫颈功能不全
图片由西班牙巴塞罗那的 Alicia Ubeda Hernandez 提供

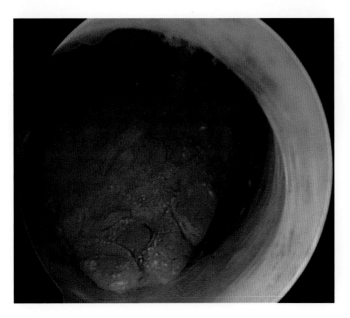

◀ 图 4-9　侵入宫颈管的子宫内膜癌
图片由西班牙巴塞罗那的 Alicia Ubeda Hernandez 提供

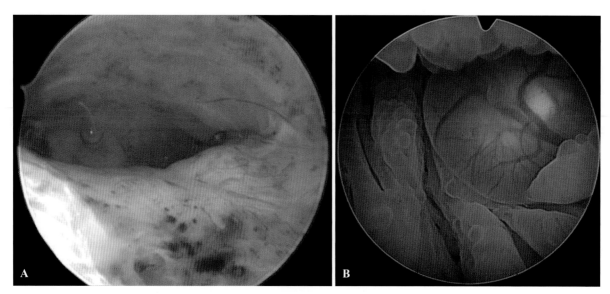

▲ 图 4-10　**A. Naboth 囊肿突出到峡部后壁；B. Naboth 囊肿**
图片由 Luis Alonso 提供

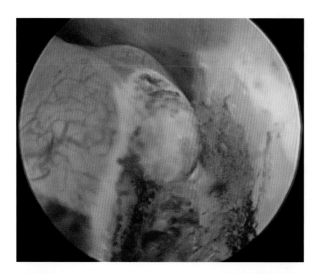

◀ 图 4-11　激光去除宫颈 Naboth 囊肿

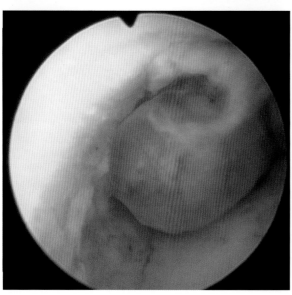

◀ 图 4-12　宫颈息肉
图片由 Jude Okohue 提供

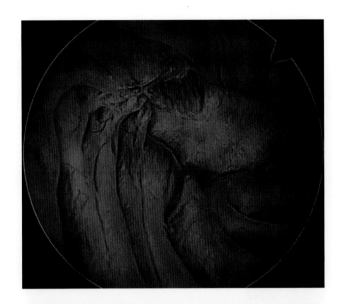

◀ 图 4-13　宫颈残端
图片由 Luis Alonso 提供

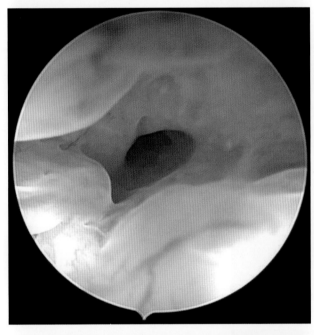

◀ 图 4-14　宫颈内口狭窄
图片由 Haresh Vaghasia 提供

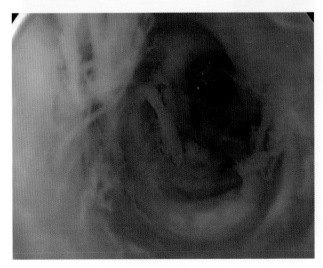

◀ 图 4-15　**HUB** 患者的宫颈峡部粘连

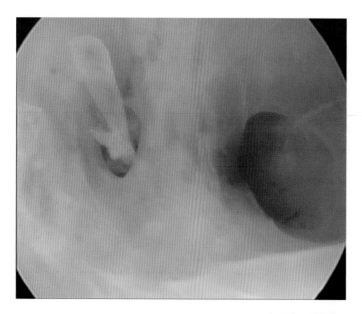

◀ 图 4-16 宫颈峡部粘连

图片由西班牙巴塞罗那的 Alicia Ubeda Hernandez 提供

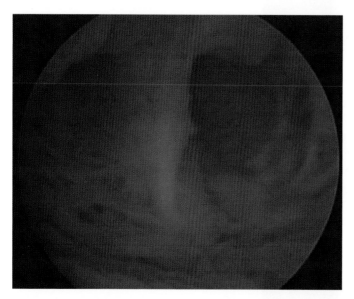

◀ 图 4-17 宫颈纵隔

图片由西班牙巴塞罗那的 Alicia Ubeda Hernandez 提供

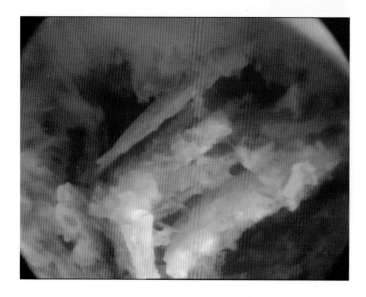

◀ 图 4-18 妊娠 17 周流产 7 年后宫颈管骨化生

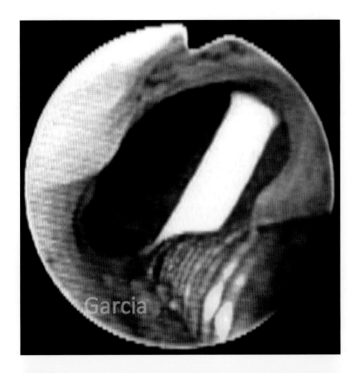

◀ 图 4-19　**Copper IUD 嵌入子宫颈**
图片由美国新墨西哥州的 Amy Garcia 提供

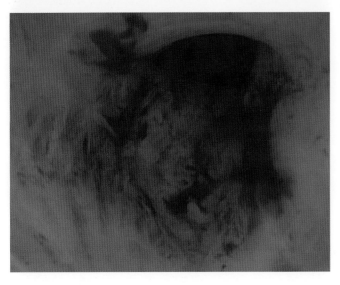

◀ 图 4-20　在电切术前使用钝性扩张棒扩张宫颈管

参考文献

[1] Baggish MS, Valle RF, Guedj H. Hysteroscopy: visual perspectives of uterine anatomy, physiology, and pathology. 3rd ed. Philadelphia, PA: Lippincott Williams & Wilkins; 2007.

[2] Best practice in outpatient hysteroscopy. Green-top Guideline No. 59; 2011.

[3] Bradley LD, Dayaratna SD. Hysteroscopy. Gynaecol Board Rev Manual. 2008;11(4):2–11.

[4] Petrozza JC. Hysteroscopy treatment & management. In: Rivlin ME, editor. eMedicine.com; 2015.

[5] Vilos GA, Abu-Rafea B. New developments in ambulatory hysteroscopic surgery. Best Pract Res Clin Obstet Gynaecol. 2005;19:727.

[6] De Angelis C, Santoro G, Re ME, Nofroni I. Office hysteroscopy and compliance: mini-hysteroscopy versus traditional hysteroscopy in a randomized trial. Hum Reprod. 2003;18:2441.

[7] Cicinelli E, Parisi C, Galantino P, et al. Reliability, feasibility, and safety of minihysteroscopy with a vaginoscopic approach: experience with 6,000 cases. Fertil Steril. 2003;80:199.

[8] Di Spiezio SA, Bettocchi S, Spinelli M, Guida M, Nappi L, et al. Review of new office-based hysteroscopic procedures 2003-2009. J Minim Invasive Gynecol. 2010;17:436–148.

[9] Bradley LD. Complications in hysteroscopy: prevention, treatment and legal risk. Curr Opin Obstet Gynecol. 2002;14:409.

第 5 章　子宫息肉
Uterine Polyps

José Metello　João Mairos　**著**

李　靖　孙宇婷　**译**

一、子宫内膜息肉

子宫内膜息肉是指子宫内膜上凸起的局灶性增生性病变[1]。一般为良性。依据息肉的位置（子宫内膜、宫颈或阴道）、是否带蒂（带蒂，蒂窄而长，或无蒂）和组织学类型可进行分类[2]。

二、流行病学

息肉的真实发病率难以估测。随着高分辨率超声设备的广泛普及，子宫内膜息肉已成为最常见的子宫内膜异常之一。

几位作者认为，子宫内膜息肉的患病率为 7.8%～50%[3-6]。据报道，在年轻的无症状人群中，子宫内膜息肉发病率低于 10%[7]，不孕患者约为 15.3%[8]，异常子宫出血患者超过 25%。

子宫内膜息肉的恶性潜能未知。据报道，子宫内膜息肉的癌变率在 0%～4.8%，取决于患者的选择和进行诊断的方法[9, 10]。

发病机制仍不明确。可能涉及多个因素，包括糖尿病、肥胖、高血压、年龄、绝经状态和类固醇激素受体[11, 12]。

可能与遗传相关。Dal Cin 等在 1995 年息肉分类中[13]，表明染色体 6、7 和 12 的几种细胞遗传学变化。其他研究报道了 *bcl-2* 和 *bax* 基因的参与。

一些研究报道了不平衡的雌孕激素受体的作用[14-17]。在增生期，雌激素受体可能过度表达，而孕激素受体无法得到平衡[16]。这可以帮助解释与雌激素高暴露有关的病例，如体重较重、绝经晚和大量使用雌激素（如在激素替代疗法或多囊卵巢综合征中）[18-22]都与息肉的发生呈正相关。

从组织学角度提出几种分类方法。Di Spiezio 提议[23] 如下。

(1) 增生性息肉：起源于对雌激素敏感的内膜基底层，受雌激素刺激而孕激素作用无法平衡。可能与弥漫性子宫内膜增生（EH）有关。

(2) 萎缩性息肉：常发生在绝经后，通常是功能性或增生性息肉的退行性改变。

(3) 功能性息肉：表现与周围子宫内膜腺体变化相似，受月经周期的激素影响。

注：本章配有视频，可登录网址（https://doi.org/10.1007/978-3-030-29466-3_5）观看。

(4) 子宫腺肌瘤样息肉：它们的特点是平滑肌细胞和纤维组织的数量不同。"非典型"的特点是良性子宫内膜腺体和间质同时存在，结构不典型性主要由平滑肌组成，转化为子宫内膜癌的可能性约为 9%。

(5) 假性息肉：无蒂小病变，其结构与周围子宫内膜相同；仅在月经周期的分泌期可检查到，然后随着月经的来潮而剥脱。

宫颈息肉较少见，在 2%～5% 的病例中有描述[24]。宫颈息肉最常见于宫颈管内，根据转化区所界定。它们来源于腺体增生，但其病因尚不清楚。超过 95% 的病例为带蒂的良性病变。它们具有基质的纤维血管核心，周围呈鳞状或腺上皮的乳头状增生[24]。

病因不明，但不同于子宫内膜息肉，可能与炎症有关。

阴道息肉并不常见，具有管样鳞状上皮[25]（图 5-1 至图 5-50）。

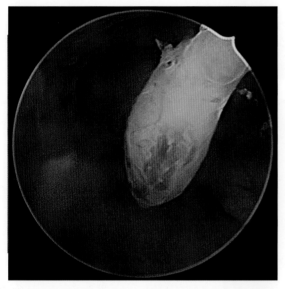

▲ 图 5-1 息肉（一）

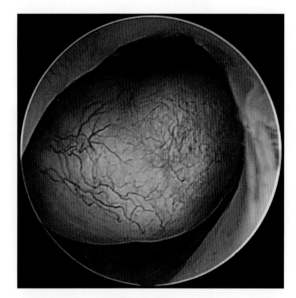

▲ 图 5-2 息肉（二）

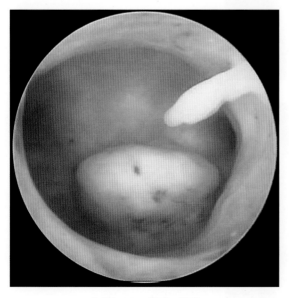

▲ 图 5-3 息肉（三）

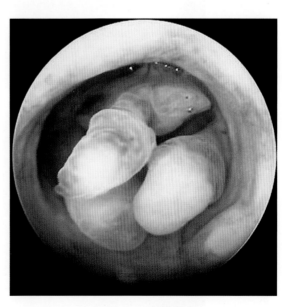

▲ 图 5-4 多发息肉

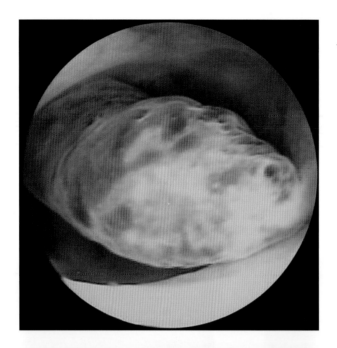

◀ 图 5-5 息肉（四）

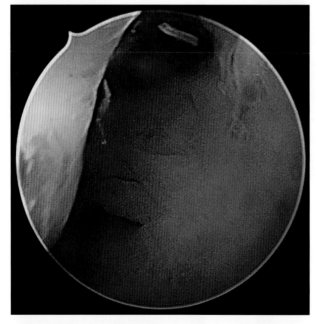

◀ 图 5-6 息肉（五）

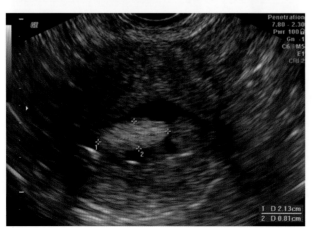

◀ 图 5-7 超声下的息肉（一）

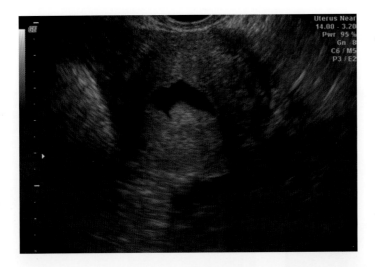

◀ 图 5-8　超声下的息肉（二）

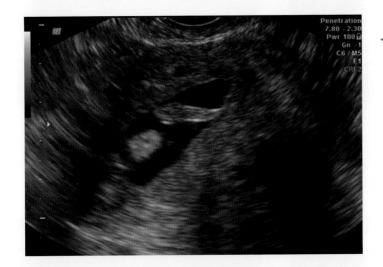

◀ 图 5-9　超声下的息肉（三）

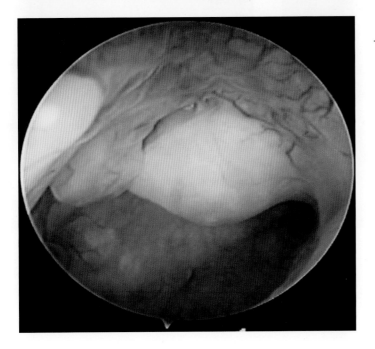

◀ 图 5-10　无蒂息肉（一）

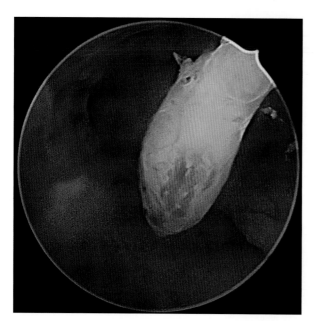

▲ 图 5-11　息肉（六）

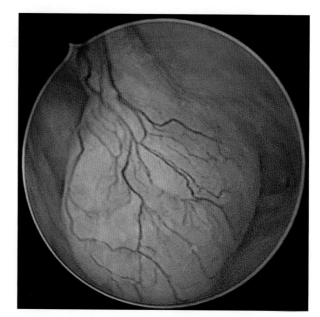

▲ 图 5-12　息肉（七）

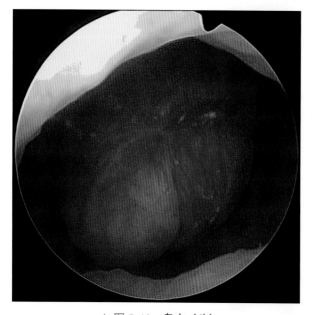

▲ 图 5-13　息肉（八）

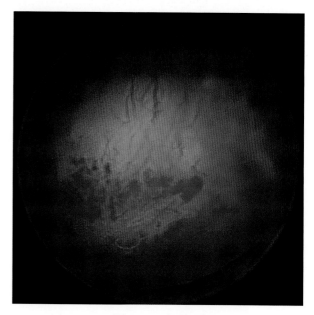

▲ 图 5-14　息肉（九）

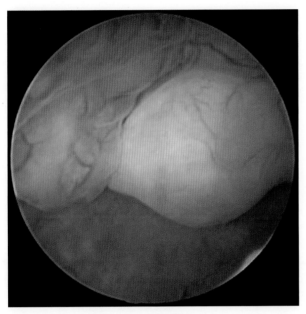

▲ 图 5-15　无蒂息肉（二）

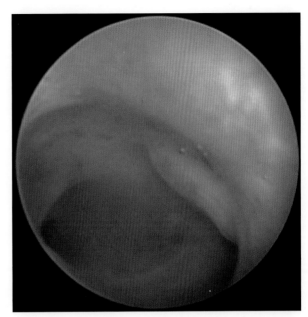

▲ 图 5-16　无蒂息肉（三）

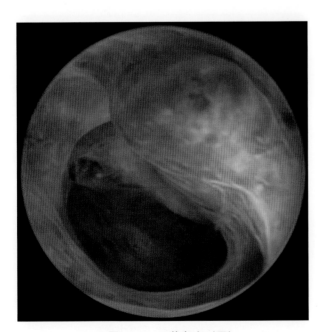

▲ 图 5-17　无蒂息肉（四）

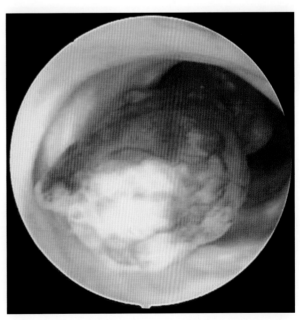

▲ 图 5-18　门诊宫腔镜下息肉及基底部为癌，行息肉电除术

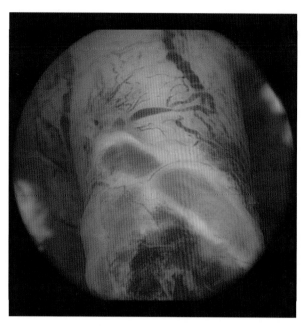

▲ 图 5-19　息肉（十）

图片由 Alejandro Gonzalez 博士提供

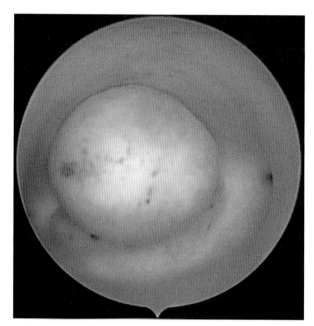

▲ 图 5-20　息肉（十一）

图片由 Sushma Deshmukh 博士提供

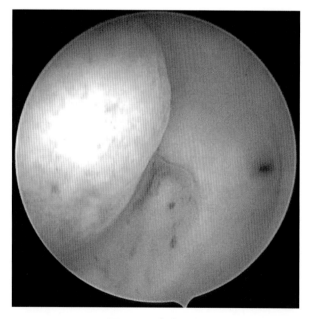

▲ 图 5-21　息肉（十二）

图片由 Sushma Deshmukh 博士提供

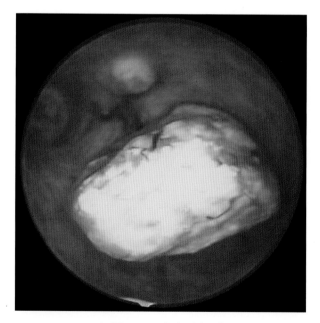

▲ 图 5-22　息肉（十三）

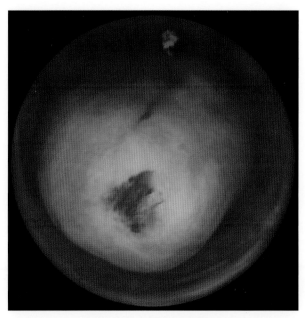

▲ 图 5-23 息肉（十四）

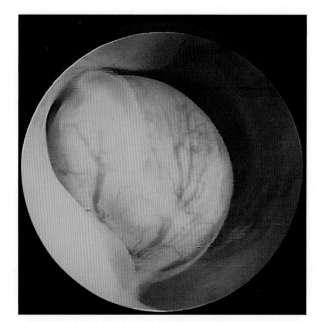

▲ 图 5-24 息肉（十五）

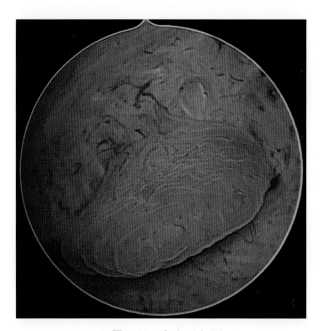

▲ 图 5-25 息肉（十六）

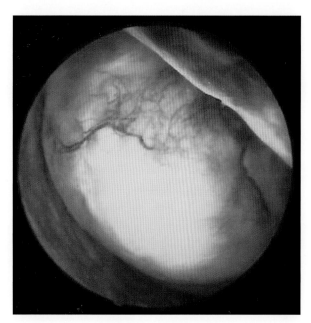

▲ 图 5-26 息肉（十七）

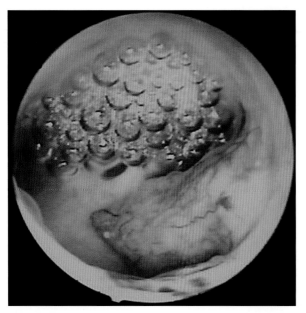

▲ 图 5-27 息肉（十八）

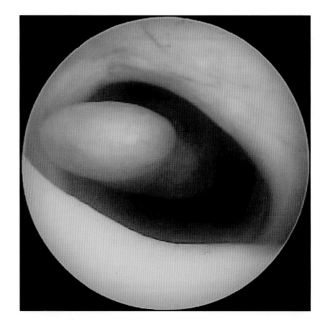

▲ 图 5-28 巨大息肉（一）

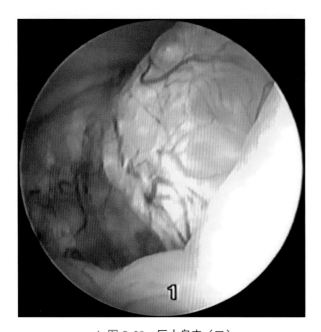

▲ 图 5-29 巨大息肉（二）

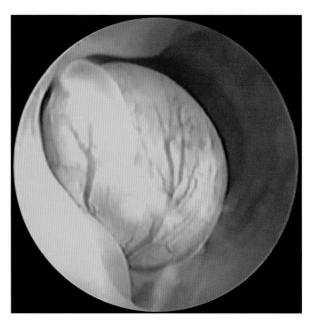

▲ 图 5-30 息肉（十九）

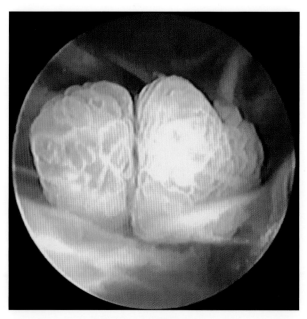

▲ 图 5-31 宫颈息肉（一）

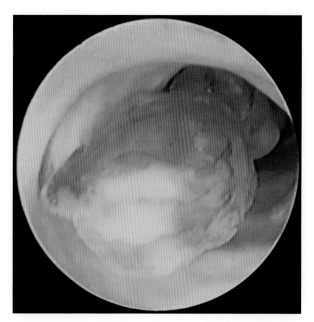

▲ 图 5-32 息肉（二十）

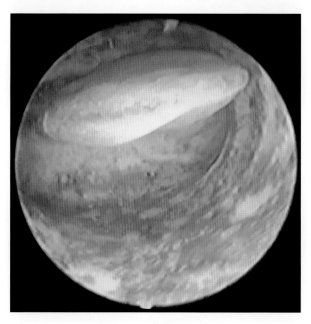

▲ 图 5-33 窄蒂息肉（一）

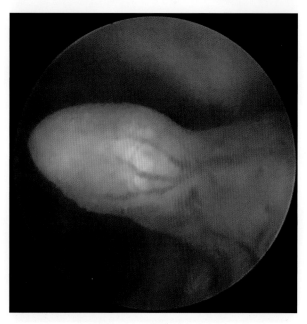

▲ 图 5-34 息肉（二十一）

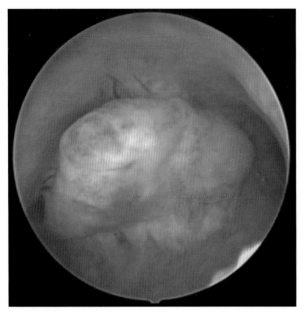

▲ 图 5-35　息肉（二十二）

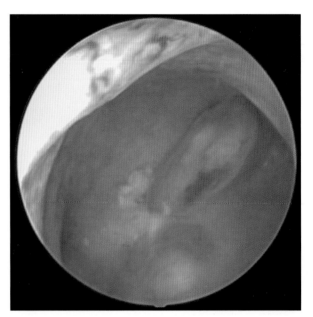

▲ 图 5-36　息肉和黏膜下肌瘤压痕

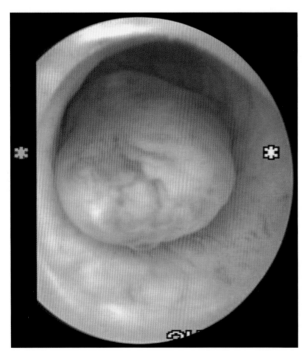

▲ 图 5-37　息肉（二十三）

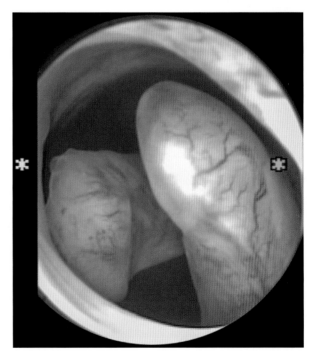

▲ 图 5-38　2 个息肉

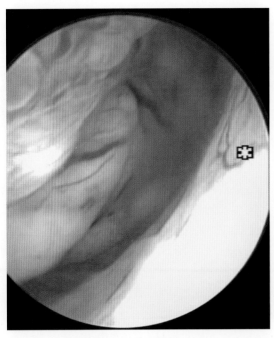

▲ 图 5-39　息肉样癌（一）

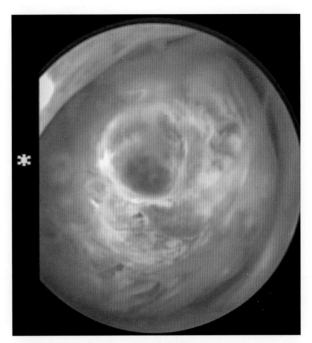

▲ 图 5-40　息肉样癌（二）

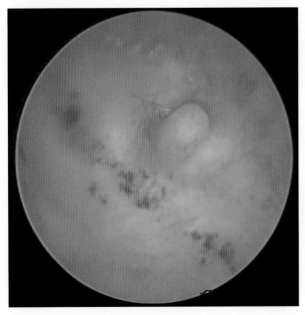

▲ 图 5-41　窄蒂息肉（二）

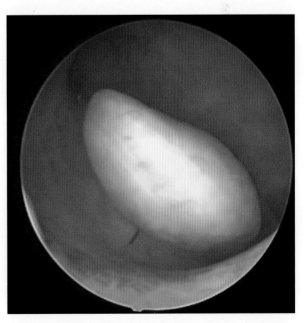

▲ 图 5-42　息肉（二十四）

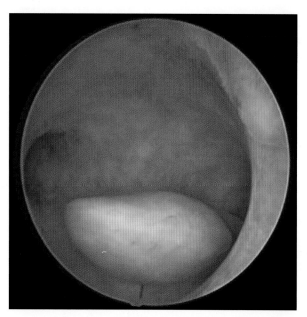

▲ 图 5-43 息肉（二十五）

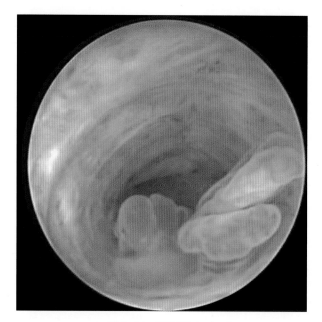

▲ 图 5-44 宫颈息肉（二）

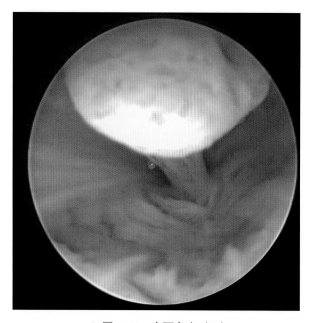

▲ 图 5-45 宫颈息肉（三）

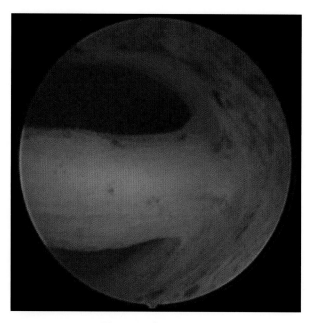

▲ 图 5-46 息肉（二十六）

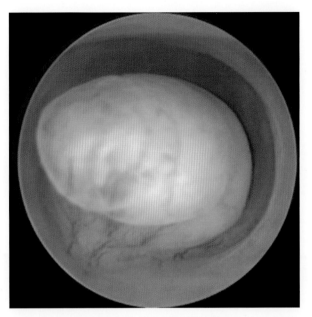

▲ 图 5-47　息肉（二十七）

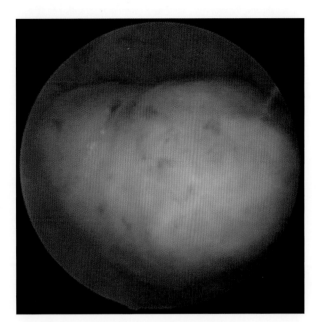

▲ 图 5-48　息肉（二十八）

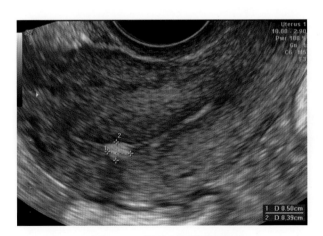

▲ 图 5-49　超声下高回声的息肉

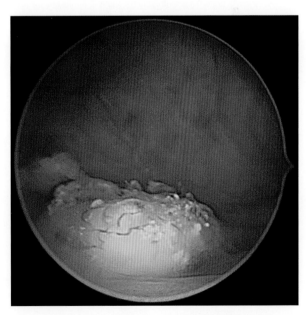

▲ 图 5-50　无蒂息肉，产后胎盘残留 4 个月

参考文献

[1] Taylor E, Gomel V. The uterus and fertility. Fertil Steril. 2008;89(1):2–16.

[2] Kanthi JM, Remadevi C, Sumathy S, Sharma D, Sreedhar S, Jose A. Clinical study of endometrial polyp and role of diagnostic hysteroscopy and blind avulsion of polyp. J Clin Diagn Res. 2016;10(6):QC01–4.

[3] Dreisler E, Stampe Sorensen S, Ibsen PH, Lose G. Prevalence of endometrial polyps and abnormal uterine bleeding in a Danish population aged 20–74 years. Ultrasound Obstet Gynecol. 2009;33(1):102–8. https://doi.org/10.1002/uog.6259.

[4] de Azevedo JM, de Azevedo LM, Freitas F, Wender MC. Endometrial polyps: when to resect? Arch Gynecol Obstet. 2016;293(3):639–43. https://doi.org/10.1007/s00404-015-3854-3. Epub 2015 Aug 25.

[5] Anastasiadis P, Koutlaki N, Skaphida P, et al. Endometrial polyps: prevalence, detection, and malignant potential in women with abnormal uterine bleeding. Eur J Gynaecol Oncol. 2000;21:180–3.

[6] Sherman M, Maur M, Kurman R. Benign diseases of the endometrium. In: Kurman RJ, editor. Blaustein's pathology of the female genital tract. New York, USA: Springer; 2002. p. 421–66.

[7] Justin Clark T, Middleton LJ, Cooper NAM, Diwakar L, Denny E, Smith P, Gennard L, Stobert L, Roberts TE, Cheed V, Bingham T, Jowett S, Brettell E, Connor M, Jones SE, Daniels JP. A randomised controlled trial of Outpatient versus inpatient Polyp Treatment (OPT) for abnormal uterine bleeding. Health Technol Assess. 2015;19:1–194. Southampton (UK): NIHR Journals Library.

[8] Movarek MB, Will M, Clark N, Vahratian A, Fisseha S. Prevalence of endometrial polyp in Reproductive-age infertile women. Fertil Steril. 2011;95(4):S24–5.

[9] Ben-Arie A, Goldchmit C, Laviv Y, Levy R, Caspi B, Huszar M, et al. The malignant potential of endometrial polyps. Eur J Obstet Gynecol Reprod Biol. 2004;115:206–10.

[10] Haimov-Kochman R, Deri-Hasid R, Hamani Y, Voss E. The natural course of endometrial polyps: could they vanish when left untreated? Fertil Steril. 2009;92(2):828.e11–2.

[11] Pereira AKC, Garcia MT, Pinheiro W, Ejzenberg D, Soares JM, Baracat EC. What is the influence of cyclooxygenase-2 on postmenopausal endometrial polyps? Climacteric. 2015;18(4):498e–502.

[12] Serhat E, Cogendez E, Selcuk S, Asoglu MR, Arioglu PF, Eren S. Is there a relationship between endometrial polyps and obesity, diabetes mellitus, hypertension? Arch Gynecol Obstet. 2014;290(5):937e–941.

[13] Dal Cin P, Vanni R, Marras S, Moerman P, Kools P, Andria M, Valdes E, Deprest J, Van de Ven W, Van den Berghe H. Four cytogenetic subgroups can be identified in endometrial polyps. Cancer Res. 1995;55(7):1565e–1568.

[14] Mittal K, Schwarz L, Goswami S, Demopoulos R. Estrogen and progesterone receptor expression in endometrial polyps. Int J Gynecol Pathol. 1996;15:345–8.

[15] Bergeron C. Effect of estrogens and antiestrogens on the endometrium. Gynecol Obstet Fertil. 2002;30:933–7.

[16] Taylor LJ, Jackson TL, Reid JG, Duffy SRG. The differential expression of oestrogen receptors, progesterone receptors, bcl-2 and Ki67 in endometrial polyps. BJOG. 2003;110:794–8.

[17] Almeida ECS, Nogueira AA, Reis FJC, Ramalho LNZ, Zucoloto S. Immunohistochemical expression of estrogen and progesterone receptors in endometrial polyps and adjacent endometrium in postmenopausal women. Maturitas. 2004;49:229–33.

[18] Wang J, Davies M, Norman R. Body mass and probability of pregnancy during assisted reproduction treatment: retrospective study. BMJ. 2000;321:1320–1.

[19] Wittemer C, Ohl J, Bailly M, Bettahar-Lebugle K, Nisand I. Does body mass index of infertile women have an impact on IVF procedure and outcome? J Assist Reprod Genet. 2000;17:547–52.

[20] Carrell DT, Jones KP, Peterson CM, Aoki V, Emery BR, Campbell BR. Body mass index is inversely related to intrafollicular HCG concentrations, embryo quality and IVF outcome. Reprod Biomed Online. 2001;3:109–11.

[21] Mulders AG, Laven JS, Eijkemans MJ, Hughes EG, Fauser BC. Patient predictors for outcome of gonadotrophin ovulation induction in women with normogonadotropic anovulatory infertility: a meta-analysis. Hum Reprod Update. 2003;9:429–49.

[22] van Swieten ECAM, van der Leew-Harmsen L, Badings EA, van der Linden PJQ. Obesity and clomiphene challenge test as predictors of outcome of in vitro fertilization and intracytoplasmic sperm injection. Gynecol Obstet Invest. 2005;59:220–4.

[23] Di Spiezio Sardo A, et al. Hysteroscopy and treatment of uterine polyps. Best Pract Res Clin Obstet Gynaecol. 2015;29:908–19. https://doi.org/10.1016/j.bpobgyn.2015.06.005.

[24] Levy RA, Kumarapeli AR, Spencer HJ, Quick CM. Cervical polyps: is histologic evaluation necessary? Pathol Res Pract. 2016;212(9):800–3.

[25] Tanos V, Berry KE, Seikkula J, Abi Raad E, Stavroulis A, Sleiman Z, Campo R, Gordts S. The management of polyps in female reproductive organs. Int J Surg. 2017;43:7–16.

第 6 章 宫腔镜检查与子宫肌瘤
Hysteroscopy and Fibroids

Ricardo Bassil Lasmar　Ivano Mazzon　Bernardo Portugal Lasmar **著**

李 靖 孙宇婷 **译**

一、概述

子宫肌瘤是一种良性肿瘤，起源于子宫肌层的平滑肌细胞，其发育取决于类固醇激素、生长因子、细胞因子和体细胞突变之间的相互作用。子宫肌瘤是单克隆肿瘤，没有已知的触发因素，因此有必要对该疾病进行阐述。

所有肌瘤均来自子宫肌层细胞。最初，肌细胞位于子宫壁内，即整体位于子宫肌层内，并且可发生于子宫内的任何位置，并根据该位置在肌壁间、黏膜下和浆膜下进行分类。

根据超声和组织学研究，50 岁的女性患病率为 70%～80%。一项评估围绝经期妇女子宫切除术后子宫的研究表明，在 77% 的病例中发现子宫肌瘤[1]。

通常肌瘤是在常规检查中偶然发现的，在临床上易被忽视。但是，平滑肌瘤发病率高，表现为月经紊乱（如月经增多、经期延长和月经失调），可导致贫血、盆腔痛和不孕[2]。出现症状时，严重影响妇女的生活质量和劳动能力（图 6-1 至图 6-6）。

二、异常子宫出血和肌瘤

子宫肌瘤相关的症状中，异常子宫出血（abnormal uterine bleeding，AUB）最为常见，可达 30%。

子宫肌瘤引起的出血倾向发生于月经期，增加经量或延长经期。月经间期和绝经后出血与其他类型的子宫疾病更为密切，应进行适当的检查。

1956 年，Jacobson 和 Enzer 描述了黏膜下肌瘤与 AUB 的相关性，表明在 57% 的出血病例中发现了黏膜下肌瘤[3]。

子宫肌瘤的症状与数量、大小及其位置有关。子宫肌瘤 AUB 可能与某些因素有关[4]。

- 子宫内膜表层增加。
- 子宫血管增生。
- 子宫收缩模式的改变。
- 黏膜下肌瘤表面暴露和溃疡。

注：本章配有视频，可登录网址（https://doi.org/10.1007/978-3-030-29466-3_6）观看。

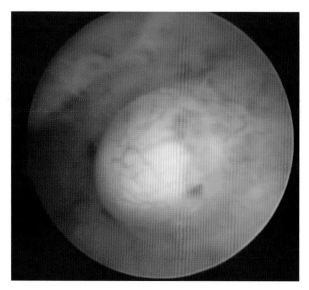

▲ 图 6-1　小黏膜下肌瘤

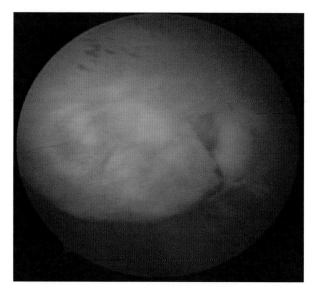

▲ 图 6-2　宫底黏膜下肌瘤

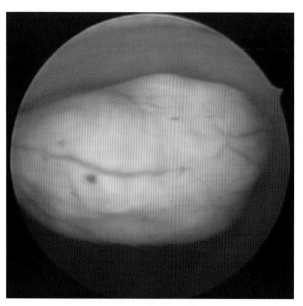

▲ 图 6-3　前壁肌瘤

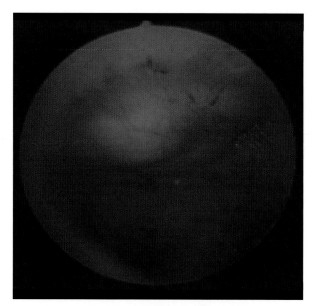

▲ 图 6-4　前壁壁间肌瘤（一）

● 肌瘤结节变性。

● 肌瘤结节压迫静脉丛使子宫静脉扩张。

　　黏膜下肌瘤使子宫内膜表层的增加，导致更大面积的剥脱和出血。另一方面，肌瘤的血管化程度不高，伴有周围血管形成，在某些情况下会因其表面破裂而引起出血。

　　子宫肌瘤（特别是黏膜下肌瘤）改变了子宫的收缩能力，阻碍了正常的蠕动，这是受精过程中精子运输的重要动力。子宫收缩力的干扰可能与 AUB 有关，导致子宫肌层血管无法充分止血。

　　肌瘤通常为外周血管增生，其血供不足时发生变性和坏死。在肌瘤迅速增长的孕期发生率比较高，肌瘤变性可能血管增生，从而引起大量的阴道出血[5, 6]（图 6-7 至图 6-10）。

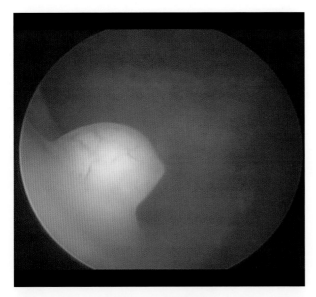

▲ 图 6-5 后壁肌瘤

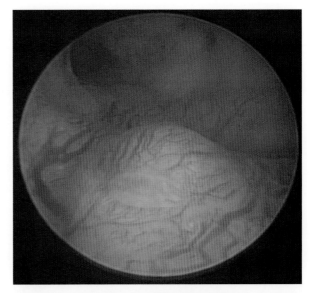

▲ 图 6-6 肌瘤和表面血管

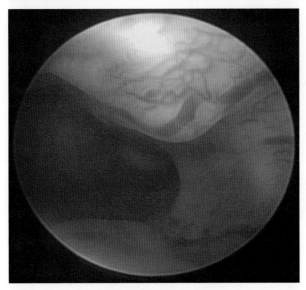

▲ 图 6-7 前壁肌瘤及血管

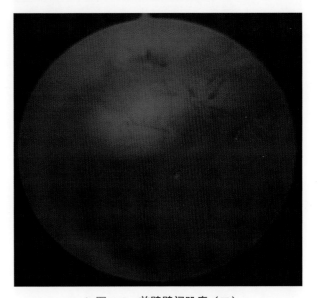

▲ 图 6-8 前壁壁间肌瘤（二）

三、生育与肌瘤

子宫肌瘤虽然普遍，但仅有 3%～5% 的病例与不孕直接相关。最影响受孕或与流产有关的是黏膜下肌瘤。大肌瘤或多发肌瘤会导致明显的宫腔畸变，阻塞输卵管开口，也可导致不孕。宫腔镜检查可评估子宫肌瘤对子宫腔影响，应对不孕症患者进行宫腔镜检查（图 6-11 至图 6-15）。

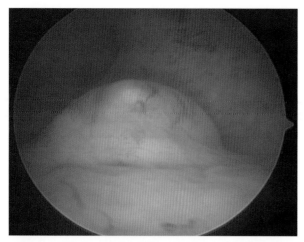

▲ 图 6-9 后壁肌瘤

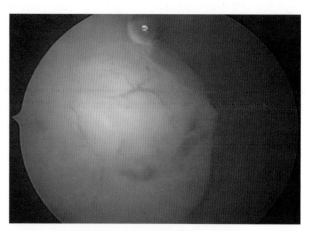

▲ 图 6-10 子宫内膜覆盖的肌瘤

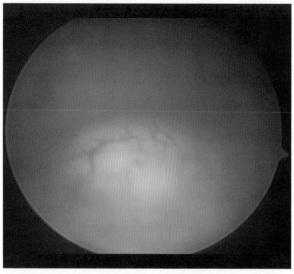

▲ 图 6-11 2 型肌瘤

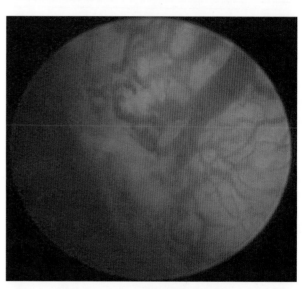

▲ 图 6-12 肌瘤浅表血管增生

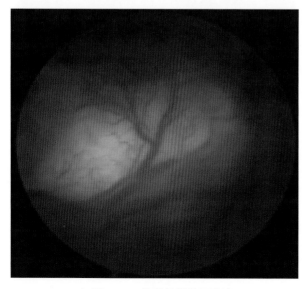

▲ 图 6-13 带蒂的黏膜下肌瘤

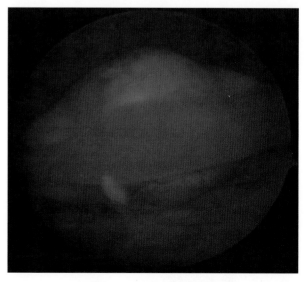

▲ 图 6-14 土星形黏膜下肌瘤

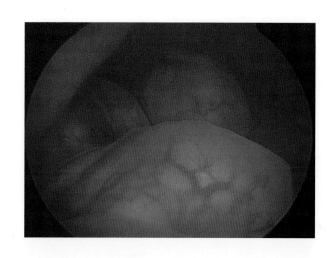

◀ 图 6-15 多个黏膜下肌瘤簇集，黏膜下肌瘤病

四、宫腔镜

宫腔镜检查是鉴别和定义黏膜下肌瘤的金标准和方法，可评估宫腔是否存在变形。

通过宫腔镜检查，可以排除其他子宫内出血的原因，并对子宫内膜或已发现的病变进行病理学检查和确定病灶，尽可能的证实 AUB 的原因。在评估绝经后子宫出血患者（伴或不伴有肌瘤）时，必须通过宫腔镜检查或如果没有第一选择时行子宫内膜诊刮术。

肌瘤引起 AUB 时具有手术指征，引起 AUB 的肌瘤在大多数情况下具有手术指征，并且为了评估宫腔镜子宫肌瘤切除术的难度或可能性，应对其进行分类。欧洲妇科内镜学会（ESGE）从以下三个方面描述黏膜下肌瘤。

- 0 型：完全位于子宫腔内。
- Ⅰ型：绝大部分位于子宫内。
- Ⅱ型：一小部位于子宫腔内。

STEPW[7] 是另一种分类，基于 5 个参数，包括大小、位置、侵犯基底范围、深度和子宫壁的关系，术前预测宫腔镜子宫肌瘤切除术的可行性和复杂性成为可能（图 6-16 至图 6-24）。

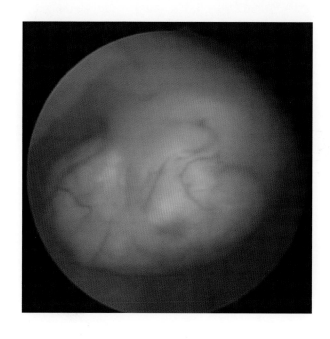

◀ 图 6-16 0 型肌瘤

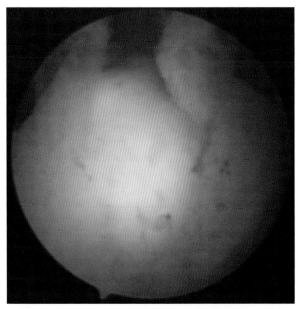

▲ 图 6-17　被覆子宫内膜的肌瘤

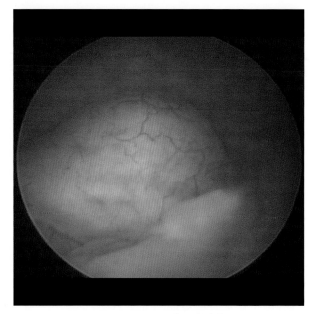

▲ 图 6-18　1 型后壁肌瘤

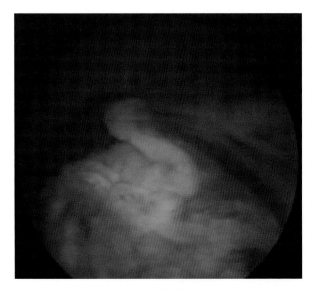

▲ 图 6-19　肌瘤和变性

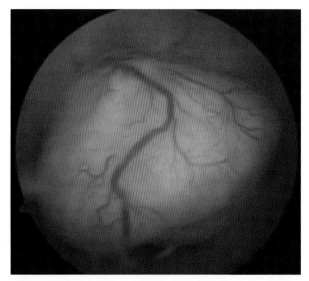

▲ 图 6-20　肌瘤及其周围血管增生

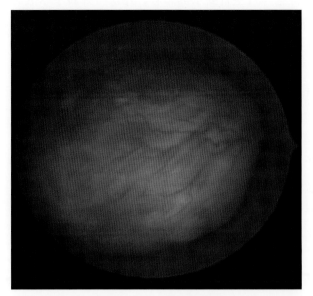

▲ 图 6-21　0 型底部肌瘤

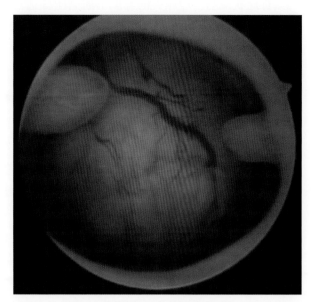

▲ 图 6-22　肌瘤和息肉

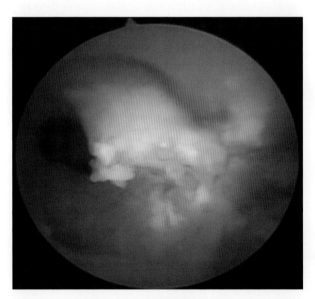

▲ 图 6-23　肌瘤栓塞后（一）

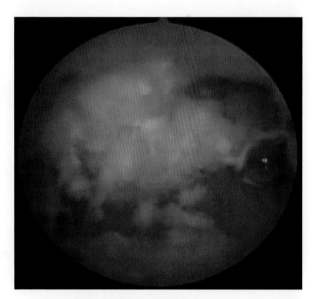

▲ 图 6-24　肌瘤栓塞后（二）

五、宫腔镜子宫肌瘤切除术

有症状或与不孕相关的黏膜下肌瘤应首选宫腔镜检查。有生育要求的患者，建议行开腹手术或腹腔镜子宫肌瘤切除术，如果出现黏膜下肌瘤，则需要宫腔镜检查切除肌瘤，以获得更佳的生殖结局。

宫腔镜子宫肌瘤切除术可分为门诊或住院操作。在门诊时不需要麻醉，仅限于 3 cm 以下且不穿透肌层（0 型或 I 型）的肌瘤。门诊宫腔镜手术，如子宫肌瘤切除术，具有以下优点：在诊断的同时立即治疗病变，减少患者的焦虑和抱怨，与住院手术相比费用更低。对宫腔镜专家来说，门诊宫腔镜能更好地发挥宫腔镜技巧（视频 6-1 至视频 6-3）。

使用活检钳或剪刀打开假包膜，借助宫腔镜外鞘剥离肌瘤，肌瘤从包膜中分离出来，半游离于宫腔中，可以将其完全粉碎或用抓钳取出（视频 6-4 至视频 6-6）。

如果宫腔中的肌瘤碎组织难以一次性取出，建议患者在 7～10d 后返院，在此期间，必须告知患者有自动排出的可能性，也可能体积大大缩小，更易从子宫排出。现在的微型电切镜，可以使用单双极能量，这种电切镜的直径为 16Fr（5.3mm），可在门诊切除较大的息肉和肌瘤，且无须镇痛，它可以使大肌瘤破碎并清除整个病变，同时有止血功能（视频 6-7）。

激光是另一项可用于肌瘤的技术。在宫腔镜检查下，可以使用带有特殊尖端的激光纤维来"汽化"肌瘤，在黏膜下肌瘤甚至大块宫内组织取出的初步研究中，取得很好的临床结果。

住院子宫肌瘤切除术仅适用于较大、较深的肌瘤或对门诊手术耐受性低的患者。该手术选择的镇痛方法是阻滞麻醉（腰麻或硬膜外），因宫腔镜手术必须进行宫颈扩张。

双极或单极电切技术需要医生灵活性和技巧性兼备。必须规划电极的切割路线，切割过程中，电切镜的角度限定了切除的深度，切割的移动方向应始终是由子宫底朝向子宫颈，而绝不能反向操作。有子宫穿孔的风险，需要超声或腹腔镜监护，宫角部位内膜较薄，在进行切除术时需要格外小心。图中的子宫穿孔需要评估腹腔是否有相关的肠损伤（图 6-25 和图 6-26）。

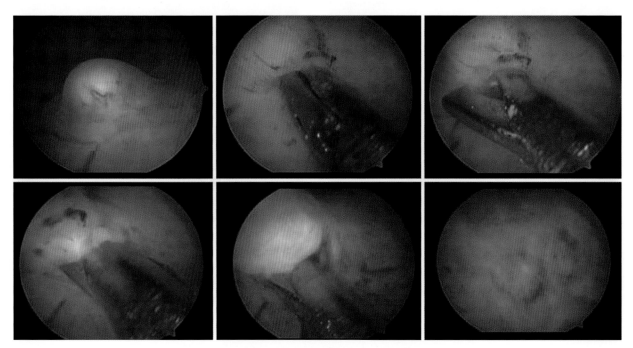

▲ 图 6-25　门诊子宫肌瘤切除术分离假包膜

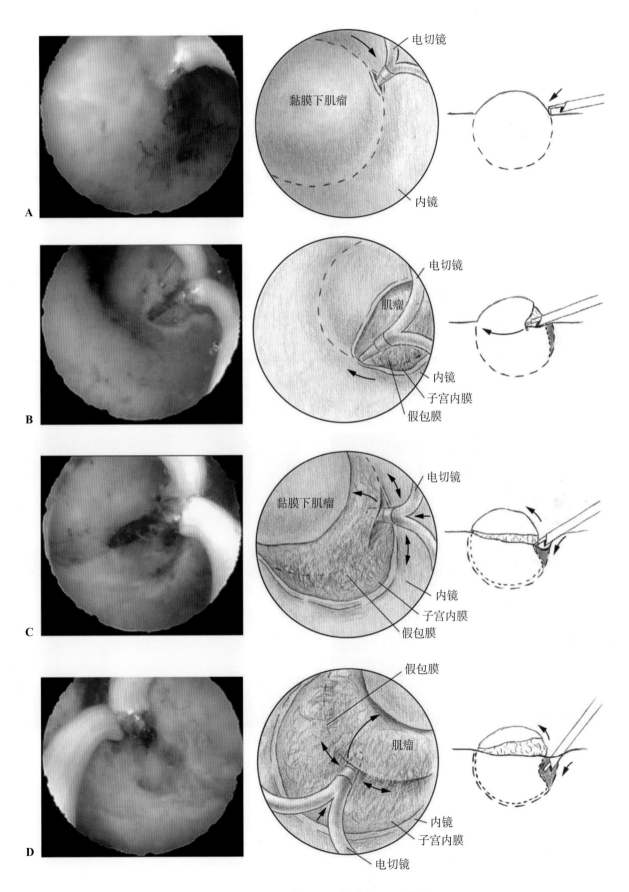

▲ 图 6-26 宫腔镜子宫肌瘤剔除及切碎技术

为了预测宫腔镜子宫肌瘤切除术的复杂性，Lasmar 等建立了术前分类。Lasmar 或 STEPW 的分类使外科医生可以对宫腔镜下肌瘤切除术的难度进行分级，从而预测手术的低复杂性、中度复杂或不推荐本技术。考虑多个参数，通过这些信息，可以预测手术时间及手术难度。

宫腔镜子宫肌瘤切除术有很多方法。最常用的是借鉴泌尿科医师的技术（前列腺切除术）。Mazzon 教授使用不通电的切割环分离肌瘤假包膜，取得了很好的手术效果。

在 2002 年，Ricardo Lasmar 教授对 Mazzon 教授技术进行改善[8]，还包括从假包膜直接剥离肌瘤。既往常规使用电切镜去做。使用电切环绕在假包膜内切除肌瘤。从假包膜内剥离肌瘤，肌瘤的平滑肌组织被能量器械切割。这项技术强调在肌瘤突出部位切开，将肌瘤电切成极薄的（3mm）肌条[9, 10]，剥离后会导致浆膜到肌瘤包膜的厚度增加，可降低子宫穿孔和超负荷综合征的风险。在直视下，对血管进行定位电凝止血，保留子宫内膜和邻近的子宫肌层，改善生殖效果。

完全剥离肌瘤后，可以用针状电极纵向切开肌瘤，将肌瘤切成单片或碎片状去除，由于肌瘤血供来自假包膜外，在假包膜内去除肌瘤没有液体过吸收或肌层损伤的风险。

宫腔镜子宫肌瘤切除术后，建议宫腔镜二探，在 45～90d 内复查。手术后出现的瘢痕性粘连在此期间很容易被清除，甚至宫腔镜的光学视管碰触就可分离。

在切除困难的情况下，如 Lasmar 分类的 Ⅲ 组，可在子宫肌瘤切除术前先进行子宫动脉栓塞术（图 6-27 至图 6-31）。

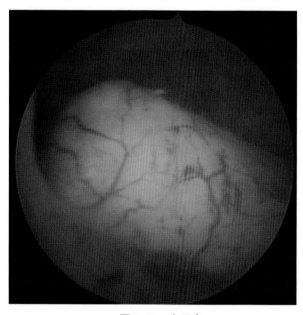

▲ 图 6-27　大肌瘤

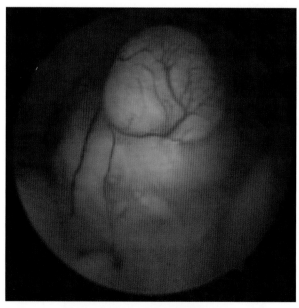

▲ 图 6-28　2 个毗邻肌瘤（一）

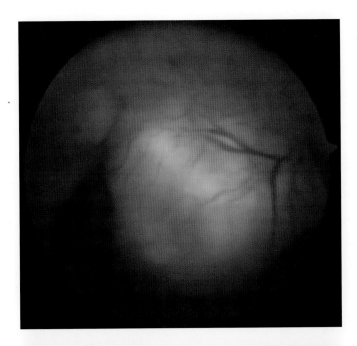

◀ 图 6-29 2 个毗邻肌瘤（二）

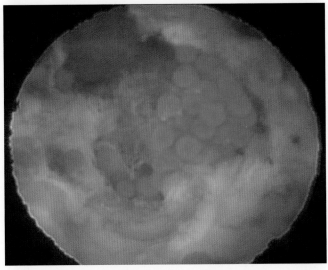

◀ 图 6-30 肌瘤栓塞 6 个月后的"栓塞微球"（一）

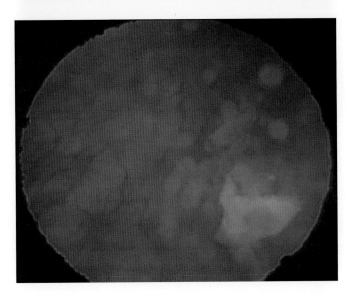

◀ 图 6-31 肌瘤栓塞 6 个月后的"栓塞微球"（二）

参考文献

[1] Cramer SF, Patel A. The frequency of uterine leiomyomas among premenopausal women by age and race. Obstet Gynecol. 1997;90:67–3.

[2] Vilos GA, Allaire C, Laberge PY, et al. The management of uterine leiomyomas. J Obstet Gyneacol Can. 2015;37(2):157–78.

[3] Jacobson FJ, Enzer N. Uterine myomas and the endometrium; study of the mechanism of bleeding. Obstet Gynecol. 1956;7(2):206–10.

[4] Lasmar RB, Lasmar BP. The role of leiomyomas in the genesis of abnormal uterine bleeding (AUB). Best Pract Res Clin Obstet Gynaecol. 2017;40: 82–8.

[5] Buhimschi CS, Marvel RP. Degenerated uterine leiomyoma mimicking a hematoma associated with gas formation. Int J Gynaecol Obstet. 2001;73(3):271–3.

[6] Sim CH, Lee JH, Kwak JS, et al. Necrotizing ruptured vaginal leiomyoma mimicking a malignant neoplasm. Obstet Gynecol Sci. 2014;57(6):560–3.

[7] Lasmar RB, Barrozo PRM, Dias R, et al. Submucous myomas: a new presurgical classification (STEP-w) to evaluate the viability of hysteroscopic surgical treatment—preliminary report. J Minim Invasive Gynecol. 2005;12(4):308–11.

[8] Lasmar RB, Barrozo P. Histeroscopia um abordagem prática. PM. Editora Médsi, 2002.

[9] Lasmar RB, Barrozo PRM, Da Rosa DB, Lasmar BP, Modotte WP, Dias R. Hysteroscopic myomectomy in a submucous fibroid near from tubal ostia and 5 mm from the serosa: a case report from the Endoscopy Service of Ginendo-RJ. Gynecol Surg. 2009;6(3):283–6.

[10] Lasmar RB, Barrozo PRM, Da Rosa DB, Dias R. Hysteroscopic myomectomy in a submucous fibroid 3 mm from the serosa: a case report. Gynecol Surg. 2007;4(2):149–52.

第7章　宫腔镜检查在子宫畸形诊断和治疗中的作用
The Role of Hysteroscopy in Diagnosis and Management of Uterine Anomalies

Jaime Ferro　Sunita Tandulwadkar　Pedro Montoya–Botero　Sejal Naik　**著**

李　靖　孙宇婷　**译**

一、子宫畸形的诊断和治疗

子宫畸形是 Müllerian 管发育异常或融合过程中失败的结果[1]。在 8～16 周的胎龄时，子宫由副中肾管形成，称为 Müllerian 管。这个过程包括 3 个阶段：①器官发生或两个 Müllerian 管的发育；②横向融合，Müllerian 管的下部融合并形成阴道上部，子宫颈和子宫；③ Müllerian 管融合后形成的隔膜融合。融合开始于子宫内胎龄 9 周，仅留下一个中央腔和宫颈管[2]（图 7-1 至图 7-6）。

先天性 Müllerian 管畸形（congenital Müllerian anomalies，CMA）与被诊断反复流产相关[3, 4]。根据 Saravelos 等的研究，在一般人群中，CMA 的患病率约为 6.7%，而在不孕人群中，反复流产的女性中 CMA 的患病率约为 7.3% 和 16.7%[3, 4]。但是，要确定一般人群中子宫畸形的真实发生率并不容易，因为大多数受影响的女性没有不孕[5]。一些作者支持弓形子宫是可孕和不孕患者中最常见的形式。其他人则认为，在不孕症患者中，子宫内隔断是最常见的形式[2, 6]。

已经做了很多尝试选最合适的方法来对子宫畸形进行分类[5, 7]。欧洲人类生殖和胚胎学学会（ESHRE）和欧洲妇科内窥镜学会（ESGE）创建了先天性子宫异常小组（CONUTA），目的是基于解剖学改变并尽可能让新的子宫异常分类系统简明扼要[8, 9]。

U_0 级包括所有正常子宫（定义为任何子宫，具有平直的或前倾、后屈的宫腔线，宫底中线处有不超过 50% 的内凹）[9]。

U_1 类（畸形子宫）所有子宫外观正常，但宫腔形态异常（纵隔除外）。此外，1 类又分为三类：U_{1a} 类（T 形子宫），子宫体占 2/3，宫颈占 1/3，侧壁增厚内凸，使子宫腔变窄；U_{1b} 类（幼稚子宫）的特征为子宫腔狭窄，没有侧壁增厚，1/3 为子宫体和 2/3 为子宫颈；U_{1c} 类（其他）以包含所有较小子宫腔畸形[9]。

U_2 类（纵隔子宫）的定义是子宫轮廓正常，中线中间有凹痕（超过子宫壁厚度的 50%）。分隔子宫又分为两个子类：U_{2a} 类为不全纵隔子宫和 U_{2b} 类为完全纵隔子宫[9]。

美国生殖医学学会（ASRM）于 1988 年提出了它们的分类，在最近 25 年中，它最流行和最被公认。这种分类包括将 T 形子宫纳入Ⅶ类，T 形子宫与己烯雌酚相关（DES）暴露[2, 7, 10, 11]相关。

注：本章配有视频，可登录网址（https://doi.org/10.1007/978–3–030–29466–3_7）观看。

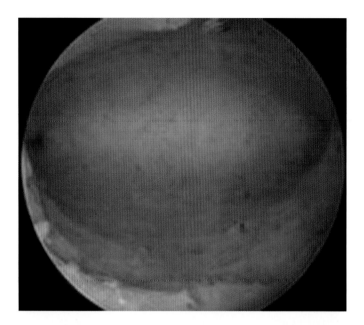

◀ 图 7-1　正常子宫腔

子宫腔的正常形态应该是三角形的，从三角形等腰到等边，根据未产妇或多产妇的不同而有大小的差异，正常情况是能够画出一条假想的对角线，从宫颈管正上方的峡部区域向上到双输卵管开口，宫底或多或少是平的，允许宫腔镜从一个输卵管开口自由地到达另一个输卵管开口

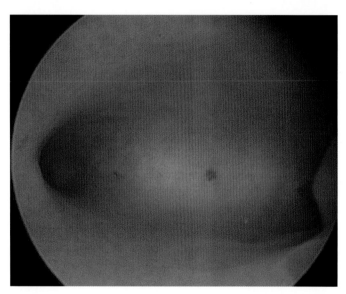

◀ 图 7-2　弓形子宫腔

部分人认为这种轻微异常是属于正常结构，对应于凹痕或隆起，如宫底中的短纵隔，通常不超过 1.5cm。与妊娠晚期流产有关，可能为轻度的 Müllerian 管融合障碍

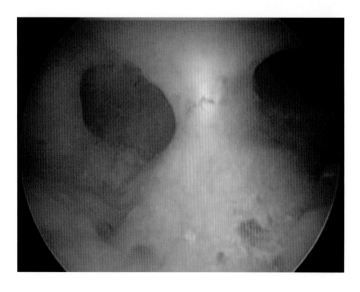

◀ 图 7-3　不全子宫纵隔

为宫腔内纵隔未到达宫颈口的异常，通常到达中 1/3，但也可能在上 1/3，必须与弓形子宫相区分

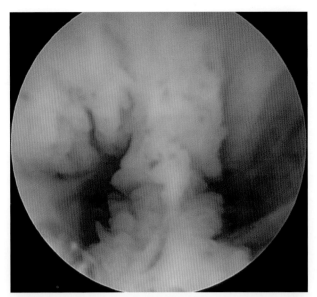

◀ 图 7-4　完全子宫纵隔，宫腔内纵隔到达宫颈口

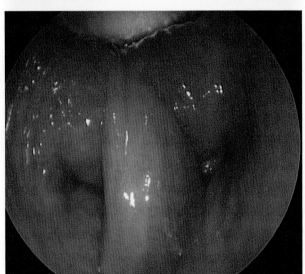

◀ 图 7-5　宫颈和子宫纵隔

为子宫腔纵隔一直延续到宫颈部分，并表现为双子宫颈的单纯子宫颈纵隔，也可以伴有阴道隔断

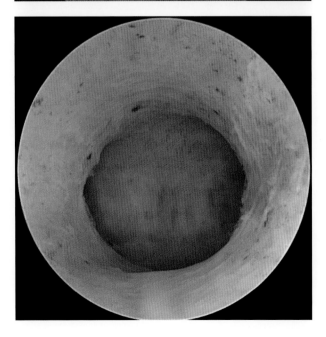

◀ 图 7-6　T 形子宫腔

T 形空腔特点为两侧壁明显内凸，形成了窄角和深角的桶状宫腔，宫底常有变异，最常见的类型是弓形或小纵隔样隔断，它也可以是扁平的，很少有轻微的双角改变

尽管最近几年生殖医学取得了科学进步，但复发性植入失败对于临床医生和患者而言仍然是一个具有挑战性和极其令人失望的问题[12]。RIF定义为至少移植了4个优质胚胎（最少3个新鲜或冷冻周期）后未能获得临床妊娠[13]。其他作者将RIF定义为在2～6个IVF周期后（具有高质量的胚胎）不能实现受孕[14]。成功的妊娠结局取决于几个因素，其中胚胎质量和子宫内环境在实现妊娠和维持妊娠中起着重要作用[15, 16]。目前的焦点在于子宫腔的解剖完整性作为接受子宫内膜的先决条件[2, 17]。包括Müllerian管异常在内的许多良性子宫疾病可能解释了辅助生殖技术的低妊娠率[18, 19]。

不孕的原因，尽管尚未完全明了，但被覆于畸形子宫的内膜特性发生了改变，最终降低了植入率[20]。多项研究表明，与畸形亚型无关，整形术（微型剪刀、电外科手术或激光治疗）可改善不孕女性的生殖结局[21-24]。因此，宫腔镜子宫成形术（相对于腹部入路）是首选治疗方法。最近的一项系统综述和荟萃分析发现，先天性子宫异常的存在与降低妊娠的可能性有关（自然周期和辅助生育周期相同）。不过，这个结论只有在对两组进行合并时才出现统计学意义[25]。Chan等在他们的系统评价中发现，子宫畸形患者的生育力下降，流产率增加和早产率增加。发现弓形子宫（上1/3的纵隔）明显与妊娠中期流产有关[20]。一些作者建议对复发性流产和早产的患者进行子宫成形术，以改善产科预后。它具有操作时间短和住院时间短等优点，被认为是安全的手术方式[22, 24]。但是，目前尚不清楚宫腔镜子宫成形术是否可以改善反复流产和子宫畸形的患者的生殖能力。

从既往研究上看，T形子宫仅与先天性畸形（DES暴露）有关，但是今天我们了解到它也可能具有原发性或继发性粘连[25]。据报道，与正常子宫腔相比，畸形子宫中的不孕症更为常见。

Fedele等研究在36个月时，累计妊娠为89%，分娩率为75%，整形术后，子宫纵隔组中为80%，在不全子宫纵隔组为67%[21]。与此同时，其他作者也发现了类似的结果[25, 26]。

在IVI-Valencia的未发表数据中，一组190名妇女病例中，发现宫腔镜成形术是安全的，没有术中或术后并发症及发病率的报道。尽管缺乏关于不育是否可以作为矫形指征的共识。

尽管缺乏前瞻性，随机对照试验，该手术已在全球获得了令人满意的妊娠率和活产率。

二、整复术

尽管每个中心的技术可能有所不同，但通常使用4.2mm宫腔镜和30°电切镜进行成形术，带有持续灌流的外鞘和一个用于剪刀和双极电极的5Fr操作管道（Karl Storz, Tuttlingen, Germany）。压力为70～100mmHg的情况下用0.9%生理盐水膨宫。始终要监测膨宫液入量和出量，以最大限度地减少和早期发现手术引起的吸收液体过多[27]。

手术开始时进行宫颈管的检查，从狭窄宫颈进入宫腔，需要进行系统检查和评估，对子宫底，侧壁，前壁和后壁，宫角和输卵管口进行依次探查。

在IVI-Valencia研究中，使用微剪刀和高频双极电极进行子宫成形术。手术包括在突出的侧壁的水平上进行切开或直切口，沿着输卵管开口的方向，以从峡部区域的9点钟位置和3点钟位置为切入点，使侧壁展开变宽，能够同时看到输卵管开口时，手术即完成，宫腔镜可以从一个输卵管口自由移动到另一个输卵管口，获得正常的子宫腔三角形的形态。这些子宫当中不同程度的存在宫底缺陷，因此它们也需要用剪刀重塑。

三、术后措施

（一）防止粘连

预防宫内粘连的形成对于 CMA 的治疗至关重要，以保持生育力并最大限度地减少未来的产科并发症。如一项随机对照试验（RCT）报道了在 IUA 宫腔镜二探的风险，显示发生率在息肉切除术后为 3.6%，多发性肌瘤切除后为 45.5%[28]。

根据最近的一项前瞻性研究（包括 163 例宫腔镜手术），子宫内膜完全修复需要 1～3 个月[29]。从这个意义上说，至关重要的是确保子宫内膜适当修复的同时，最合适的辅助治疗至少 1 个月。

1. 宫内节育器

宫腔镜检查后，宫内节育器的放置是最常见的预防粘连措施之一[30]。有助于在手术后分离子宫内膜层，从而防止粘连形成[31]。广泛推荐将其置入作为预防 IUA 的辅助选择（至少 13 项观察研究）[32, 33]。其他作者提出，宫内节育器可能引起局部炎症反应，增加了新的粘连形成的风险[31]。似乎宫内节育器的类型和形状都较大且质地较硬，在预防同时造成粘连[34]。显然，目前需要将 IUD 与可用的替代治疗方案结合起来。

2. Foley 导尿管

至少有 8 项观察性研究报告说它是预防子宫粘连的一种替代方法[32, 33]。尽管这是一种简单且经济高效的方法，但人们仍担心从生殖道感染上行的风险、子宫穿孔的风险以及粗导管引起的不适。需要进行随机对照试验，以证明 Foley 导管可预防粘连。

3. 子宫内球囊支架

库克医疗公司（Cook Medical Inc., Bloomington, USA）推出了一种新的宫腔内球囊，专门设计模拟子宫腔形状。子宫内球囊在子宫腔中停留了约 1 周（在大多数研究中），以降低感染风险[31, 34]。尽管迄今已发表结果，但尚无证据表明 Cook 子宫内球囊是最佳治疗选择。

4. Word 导管

Word 导管（Cook Medical Inc., Bloomington, USA）传统上用于治疗 Bartholin 腺的脓肿和囊肿。它作为一种异物，从而防止子宫壁塌陷并形成粘连。导管可以保持在位至少 21d，最多 2 个月经周期，而子宫内膜可以适当修复。但是，依然需要随机对照试验证明 Word 导管预防粘连。

（二）防粘屏障凝胶

透明质酸是一种具有高黏弹性的水溶性多糖。作用机制尚不完全清楚。但是，它作为子宫壁之间的机械屏障。通过促进间皮细胞的增殖速率，在组织修复过程中似乎也起作用[31, 34, 35]。自交联的透明质酸是最新的抗粘连屏障凝胶之一（Hyalobarrier©, Fidia Advanced Biopolymers SRL）。Mais 等在系统评价中发现，它可用于预防术后宫腔粘连[36]。最新的 Cochrane 综述报道，使用隔离凝胶时无统计学差异[33]。根据我们的经验，Hyalobarrier© 是有用的，尤其是与其他治疗方法（即 Word 导管，IUD）同时使用时。

（三）激素治疗

激素治疗的目的是确保上皮再生，从而避免新的瘢痕形成[34]。

关于是否应将其作为联合治疗或单独治疗（其他辅助疗法的使用）尚无共识；是否应在手术前或手术后使用；或者是否将雌二醇与孕酮联合使用或持续多长时间均尚无共识[34]。不同的研究建议在宫腔镜检查后用雌激素和孕激素进行治疗[32, 33]。但是，尚无高质量的研究来验证理想的治疗组合，疗程或剂量[32, 33]。

（四）术后评估

尽管文献上尚无共识，但术后处理的关键步骤之一是二次评估。重新评估子宫内膜，观察手术后的修复过程和瘢痕组织是很重要的[37]。必须及时发现、预防新的粘连形成，以便可以根据需要对其进行治疗，从而改善患者的生殖预后。它应在第一个或第二个周期的早卵泡期进行。一些研究表明，如果不进行随访，则产科风险增加，生殖预后较差[38]。但是，如果不能做到再次探查，超声或子宫超声检查是一种合适的替代方法。

参考文献

[1] Ribeiro SC, Tormena RA, Peterson TV, Gonzáles Mde O, Serrano PG, Almeida JA, Baracat EC. Müllerian duct anomalies: review of current management. Sao Paulo Med J. 2009;127:92–6.

[2] Saravelos SH, Cocksedge KA, Li T-C. Prevalence and diagnosis of congenital uterine anomalies in women with reproductive failure: a critical appraisal. Hum Reprod Update. 2008;14:415–29.

[3] Kupesic S. Clinical implications of sonographic detection of uterine anomalies for reproductive outcome. Ultrasound Obstet Gynecol. 2001;18:387–400.

[4] Serensen SS. Estimated prevalence of müllerian anomalies. Acta Obstet Gynecol Scand. 1988;67:441–5.

[5] Valle RF, Ekpo GE. Hysteroscopic metroplasty for the septate uterus: review and meta-analysis. J Minim Invasive Gynecol. 2013;20:22–42.

[6] Raga F, Bauset C, Remohi J, Bonilla-Musoles F, Simón C, Pellicer A. Reproductive impact of congenital Müllerian anomalies. Hum Reprod. 1997;12:2277–81.

[7] Ludwin A, Ludwin I. Comparison of the ESHRE–ESGE and ASRM classifications of Müllerian duct anomalies in everyday practice. Hum Reprod. 2015;30:569–80.

[8] Sardo ADS, Florio P, Nazzaro G, Spinelli M, Paladini D, Di Carlo C, et al. Hysteroscopic outpatient metroplasty to expand dysmorphic uteri (HOME-DU technique): a pilot study. Reprod Biomed Online. 2015;30:166–74.

[9] Grimbizis GF, Gordts S, Sardo ADS, Brucker S, De Angelis C, Gergolet M, et al. The ESHRE–ESGE consensus on the classification of female genital tract congenital anomalies. Gynecol Surg. 2013;10:199–212.

[10] AM FERTIL S. The American Fertility Society classification of adnexal adhesions, distal tubal occlusion secondary to tubal ligation, tubal pregnancies, Mullerian anomalies and intrauterine adhesions. Fertil Steril. 1988;49:944–55.

[11] Valle RF, Sciarra JJ. Intrauterine adhesions: hysteroscopic diagnosis, classification, treatment, and reproductive outcome. Am J Obstet Gynecol. 1988;158:1459–70.

[12] Potdar N, Gelbaya T, Nardo LG. Endometrial injury to overcome recurrent embryo implantation failure: a systematic review and meta-analysis. Reprod Biomed Online. 2012;25:561–71.

[13] Coughlan C, Ledger W, Wang Q, Liu F, Demirol A, Gurgan T, et al. Recurrent implantation failure: definition and management. Reprod Biomed Online. 2014;28:14–38.

[14] Dalton VK, Saunders NA, Harris LH, Williams JA, Lebovic DI, et al. Fertil Steril. 2006;85:1823.e1–3.

[15] Ghahiry AA, Aliabadi ER, Taherian AA, Najafian A, Ghasemi M. Effectiveness of hysteroscopic repair of uterine lesions in reproductive outcome. Int J Fertil Steril. 2014;8:129.

[16] Raju RG, Kumari SG, Krishna KM, Prakash GJ, Madan K. Assessment of uterine cavity by hysteroscopy in assisted reproduction programme and its influence on pregnancy outcome. Arch Gynaecol Obstet. 2006;274:160–4.

[17] Di Spiezio SA, Campo R, Gordts S, Spinelli M, Cosimato C, Tanos V, et al. The comprehensiveness of the ESHRE/ESGE classification of female genital tract congenital anomalies: a systematic review of cases not classified by the AFS system. Hum Reprod. 2015;30:1046–58.

[18] Bozdag G, Aksan G, Esinler I, Yarali H. What is the role of office hysteroscopy in women with failed IVF cycles? Reprod Biomed Online. 2008;17:410–5.

[19] Urman B, Yakin K, Balaban B. Recurrent implantation failure in assisted reproduction: how to counsel and manage. A. General considerations and treatment options that may benefit the couple. Reprod Biomed Online. 2005;11:371–81.

[20] Chan YY, Jayaprakasan K, Tan A, Thornton JG, Coomarasamy A, Raine-Fenning NJ. Reproductive outcomes in women with congenital uterine anomalies: a systematic review. Ultrasound Obstet Gynecol. 2011;38:371–82.

[21] Fedele L, Arcaini L, Parazzini F, Vercellini P, Di Nola G. Reproductive prognosis after hysteroscopic metroplasty in 102 women: life-table analysis. Fertil Steril. 1993;59:768–72.

[22] Pabuçcu R, Gomel V. Reproductive outcome after hysteroscopic metroplasty in women with septate uterus and otherwise unexplained infertility. Fertil Steril. 2004;81:1675–8.

[23] Zlopaša G, Škrablin S, Kalafatić D, Banović V, Lešin J. Uterine anomalies and pregnancy outcome following resectoscope metroplasty. Int J Gynecol Obstet. 2007;98:129–33.

[24] Bakas P, Gregoriou O, Hassiakos D, Liapis A, Creatsas M, Konidaris S. Hysteroscopic resection of uterine septum and reproductive outcome in women with unexplained infertility. Gynecol Obstet Invest. 2012;73:321–5.

[25] Fernandez H, Garbin O, Castaigne V, Gervaise A, Levaillant J-M. Surgical approach to and reproductive outcome after surgical correction of a T-shaped uterus. Hum Reprod. 2011;26:1730–4.

[26] Katz Z, Ben-Arie A, Lurie S, Manor M, Insler V. Beneficial effect of hysteroscopic metroplasty on the reproductive outcome in a 'T-shaped' uterus. Gynecol Obstet Invest. 1996;41:41–3.

[27] Worldwide AAMIG. AAGL practice report: practice guidelines for the management of hysteroscopic distending media:(replaces hysteroscopic fluid monitoring guidelines. J Am Assoc Gynecol Laparosc. 2000; 7: 167–168.). J Minim Invasive Gynecol. 2013;20:137–48.

[28] Taskin O, Sadik S, Onoglu A, Gokdeniz R, Erturan E, Burak K, et al. Role of endometrial suppression on the frequency of intrauterine adhesions after resectoscopic surgery. J Am Assoc Gynecol Laparosc. 2000;7:351–4.

[29] Yang JH, Chen MJ, Chen CD, Chen SU, Ho HN, Yang YS. Optimal waiting period for subsequent fertility treatment after various hysteroscopic surgeries. Fertil Steril. 2013;99:2092–6.e3.

[30] Polishuk WZ, Kohane S. Intrauterine adhesions: diagnosis and therapy. Obstet Gynecol Digest. 1966;8:41.

[31] Lin X, Wei M, Li TC, Huang Q, Huang D, Zhou F, et al. A comparison of intrauterine balloon, intrauterine contraceptive device and hyaluronic acid gel in the prevention of adhesion reformation following hysteroscopic surgery for Asherman's syndrome: a cohort study. Eur J Obstet Gynecol Reprod Biol. 2013;170:512–6.

[32] Deans R, Abbott J. Review of intrauterine adhesions. J Minim Invasive Gynecol. 2010;17:555–69.

[33] Bosteels J, Weyers S, Kasius J, Broekmans FJ, Mol BW, D'Hooghe TM. Anti-adhesion therapy following operative hysteroscopy for treatment of female subfertility. Cochrane Database Syst Rev. 2015;11:CD011110.

[34] Conforti A, Alviggi C, Mollo A, De Placido G, Magos A. The management of Asherman's syndrome: a review of literature. Reprod Biol Endocrinol. 2013;11:1–11.

[35] Bosteels J, Weyers S, Mol BW, D'Hooghe T. Anti-adhesion barrier gels following operative hysteroscopy for treating female infertility: a systematic review and meta-analysis. Gynecol Surg. 2014;11:113–27.

[36] Mais V, Cirronis MG, Peiretti M, Ferrucci G, Cossu E, Melis GB. Efficacy of auto-crosslinked hyaluronan gel for adhesion prevention in laparoscopy and hysteroscopy: a systematic review and meta-analysis of randomized controlled trials. Eur J Obstet Gynecol Reprod Biol. 2012;160(1):1–5.

[37] Ferro J, Montoya P. Innovative alternatives in the postoperative management of Asherman's syndrome. In: Deshmukh SS, editor. Mastering the techniques in hysteroscopy. 1st ed. New Delhi, India: Jaypee; 2016. p. 431–7.

[38] March CM. Management of Asherman's syndrome. Reprod Biomed Online. 2011;23:63–76.

第8章　粘连及 Asherman 综合征
Adhesions and Asherman

Narendra Malhotra　Jude Ehiabhi Okohue　著
李　靖　孙宇婷　译

一、概述

子宫内粘连或宫腔粘连描述了子宫腔内瘢痕组织生长情况。由德国妇科医生 Henrich Fritsch 于 1894 年首次描述和报道，在 1948 年由 Joseph Asherman 加以完善描述 [1, 2]。

当宫腔粘连与月经不调和不孕症等相关时，称为 Asherman 综合征。Asherman 综合征的原始定义为妊娠相关的子宫腔损伤。有时症状相同，但宫腔粘连的原因不全是与妊娠相关。在这种情况下，有些作者认为仍然可以使用 "Asherman 综合征" 一词，但有作者建议应将其限定于因妊娠相关的子宫内膜损伤而导致的宫腔粘连 [3]。

子宫粘连的真正患病率尚不清楚，因为这种情况在普通人群中很少见。Hooker 等在 912 名女性中报道了 19.1% 的患病率，其中 86% 的女性因流产而刮宫，随后进行宫腔镜检查 [4]。妊娠或近期妊娠的子宫刮宫似乎是宫腔粘连的最常见诱因。宫腔粘连的其他原因包括剖宫产、子宫肌瘤剔除术、使用 B-lynch 加压缝合线、使用宫内节育器、子宫动脉栓塞、生殖道结核等感染；还有子宫畸形的整复手术 [5-7]。

子宫内膜基底层的损伤导致在子宫腔表面上形成肉芽组织。一旦这些肉芽组织合并在一起，就会形成粘连，导致子宫腔部分或全部闭塞。

分级

目前存在众多分级方法，迄今为止尚未进行相互间比较分析，无法确定哪一种更适合于临床应用。

表 8-1 列出了欧洲宫腔镜学会对子宫粘连的分级。

表 8-1　欧洲宫腔镜学会宫腔粘连分级

分级	宫腔粘连程度
I 级	宫腔内膜样的粘连带，容易被宫腔镜外鞘钝性分离，宫角形态正常
II 级	子宫前后壁有较致密的纤维素样粘连，两侧输卵管口可见，宫腔镜外鞘无法分离
II A 级	粘连仅阻塞宫颈内口，子宫腔正常
III 级	致密的粘连至部分宫腔及一侧输卵管口闭锁
III A 级	子宫腔壁广泛瘢痕，闭经或月经少
III B 级	III 级和 III A 级的组合
IV 级	广泛的致密粘连将宫角及两侧输卵管口闭锁

注：本章配有视频，可登录网址（https://doi.org/10.1007/978-3-030-29466-3_8）观看。

二、诊断

子宫粘连的诊断基于临床表现和子宫腔的评估。部分患者无症状，另一部分患者则表现为月经过少或闭经、周期性的腹部 / 盆腔痛、反复流产和不育等症状。宫腔镜检查仍然是诊断宫腔粘连的金标准。宫腔镜检查可以直接观察粘连和治疗（图 8-1 至图 8-21）。子宫输卵管造影术提示充盈缺损，同时确定输卵管的通畅性（图 8-22 和图 8-23）。在门诊进行盐水灌注超声检查对诊断子宫粘连同样有效。有经验的超声医师可以使用经阴道超声成功诊断宫腔内粘连，磁共振成像技术因费用高昂而较少使用。

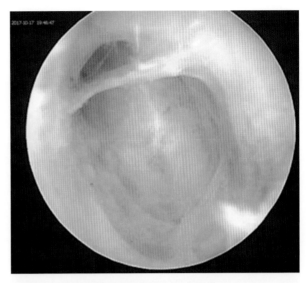

▲ 图 8-1　宫内粘连显示欧洲宫腔镜学会（ESH）分级 I 级，可用宫腔镜外鞘分离

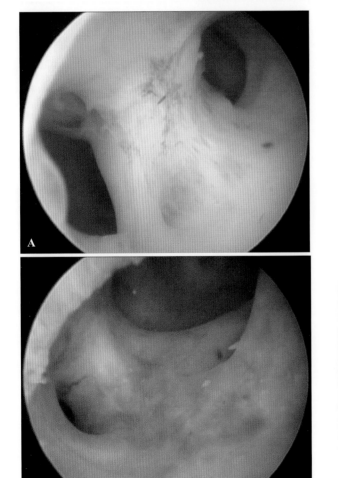

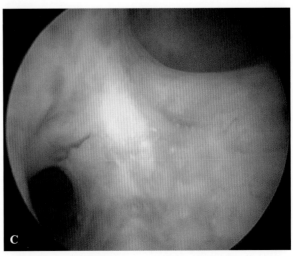

▲ 图 8-2　从子宫前壁到后壁的宫腔柱状粘连，ESH 分级 II 级（参见视频 8-1　宫腔镜粘连松解术）

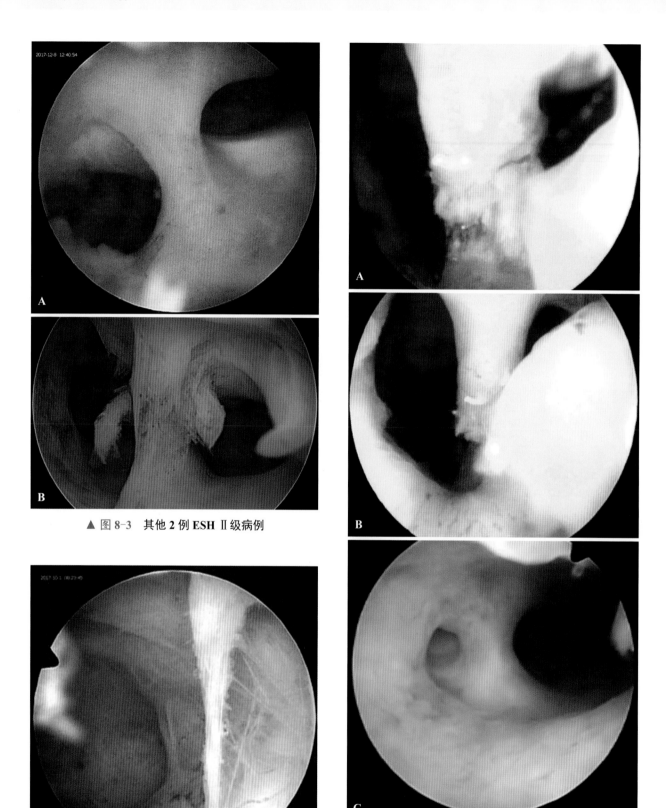

▲ 图 8-3　其他 2 例 ESH Ⅱ 级病例

▲ 图 8-4　宫腔粘连伴有黏膜下肌瘤

▲ 图 8-5　宫颈内口水平的宫腔粘连（ESH 分级 ⅡA 级）

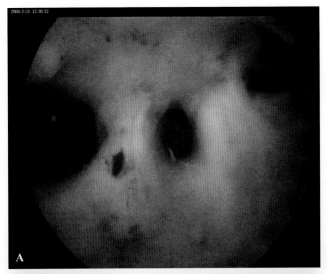

◀ 图 8-6　经腹肌瘤剔除术后多发性宫腔粘连

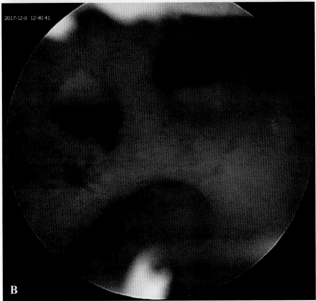

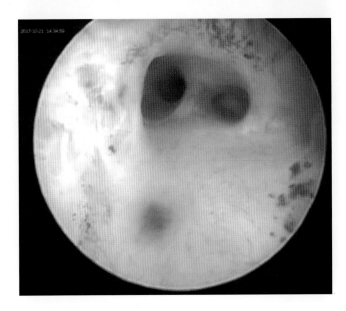

◀ 图 8-7　宫内粘连提示宫腔接近完全闭塞

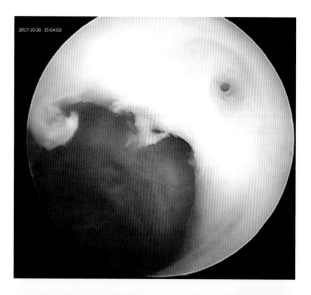

◀ 图 8-8　另一例宫腔粘连

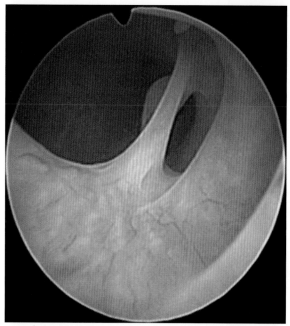

◀ 图 8-9　宫腔粘连（一）
图片由 Luis Alonso 提供

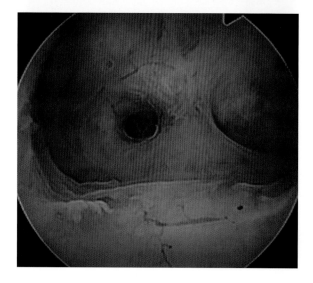

◀ 图 8-10　宫腔粘连（二）
图片由 Luis Alonso 提供

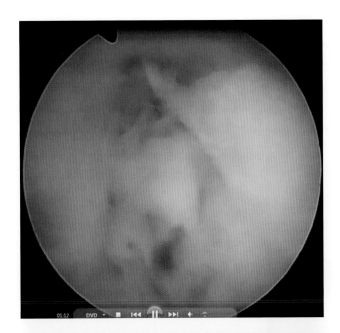

◀ 图 8-11 重度宫腔粘连（ESH 分类Ⅳ级）

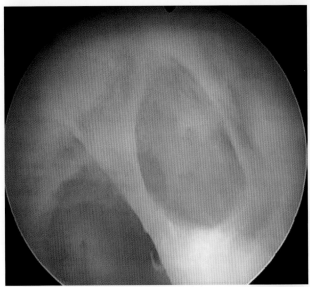

◀ 图 8-12 宫腔粘连（三）

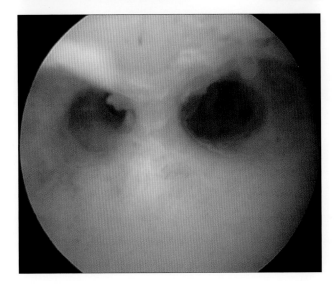

◀ 图 8-13 短柱状宫腔粘连

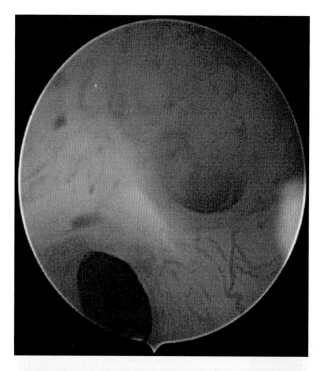

◀ 图 8-14　宫腔粘连（四）
图片由 Sergio Haimovich 教授提供

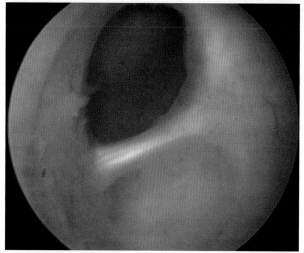

◀ 图 8-15　宫腔粘连（五）

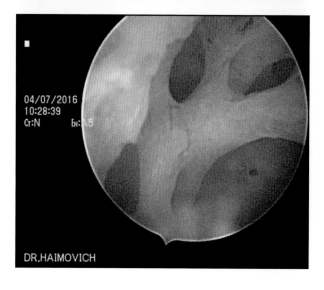

◀ 图 8-16　膜样交叉的宫腔粘连
图片由 Sergio Haimovich 教授提供

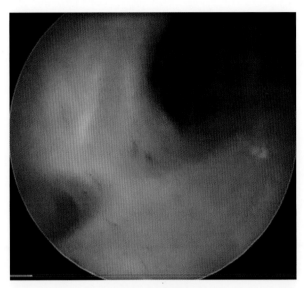

▲ 图 8-17　宫内粘连（六）

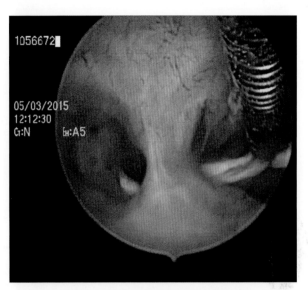

▲ 图 8-18　宫腔粘连伴有宫内节育器
图片由 Sergio Haimovich 教授提供

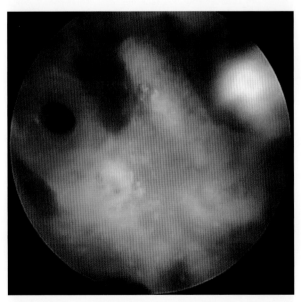

▲ 图 8-19　宫腔粘连误诊为正常宫底和输卵管口
　　　　　粘连松解后发现正常的宫底

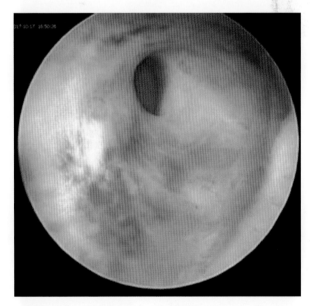

▲ 图 8-20　宫腔粘连（七）

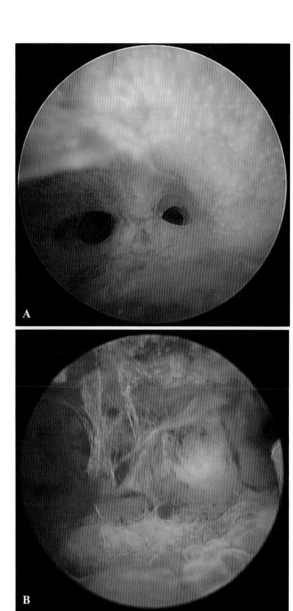

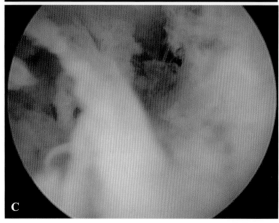

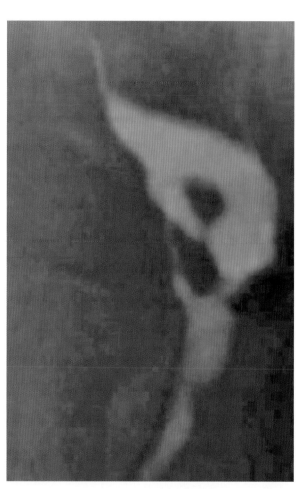

▲ 图 8-22　子宫输卵管造影

提示继发于宫腔粘连的多种充盈缺损，视频 8-2 显示患者的宫腔镜评估和治疗

▲ 图 8-21　结核性子宫内膜炎伴宫腔粘连

图片由 Sunita Taldudwadkar 博士提供

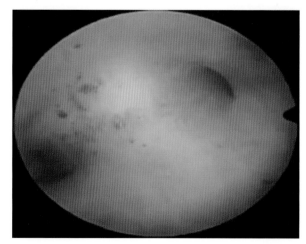

▲ 图 8-23　与上图为同一患者，宫底"幕"样粘连

可误诊为正常子宫底，视频 8-2 展示了对宫腔镜的评估和治疗

三、治疗

自宫腔镜技术问世，便可在直视下发现并去除子宫腔内的粘连物，不再使用盲目的宫腔粘连松解术 [8]。宫腔粘连的治疗旨在恢复子宫腔的正常解剖结构及防止粘连复发。治疗基于妇科医生的个人经验、病例报告和病例研究，缺乏不同治疗方式之间的随机对照试验。

使用硬性宫腔镜治疗宫腔粘连，常用 2.7~4mm 宫腔镜。直径小于 2mm 的宫腔镜也可以有良好的视野。轻度粘连可借助膨宫液的压力作用或宫腔镜的外鞘前端钝性分离 [9]。妇科医师首选宫腔镜剪刀优于使用能源器械（图 8-24 和图 8-25，视频 8-1 和视频 8-2），剪刀对子宫内膜的损伤较小 [10, 11]。也可以使用能源（图 8-26），在单极和双极之间进行选择，电灼时需使用非电解质液体（如 1.5% 甘氨酸）和电解质液体（如生理盐水）。密切监测液体出、入量对患者安全至关重要，生理盐水最多 2L，甘氨酸 1.5% 最多 1L。可使用手动压力袖带或膨宫泵来注入灌流液。

在技术上，首先处理宫腔中央部的粘连，然后松解宫腔周围的粘连 [12]。重度宫腔粘连时，需在超声监护、腹腔镜检查或透视下进行宫腔镜检查（视频 8-3）。即便如此，宫腔镜粘连松解术仍然是子宫穿孔风险最高的手术 [13]。

干细胞疗法在子宫粘连的治疗中逐渐兴起。

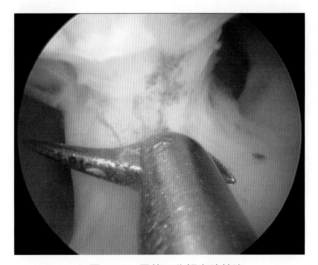

▲ 图 8-24　用剪刀分解宫腔粘连

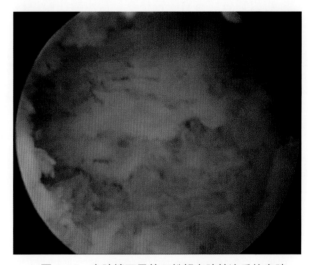

▲ 图 8-25　宫腔镜下用剪刀松解宫腔粘连后的宫腔

四、防止粘连再形成

为了防止黏附再形成，使用了以下方法。

- 宫内节育器。
- 宫内 Foley 导管。
- 宫腔内球囊支架。
- 宫内凝胶。
- 一项非随机研究比较了宫腔粘连分解术后 10d 内使用 Foley 导管和 3 个月宫腔内器械的使用情况，发现 Foley 导管组感染较少，复发率较低 [14]。

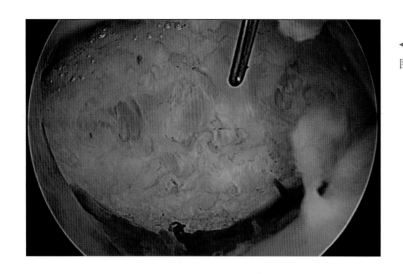

◀ 图 8-26　宫腔镜粘连松解与电灼
图片由 Mykhailo Medvediev 博士提供

　　在 Asherman 综合征患者中观察到螺旋动脉的高阻抗，疑为 Asherman 综合征女性子宫内膜容受性和再生能力下降的原因 [15]。使用不同剂量的雌激素刺激宫腔粘连松解术后子宫内膜的生长。其他已使用但未得到认可的药物包括阿司匹林、硝酸甘油和枸橼酸西地那非。

　　可以通过门诊宫腔镜检查，盐水输注超声检查和子宫输卵管造影检查来评估粘连重建情况。轻度至中度子宫内粘连的复发率约为 33%，约 66% 的严重粘连的患者很可能会复发 [16]。

参考文献

[1] Asherman JG. Amenorrhoea traumatic (atretica). J Obstet Gynaecol Br Emp. 1948;55:23.

[2] Asherman JG. Traumatic intrauterine adhesions. J Obstet Gynaecol Br Emp. 1950;57:892–6.

[3] Hanstede MM, Van der Meij E, Goedemans L, Emmanuel MH. Results of centralised Asherman surgery (2003–2013). Fertil Steril. 2015;104(6):1561–8.

[4] Hooker AB, Lemmers M, Thurkow AL, Heymans MW, Opmeer BC, Brolmann HA, et al. Systematic review and meta-analysis of intrauterine adhesions after miscarriage: prevalence, risk factors and long term reproductive outcome. Hum Reprod Update. 2014;20(2):262.

[5] March CM. Asherman's syndrome. Semin Reprod Med. 2011;29(2):83–94.

[6] Rasheed SM, Amin MM, Abo Ellah AH, Abo Elhassan AM, El Zahry MA, Wahab HA. Reproductive performance after conservative surgical treatment of postpartum haemorrhage. Int J Gynaecol Obstet. 2014;124(3):248–52.

[7] Song D, Liu Y, Xiao YLTC, Zhou F, Xie E. A matched cohort study of intrauterine adhesiolysis for Asherman syndrome after uterine artery embolization or surgical trauma. J Minim Invasive Gynecol. 2014;21(6):1022–8.

[8] Okohue JE. Adhesions and abortion. In: Tinelli A, Alonso Pacheco L, Haimovich S, editors. Hysteroscopy. Cham, Switzerland: Springer; 2018.

[9] Sugimoto O. Diagnostic and therapeutic hysteroscopy for traumatic intrauterine adhesions. Am J Obstet Gynecol. 1978;131:539–47.

[10] Yu D, Wong YM, Cheong Y, Xia E, Li TC. Asherman syndrome—one century later. Fertil Steril. 2008;89:759–79.

[11] Kodaman PH, Arici AA. Intrauterine adhesions and fertility outcome: how to optimize success? Curr Opin Obstet Gynecol. 2007;19(3):207–14.

[12] Emmanuel MH, Hanstede M. Hysteroscopic treatment of Asherman syndrome. In: Tinelli A, Alonso Pacheco L, Haimovich S, editors. Hysteroscopy. Cham, Switzerland: Springer; 2018.

[13] Hulka JF, Peterson HA, Philips JM, Surrey MW. Operative hysteroscopy: American Association of Gynecologic Laparoscopists 1993. Membership survey. J Am Assoc Gynecol Laparosc. 1995;2(2):131.

[14] Orhue AA, Aziken ME, Igbefoh JO. A comparison of two adjunctive treatments for intrauterine adhesions following lysis. Int J Gynaecol Obstet. 2003;82:49–56.

[15] Malhotra N, Bahadur A, Kalaivani M, Mittal S. Changes in endometrial receptivity in women with Asherman's syndrome undergoing hysteroscopic adhesiolysis. Arch Gynecol Obstet. 2012;11:525–30.

[16] AAGL Advancing Minimally Invasive Gynecology Worldwide. AAGL practice report: practice guideline for management of intrauterine synechiae. J Minim Invasive Gynecol. 2010;17(1):1–7.

第9章 宫腔镜检查在子宫内膜异位症与子宫腺肌病诊断和治疗中的作用

The Role of Hysteroscopy in the Diagnosis and Management Endometriosis and Adenomyosis: The Current Perspective

Alexandra Garcia　　Jose Carugno　　Luis Alonso Pacheco　著

李晶华　马子茹　译

一、概述

子宫腺肌病定义为子宫内膜腺体和间质异常存在于子宫肌层。子宫腺肌病的症状包括子宫增大、子宫异常出血和痛经[1]。根据子宫肌层浸润的程度，将子宫腺肌病进一步分类，包括弥漫性或局灶性子宫腺肌病[2]。在弥漫性子宫腺肌病中，子宫内膜腺体和间质不规则地嵌入子宫肌层，导致子宫体积大。在局灶性子宫腺肌病中，子宫肌瘤由单个结节聚集体组成，实性囊性成分均位于子宫肌层内，类似于平滑肌瘤。若弥漫性腺肌病或腺瘤的囊肿直径≥1cm的情况下使用术语"囊性"。另外，腺肌瘤不仅在生理上且在临床上都类似于平滑肌瘤[3]。

子宫内膜异位症定义为子宫内膜腺体和间质位于子宫腔外部组织中。这些病变通常局限于盆腔。但是，它们可能扩散并影响其他多个部位，包括肠、膈肌和胸腔。这种异位子宫内膜组织及其引起的炎症反应通常是该症状的直接原因，包括痛经、性交困难、慢性疼痛和不孕[4, 5]。

子宫腺肌病和子宫内膜异位症均代表异位子宫内膜疾病。另外，两种疾病都是盆腔痛的直接原因。虽然经常伴发，这两种疾病还没有更多相关性。

二、流行病学和危险因素

(一)子宫腺肌病

子宫腺肌病的患病率尚不明确。只能通过子宫切除术后的病理检查在组织学上进行明确的诊断，可以使用影像学检查进行辅助诊断。女性中有20%～35%患有子宫腺肌病[6, 7]。

研究表明，与未产女性相比，子宫腺肌病在经产妇中更为常见[8]。但是，由于通常仅在子宫切除术时进行诊断，因此产次和子宫腺肌症之间的关系可能会产生偏差。但在平滑肌瘤的女性中，胎次降低了疾病风险。

（二）子宫内膜异位

由于一些女性没有症状，一般人群中子宫内膜异位症的确切患病率难以辨别，而且有症状人群中子宫内膜异位症的患病率似乎更高。据报道，多达 40% 的具有生殖道畸形的青少年患有子宫内膜异位[9]。高达 50% 的不孕女性[10] 和高达 70% 的女性和青少年有盆腔痛[11-14]。

三、症状

月经大量出血、痛经和慢性盆腔痛是子宫腺肌病的最常见症状[8]。月经大量出血可能是由于子宫内膜表面积增大所致，而疼痛可能是继发于出血和植入肌层的子宫内膜肿胀而引起。这些症状通常在 40—50 岁出现；但是，约有 1/3 的女性在其一生中没有症状[8]。与子宫内膜异位症相比，性交困难不是典型的症状。子宫腺肌病是否与不孕症有关还存在争议。

大多数患有子宫腺肌病的女性在子宫中都有另一个病理过程，常常使诊断模棱两可，从而使诊断"纯粹的"子宫腺肌病变得困难。根据 McEllin 等研究提示[8]，在患有子宫腺肌病的女性中，有 50% 发现了平滑肌瘤。一些研究表明，有 11% 的子宫腺肌病女性会伴有子宫内膜异位症。然而，Kunz 等[15] 报道，多达 90% 的子宫内膜异位症女性在 MRI 上怀疑子宫腺肌病。此外，子宫内膜息肉存在于 7% 的子宫腺肌症女性中。

子宫内膜异位症的女性通常在其生育年龄期间出现盆腔痛，伴有痛经和性交痛，不孕或卵巢肿块[16-18]。有些女性没有子宫内膜异位症的症状，在手术或影像学检查中偶然发现。子宫内膜异位症的最高流行发生在 25—35 岁[19]，绝经后女性发病率为 2%～5%[20]。

四、诊断

成像技术的最新发展有助于更准确地识别这种疾病。经阴道超声是评估子宫增大、盆腔疼痛和（或）异常出血的一线影像选择。因此，最常用的成像方式包括经阴道超声（TVS）和随后的磁共振成像（MRI），这对于区分弥漫性和局灶性子宫腺肌病与平滑肌瘤非常重要，这些病例的正确诊断对于指导管理方法至关重要。最近，宫腔镜在子宫腺肌病的诊断和治疗中发挥了重要作用，因为它提供了进行活检的机会。

以下宫腔镜检查结果提示子宫内膜异位症[21]。

1. 子宫内膜不规则且表面可见小缺陷（图 9-1 至图 9-3）。

2. 子宫内膜腔明显隆起，血管化改变（图 9-4 和图 9-5）。

3. 子宫内膜"草莓"征（图 9-6 和图 9-7）。

4. 子宫内病变的纤维囊性外观（图 9-8）。

5. 出血性囊性病变，外观为深蓝色或巧克力棕色（图 9-9 至图 9-11）。

五、治疗

子宫切除术是已生育的有症状女性的首选治疗方法。对于希望将来怀孕的子宫腺肌症女性，激素药物可能会暂时缓解症状。宫腔镜检查虽然不被认为是子宫腺肌病的一线治疗方法，但在某些局灶性或浅表性病例中也是一种可行的选择。以前已经描述了使用机械性工具（如宫腔镜剪刀和双极电极）切开小的子宫腺肌病病灶，以及宫腔镜电切较大的病变腺肌瘤[22, 23]（图 9-12 至图 9-14）。

　　在深部弥漫性子宫腺肌症的病例中，研究表明宫腔镜检查不是合适的治疗选择，建议手术治疗包括子宫切除术[24]。

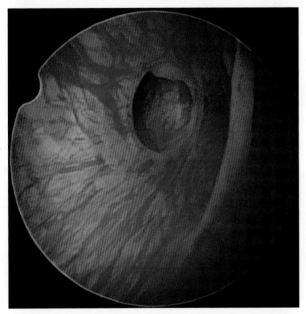

▲ 图 9-1　子宫内膜表面不规则，有小缺损（放大图）

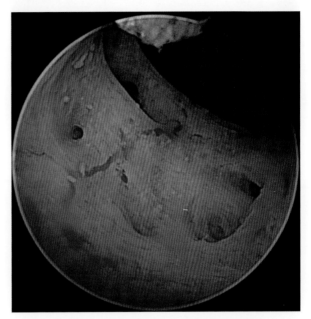

▲ 图 9-2　草莓样图案的子宫内膜表面缺陷

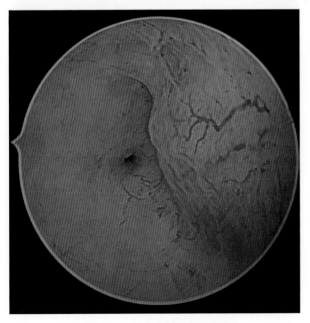

▲ 图 9-3　子宫内膜表面不规则

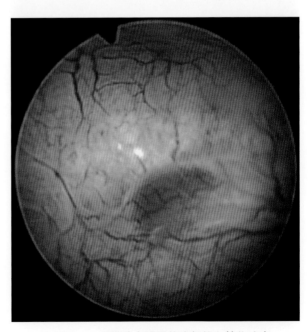

▲ 图 9-4　内膜腔中明显的隆起伴血管化改变

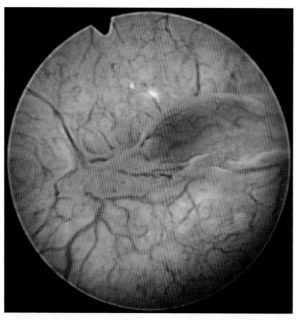

▲ 图 9-5　囊性子宫腺肌病，可见于出血聚集而产生的紫色图像

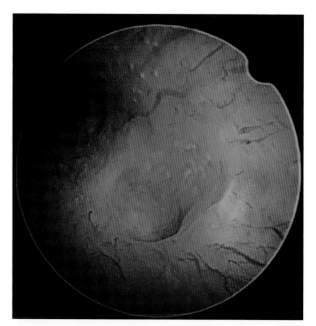

▲ 图 9-6　子宫腺肌病的宫腔镜检查特异性征象

包括：①子宫内膜局部隆起；②子宫内膜不规则缺陷；③血管化改变；④囊性出血/蓝色病变

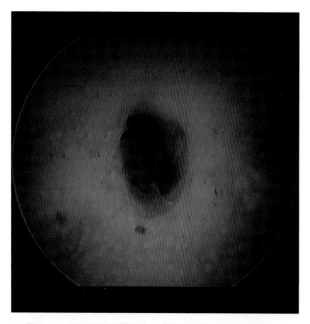

▲ 图 9-7　明显的草莓征和不规则的浅层子宫内膜

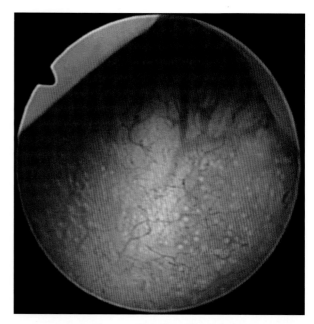

▲ 图 9-8　放大囊性腺肌病图像

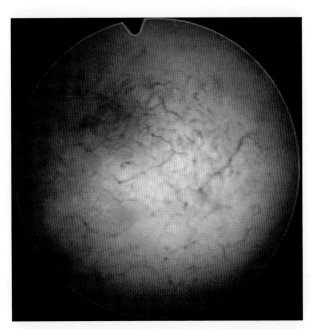

▲ 图 9-9　有子宫内膜缺陷的不规则子宫内膜，血管化和子宫内膜紫色病变

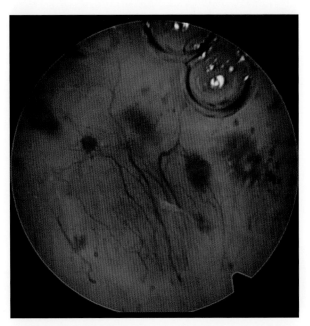

▲ 图 9-10　子宫内膜异位症 / 子宫腺肌病的异常子宫内膜形态的宫腔镜图

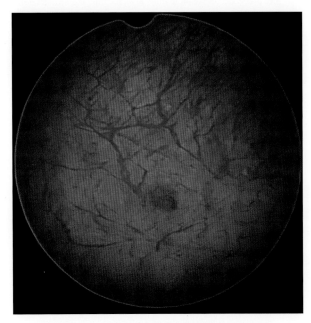

▲ 图 9-11　紫色小斑点和草莓症样子宫内膜

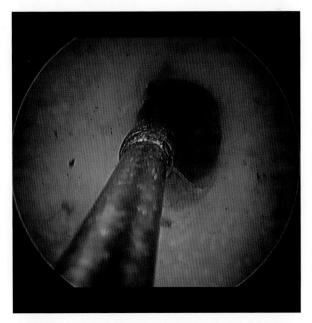

▲ 图 9-12　使用宫腔镜剪刀剪开囊性子宫腺肌症病灶，引流囊液

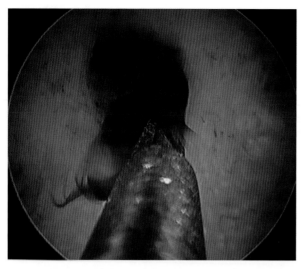

▲ 图 9-13　囊性子宫腺肌病切开后陈旧血外溢

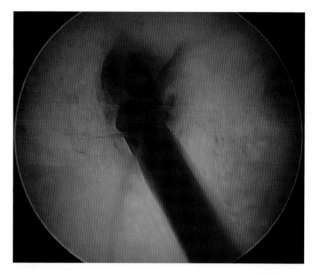

▲ 图 9-14　子宫腺肌病宫腔镜手术切开后，陈旧血外溢

参考文献

[1] Farquhar C, Brosens I. Medical and surgical management of adenomyosis. Best Pract Res Clin Obstet Gynaecol. 2006;20(4):603–16.

[2] Van Den Bosch T, Duelhotm M, Leone FP, et al. Terms, definitions and measurements to describe sonographic features of myometrium and uterine masses: a consensus opinion from the Morphological Uterus Sonographic Assessment (MUSA) group. Ultrasound Obstet Gynecol. 2015;46(3): 284–98.

[3] Levgur M, Abadi A, Tucker A. Adenomyosis: symptoms, histology, and pregnancy terminations. Obstet Gynecol. 2000;95(5):688–91.

[4] Takeuchi H, Kitade M, Kikuchi I, et al. Diagnosis, laparoscopic management, and histopathologic findings of juvenile cystic adenomyoma: a review of nine cases. Fertil Steril. 2010;94:862.

[5] Dietrich JE. An update on adenomyosis in the adolescent. Curr Opin Obstet Gynecol. 2010;22:388.

[6] Weiss G, Maseelall P, Schott LL, et al. Adenomyosis a variant, not a disease? Evidence from hysterectomized menopausal women in the Study of Women's Health Across the Nation (SWAN). Fertil Steril. 2009;91:201.

[7] Abbott JA. Adenomyosis and abnormal uterine bleeding (AUB-A)-pathogenesis, diagnosis, and management. Best Pract Res Clin Obstet Gynaecol. 2017;40:68.

[8] McElin TW, Bird CC. Adenomyosis of the uterus. Obstet Gynecol Annu. 1974;3:425.

[9] Dovey S, Sanfilippo J. Endometriosis and the adolescent. Clin Obstet Gynecol. 2010;53:420.

[10] Eskenazi B, Warner ML. Epidemiology of endometriosis. Obstet Gynecol Clin North Am. 1997;24:235.

[11] Chatman DL, Ward AB. Endometriosis in adolescents. J Reprod Med. 1982;27:156.

[12] Goldstein DP, deCholnoky C, Emans SJ, Leventhal JM. Laparoscopy in the diagnosis and management of pelvic pain in adolescents. J Reprod Med. 1980;24:251.

[13] Reese KA, Reddy S, Rock JA. Endometriosis in an adolescent population: the Emory experience. J Pediatr Adolesc Gynecol. 1996;9:125.

[14] Laufer MR, Goitein L, Bush M, et al. Prevalence of endometriosis in adolescent girls with chronic pelvic pain not responding to conventional therapy. J Pediatr Adolesc Gynecol. 1997;10:199.

[15] Kunz G, Beil D, Huppert P, et al. Adenomyosis in endometriosis—prevalence and impact on fertility. Evidence from magnetic resonance imaging. Hum Reprod. 2005;20:2309.

[16] Vercellini P, Viganò P, Somigliana E, Fedele L. Endometriosis: pathogenesis and treatment. Nat Rev Endocrinol. 2014;10:261.

[17] Hickey M, Ballard K, Farquhar C. Endometriosis. BMJ. 2014;348:g1752.

[18] Sinaii N, Plumb K, Cotton L, et al. Differences in characteristics among 1,000 women with endometriosis based on extent of disease. Fertil Steril. 2008;89:538.

[19] Missmer SA, Hankinson SE, Spiegelman D, et al. Incidence of laparoscopically confirmed endometriosis by demographic, anthropometric, and lifestyle factors. Am J Epidemiol. 2004;160:784.

[20] Nezhat F, Datta MS, Hanson V, et al. The relationship of endometriosis and ovarian malignancy: a review. Fertil Steril. 2008;90:1559.

[21] Di Spiezio SA, Calagna G, Santangelo F, Zizolfi B, Tanos V, Perino A, De Wilde R. The role of hysteroscopy in the diagnosis and treatment of adenomyosis. Biomed Res Int. 2017;2017:1–7.

[22] Gordts S, Campo R, Brosens I. Hysteroscopic diagnosis and excision of myometrial cystic adenomyosis. Gynecol Surg. 2014;11(4):273–8.

[23] Molinas CR, Campo R. Office hysteroscopy and adenomyosis. Best Pract Res Clin Obstet Gynaecol. 2006;20(4):557–67.

[24] McCausland V, McCausland A. The response of adenomyosis to endometrial ablation/resection. Hum Reprod Update. 1998;4(4):350–9.

第 10 章　憩　室

Isthmocele

Mario Franchini　　Paolo Casadio　　Pasquale Florio　　Giampietro Gubbini　**著**

李晶华　马子茹　**译**

最近几年，人们对憩室、剖宫产瘢痕缺损、囊袋或龛的潜在临床相关性的关注逐渐升级（图 10-1 和图 10-2）。

憩室通常在经阴道超声检查（TVS）时偶然发现，在剖宫产后的子宫峡部可见楔形无回声区[1]。

憩室通常无症状，或与月经后出现点滴状、暗红色或褐色分泌物、盆腔疼痛或不孕有关[2]。

随着世界范围内剖宫产率的增加，通过 TVS 和超声造影（HyCoSy）评估，在随机人群中，憩室的患病率分别为 24%～70% 和 56%～84%[3]。此外，在有症状的女性中，TVS 检查的患病率较高（70%～84%），并且在剖宫产后 3～12 个月、1～5 年或 5～10 年接受检查的女性群体之间相似[4, 5]。最近，使用生理盐水或凝胶的 HyCoSy 已被认为是诊断憩室的首选方法，特别是当憩室中不存在液体时[6, 7]。

2016 年，欧洲专家提出了使用超声检查非妊娠期女性子宫憩室的实用指南[8]。3D 盐水超声造影（3D-SCSH）可以提高憩室体积估计和形态学评估的可靠性，但临床实践中的相关性仍在评估中[9]。

憩室的治疗用于缓解症状（如月经后点滴出血、耻骨上骨痛、痛经、性交困难和不孕），因此无症状病例不予干预。

多种技术已用于剖宫产瘢痕缺损的治疗：重建治疗包括腹腔镜或机器人辅助的腹腔镜切除，阴道修复和流出道的切除平整治疗。所有这些操作均切除或消融了憩室的纤维化组织，去除局部炎性组织，以利于改善症状[10]。

大多数医师采用在膀胱内充满亚甲蓝溶液后，进行宫腔镜治疗，用单极或双极环切除憩室下端 / 远端弧形边缘纤维化组织（最靠近外部子宫颈口）（图 10-3A）。Fabres[11-15] 和 Gubbini[16-18] 则提出，应去除缺损的上 / 近边缘（最靠近子宫腔）（图 10-3B）。最后使用滚球或环形电极，使憩室顶壁脆弱的血管凝固[11, 12]（图 10-4 和图 10-5）或整个憩室的表面组织凝固[13, 14, 16, 19]，亦或 360° 切除（宫颈内消融）憩室周围所有残留的宫颈管炎性组织[16, 18]。

憩室成型术通常在宫颈扩张后使用 26Fr 或 27Fr 电切镜完成。最近，16Fr 或 15Fr 电切镜已用于剖宫产瘢痕缺损的治疗，具有阴道内镜的优点，并且不会产生与宫颈扩张相关的并发症发生[20]（图 10-6）。

可以使用小型 15～16Fr 电切镜[26] 完成 26～27Fr 电切镜的标准操作过程[20]（图 10-7）。

憩室流出道的切除恢复了宫颈管的连续性，使憩室区域变平，改善症状，利于经血流出，减少憩室中的血液积聚和经血回流到子宫腔[12-15]。最后，通过电凝、憩室成形术减少憩室内表面脆弱血管的失血，宫颈内消融后单层立方细胞型上皮细胞取代了憩室周围的炎性组织[16, 18]（图 10-8）。

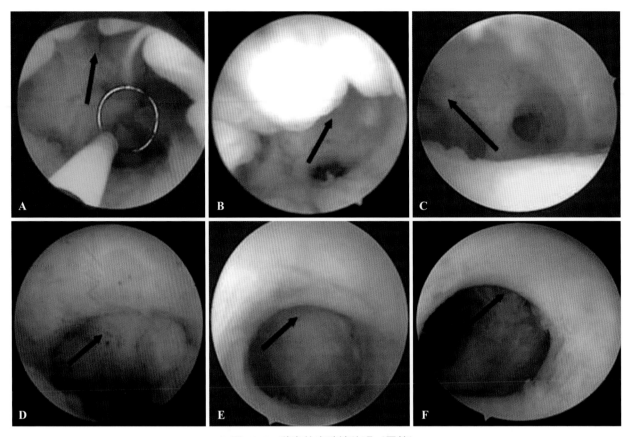

▲ 图 10-1 憩室的宫腔镜外观（黑箭）

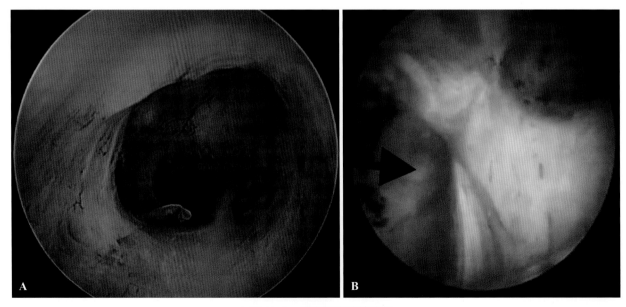

▲ 图 10-2 憩室的宫腔镜外观

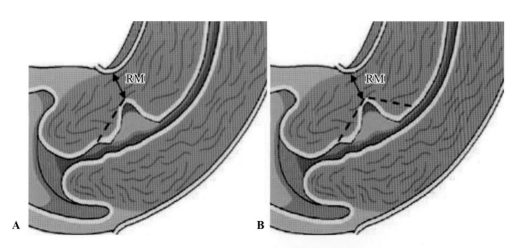

▲ 图 10-3 剖宫产瘢痕缺损的宫腔镜治疗

通过仅切除憩室的下 / 远端边缘（A）（Fabres，2005）或去除缺损的下端 / 远端和上 / 近端的纤维化组织（B）（Gubbini，2008）后残余子宫肌层厚度（RM）

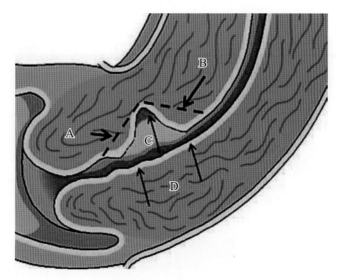

▲ 图 10-4 憩室成形术

宫腔镜电切剖宫产瘢痕缺损的流出道结构：A. 切除近端的纤维化组织；B. 切除远端的纤维化组织；C. 用滚珠电极凝结憩室壁表面；D. 围绕憩室的 360° "宫颈消融"（图片由 Gubbini 等[12]重绘）

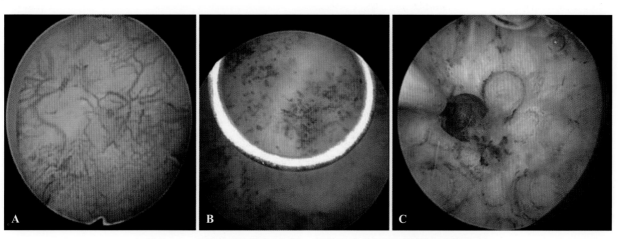

▲ 图 10-5 憩室穹顶脆弱的血管：使用滚球或环形电极进行表面电凝

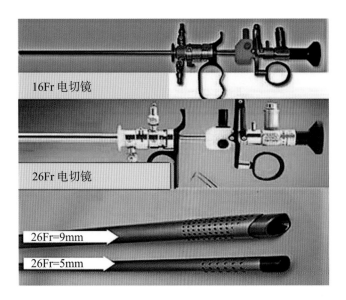

◀ 图 10-6　连续灌流手术电切镜

16Fr 电切镜（Gubbini 系统，Tontarra, Medizintechnik，GmbH, Germany）和 26Fr 电切镜（Karl Storz, Tuttlingen，Germany）

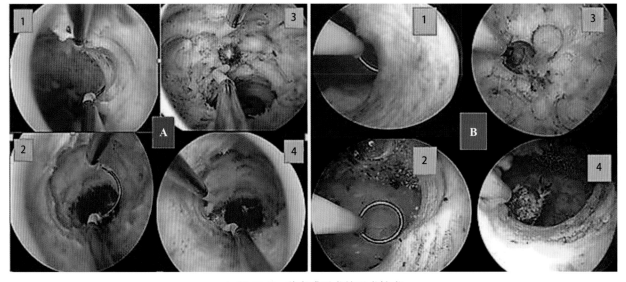

▲ 图 10-7　憩室成形术的手术技术

A. 26Fr 电切镜；B. 16Fr 电切镜；1 和 2. 切除憩室远端和近端的纤维化组织；3. 用滚球电极凝固整个憩室表面；4. 憩室周围全部残余宫颈管炎性组织的 360°"宫颈消融"

宫腔镜手术后，59%～100% 的病例子宫出血明显改善[1, 2]，前屈子宫患者比后屈子宫患者更常见[14]。

憩室月经血在子宫颈中的持续存在和积聚（图 10-9），在瘢痕周围形成了不利的环境[21, 22]，它可能会损害生育能力，因此，宫腔镜切除局部炎性的组织有助于改善症状，生育率提高为 77.8%～100%[23-25]。

宫腔镜憩室成形术似乎是治疗峡部膨出的最受欢迎的方法。现在趋势认为，当残余肌层厚度（RMT）小于 2～3mm 时，剖宫产瘢痕缺损可能与子宫穿孔和膀胱损伤的风险有关[12, 26, 27]。然而，据我们所知，尚无 RMT 的厚度单独因素致宫壁穿孔和膀胱损伤的病例报道[28]。

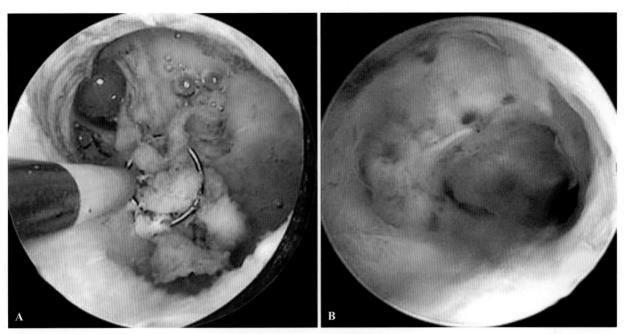

▲ 图 10-8　**A.** 宫腔镜下憩室外观；**B.** 在切除纤维化组织 **6** 个月后的随访

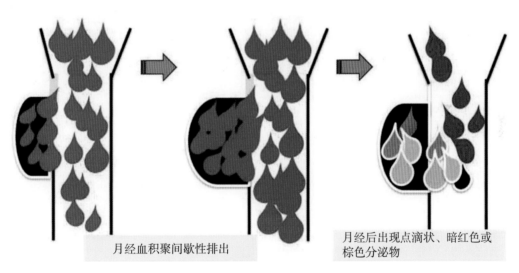

月经血积聚间歇性排出

月经后出现点滴状、暗红色或
棕色分泌物

▲ 图 10-9　憩室处持续不断和积聚的月经血

　　与阴式或腹腔镜手术相比，宫腔镜手术后并发症的发生率更低[25]。此外，与腹腔镜手术 42～117min[29, 30]、机器人手术 240min[31] 或阴道入路 33～120min[32, 33] 相比，宫腔镜修复剖宫产瘢痕缺损的时间减少为 11～23min[23]。

　　总之，尚无一个被广泛接受的剖宫产瘢痕憩室的治疗方法。在缺乏评估不同手术方法的随机试验的情况下，与患者充分沟通，评估共同的决策后，宫腔镜憩室成形术似乎是最受欢迎的且侵入性较小的方法。

参考文献

[1] Tulandi T, Cohen A. Emerging manifestations of cesarean scar defect in reproductive-aged women. J Minim Invasive Gynecol. 2016;23(6): 893–902.

[2] Tower AM, Frishman GN. Cesarean scar defects: an under-recognized cause of abnormal uterine bleeding and other gynecologic complications. J Minim Invasive Gynecol. 2013;20(5):562–72.

[3] Bij de Vaate AJ, van der Voet LF, Naji O, Witmer M, Veersema S, Brölmann HA, Bourne T, Huirne JA. Prevalence, potential risk factors for development and symptoms related to the presence of uterine niches following cesarean section: systematic review. Ultrasound Obstet Gynecol. 2014;43(4):372–82.

[4] Menada Valenzano M, Lijoi D, Mistrangelo E, Costantini S, Ragni N. Vaginal ultrasonographic and hysterosonographic evaluation of the low transverse incision after caesarean section: correlation with gynaecological symptoms. Gynecol Obstet Invest. 2006;61:216–22.

[5] Osser OV, Jokubkiene L, Valentin L. High prevalence of defects in Cesarean section scars at transvaginal ultrasound examination. Ultrasound Obstet Gynecol. 2009;34:90–7.

[6] Osser OV, Jokubkiene L, Valentin L. Cesarean section scar defects: agreement between transvaginal sonographic findings with and without saline contrast enhancement. Ultrasound Obstet Gynecol. 2010;35:75–83.

[7] Antila-Långsjö R, Maenpaa JU, Huhtala H, Tomas E, Staff S. Comparison of transvaginal ultrasound and saline contrast sonohysterography in evaluation of cesarean scar defect: a prospective cohort study. Acta Obstet Gynecol Scand. 2018;97:1130–6.

[8] Jordans IPM, de Leeuw R, Stegwee SI, Amso NN, Barri-Soldevila PN, van den Bosch T, Bourne T, Brolmann HAM, Donnez O, Dueholm M, Hehenkamp WJK, Jastrow N, Jurkovic D, Mashiach R, Naji O, Streuli I, Timmerman D, Vd Voet LF, Huirne JAF. A practical guideline for examining a uterine niche using ultrasonography in non-pregnant women: a modified Delphi method amongst European experts. Ultrasound Obstet Gynecol. 2018; https://doi. org/10.1002/uog.19049. [Epub ahead of print].

[9] Ludwin A, Martins WP, Ludwin I. Uterine niche by three-dimensional sonohysterography and volumetric quantification: techniques and scoring classification system. Ultrasound Obstet Gynecol. 2018; https://doi. org/10.1002/uog.19181. [Epub ahead of print].

[10] Franchini M, Florio P, Gubbini G. Surgical management of cesarean scar defect in restoring fertility. In: Tinelli A, Alonso PL, Haimovich S, editors. Hysteroscopy. Cham: Springer; 2018.

[11] Fabres C, Arriagada P, Fernandez C, Mackenna A, Zegers F, Fernández E. Surgical treatment and follow-up of women with intermenstrual bleeding due to cesarean section scar defect. J Minim Invasive Gynecol. 2005;12(1):25–8.

[12] Chang Y, Tsai EM, Long CY, Lee CL, Kay N. Resectoscopic treatment combined with sonohysterographic evaluation of women with postmenstrual bleeding as a result of previous cesarean delivery scar defects. Am J Obstet Gynecol. 2009;200(4):370–4.

[13] Feng YL, Li MX, Liang XQ, Li XM. Hysteroscopic treatment of postcesarean scar defect. J Minim Invasive Gynecol. 2012;19(4):498–502.

[14] Wang CJ, Huang HJ, Chao A, Lin YP, Pan YJ, Horng SG. Challenges in the transvaginal management of abnormal uterine bleeding secondary to cesarean section scar defect. Eur J Obstet Gynecol Reprod Biol. 2011;154(2):218–22.

[15] Raimondo G, Grifone G, Raimondo D, Seracchioli R, Scambia G, Masciullo V. Hysteroscopic treatment of symptomatic cesarean induced isthmocele: a prospective study. J Minim Invasive Gynecol. 2015;22(2):297–301.

[16] Gubbini G, Casadio P, Marra E. Resectoscopic correction of the "isthmocele"in women with postmenstrual abnormal uterine bleeding and secondary infertility. J Minim Invasive Gynecol. 2008;15(2):172–5.

[17] Tanimura S, Funamoto H, Hosono T, Shitano Y, Nakashima M, Ametani Y, Nakanoi T. New diagnostic criteria and operative strategy for cesarean scar syndrome: endoscopic repair for secondary infertility caused by cesarean scar defect. J Obstet Gynaecol Res. 2015;41(9):1363–9.

[18] Di Spiezio Sardo A, Zizolfi B, Calagna G, Giampaolino P, Paolella F, Bifulco G. Hysteroscopic isthmoplasty: step-by-step technique. J Minim Invasive Gynecol. 2018;25(2):338–9.

[19] Muzii L, Domenici L, Lecce F, Di Feliciantonio M, Frantellizzi R, Marchetti C, Monti M, Benedetti Panici P. Clinical outcomes after resectoscopic treatment of cesarean-induced isthmocele. Eur Rev Med Pharmacol Sci. 2017;21:3341–6.

[20] Gubbini G, Casadio P, Franchini M. Small size resectoscope in isthmocele repair: case report. Obstet Gynecol Int J. 2017;7(5):00262.

[21] Florio P, Filippeschi M, Moncini I, Marra E, Franchini M, Gubbini G. Hysteroscopic treatment of the cesarean-induced isthmocele in restoring infertility. Curr Opin Obstet Gynecol. 2012;24:180–6.

[22] Iannone P, Nencini G, Bonaccorsi G, Martinello R, Pontrelli G, Scioscia M, Nappi L, Greco P, Scutiero G. Isthmocele: from risk factors to management. Rev Bras Ginecol Obstet. 2019;41:44–52.

[23] Gubbini G, Centini G, Nascetti D, Marra E, Moncini I, Bruni L, Petraglia F, Florio P. Surgical hysteroscopic treatment of cesarean-induced isthmocele in restoring fertility: prospective study. J Minim Invasive Gynecol. 2011;18(2):234–7.

[24] Gurol-Urganci I, Bou-Antoun S, Lim CP, Cromwell DA, Mahmood TA, Templeton A, van der Meulen JH. Impact of Caesarean section on subsequent fertility: a systematic review and meta-analysis. Hum Reprod. 2013;28(7):1943–52.

[25] Tsuji S, Murakami T, Kimura F, Tanimura S, Kudo M, Shozu M, Narahara H, Sugino N. Management of secondary infertility following cesarean section: report from the Subcommittee of the Reproductive Endocrinology Committee of the Japan Society of Obstetrics and Gynecology. J Obstet Gynaecol Res. 2015;41(9):1305–12.

[26] Setubal A, Alves J, Osorio F, Guerra A, Fernandes R, Albornoz J, Sidiroupoulou Z. Treatment for uterine isthmocele. A Pouchlike defect at the site of a cesarean section scar. J Minim Invasive Gynecol. 2018;25(1):38–46.

[27] Laganà AS, Pacheco LA, Tinelli A, Haimovich S, Carugno J, Ghezzi F, Global Congress on Hysteroscopy Scientific Committee. Optimal timing and recommended route of delivery after hysteroscopic management of isthmocele? A consensus statement from the Global Congress on Hysteroscopy Scientific Committee. J Minim Invasive Gynecol. 2018;25(4):558.

[28] Giampietro Gubbini CP, Franchini M, Florio P. Regarding "Optimal timing and recommended route of delivery after hysteroscopic management of isthmocele? A consensus statement from the Global Congress on Hysteroscopy Scientific Committee". J Minim Invasive Gynecol. 2018;25(6):1111–2.

[29] Api M, Boza A, Gorgen H, Api O. Should cesarean scar defect be treated laparoscopically? A case report and review of the literature. J Minim Invasive Gynecol. 2015;22(7):1145–52.

[30] Li C, Guo Y, Liu Y, et al. Hysteroscopic and laparoscopic management of uterine defects on previous cesarean delivery scars. J Perinat Med. 2014;42:363–70.

[31] Yalcinkaya TM, Akar ME, Kammire LD, Johnston-MacAnanny EB, Mertz HL. Robotic-assisted laparoscopic repair of symptomatic cesarean scar defect: a report of two cases. J Reprod Med. 2011;56(5–6):265–70.

[32] Zhou J, Yao M, Wang H, Tan W, Chen P, Wang X. Vaginal repair of cesarean section scar diverticula that resulted in improved postoperative menstruation. J Minim Invasive Gynecol. 2016;23(6):969–78.

[33] Chen H, Yao M, Tao J, Wang X. Surgery experience in transvaginal cesarean section diverticulum (CSD) repair. Gynecol Minim Invas Ther. 2016;5:148–51.

第 11 章　感染和炎症

Infections and Inflammations

Ettore Cicinelli　Alka Kumar　**著**

李晶华　马子茹　**译**

在最近几年中，越来越多的研究集中在慢性子宫内膜炎及这种疾病对生殖的影响 [1]。

慢性子宫内膜炎是子宫内膜黏膜的慢性或亚急性炎症。子宫内膜黏膜的炎症可能是由非感染性因素以及激素和免疫系统疾病引起的，但在大多数情况下，人们认为慢性子宫内膜炎是由于子宫腔的潜在感染引起 [2, 3]。

子宫腔是无菌的传统概念近期被驳斥，现在我们知道子宫腔具有特定的微生物菌群。值得注意的是，由于细菌的特征，子宫内膜的常规微生物培养通常是阴性的，但如今可以通过基因组检测整个子宫内膜微生物群 [3-5]。通过该技术，已鉴定出高度稳定并由乳杆菌占优势的特定子宫内膜微生物群。微生物群谱的任何变化似乎都与不良的生殖结果有关 [3-5]。

需要特别提及结核病的作用。在世界上许多国家和工业化国家，结核杆菌是引起慢性子宫内膜炎的常见原因，它表现出某些特殊特征 [6]。子宫内膜结核倾向于表现为不孕和（或）下腹痛。子宫内膜结核在自然和体外受精周期中都可能对生育能力产生严重的生殖恶果 [7]。

慢性子宫内膜炎的诊断具有挑战性。在临床上，慢性子宫内膜炎的存在经常被忽视，因为许多专家对此病知之甚少，主要因为它缺乏特定的症状。实际上，在许多情况下，慢性子宫内膜炎无症状，或可能引起异常的子宫出血、疼痛、不孕症和无原因的 ART 失败。

由于对子宫内膜炎的认识有限，子宫内膜炎的发生率差别很大，在反复种植失败的患者中发生率为 30%～60%[8-10]，在反复流产的患者 [11, 12] 中为 50%～60%，在拟做试管婴儿的患者中发生率为 2%[13]。

缺乏标准化和可重复的诊断标准，是 CE 发生率巨大差异的原因。组织学认为诊断慢性子宫内膜炎的金标准是基于浆细胞检测 [2]，但它仍然是人为操作的结果。最近，与苏木精和曙红相比，浆细胞 CD138 免疫组织化学染色提供了更高的诊断准确性和灵敏度，且降低了不同检测者之间的差异性 [12, 14]。但是，对 CD138 免疫组织化学染色的解释依然没有达成共识。文献报道了关于诊断所需的浆细胞的数量和分布的不同标准 [13]。

宫腔镜检查是诊断子宫内膜炎的可靠技术。盐水灌流液可使子宫腔平缓扩张，不会压迫小的内膜表面病变，也不会使任何宫腔内病变浮起。这样，可以对子宫内膜表面进行非常精确的探查 [2, 15, 16]，甚至可以检测出微小病变。然而，目前即使是宫腔镜检查专家，大多数人对子宫内膜炎的诊断也经常失误。实际上，观察者之间的判断差异很大，缺乏统一的诊断标准，经常使宫腔镜诊断慢性子宫内膜炎困难和漏诊。

在本章中，我们力图描述与慢性子宫内膜炎相关的最重要的宫腔镜检查情况。

一、技术

宫腔镜检查可以使用阴道内镜检查方法或传统宫腔镜放置窥器进行。我们的经验是，有生育要求的女性，尽量使用窥器，减少镜子与阴道内容物的接触，降低阴道菌群感染宫腔的机会。

使用微型宫腔镜（直径小于4mm），可以减轻有子宫内膜炎的女性的疼痛感。我们使用带透镜的微型宫腔镜（外径为2.7mm的微型镜），配有3.5mm单灌流诊断性外鞘。宫腔镜检查首选卵泡期进行。

盐水而不是CO_2作膨宫介质。通过专用膨宫泵或悬挂在患者上方1m的袋子中监测压力为50~60mmHg下使用。与气体相比，生理盐水可使子宫腔更顺畅地扩张，避免了CO_2对子宫内膜微循环的影响，持续冲洗子宫腔，主要冲洗漂浮在子宫内膜的微生物（值得注意的是，CO_2会将这些微小结构压向子宫内膜表面以使其无法被检测到）。

宫腔镜检查还需要配有适当的光源，数码相机和视频记录设备。

在宫腔镜检查过程中，必须沿子宫内膜表面全面检查子宫的前壁和后壁，以便获得与子宫内膜表面平行的全部视野。这样，可以很容易地识别出子宫内膜表面的任何异常情况（图11-1至图11-3）。

这些操作均应在没有任何麻醉的情况下进行。

二、液体宫腔镜检查慢性子宫内膜炎的主要宫腔镜功能

1. 微息肉

小于1mm，有蒂的半透明结构（图11-4至图11-10）。它们可以是孤立病灶，也可聚集成簇。息肉可发生在子宫腔内的任何地方，通常扩散性分布。

2. 子宫内膜发白和增厚（间质性水肿是一种组织学检查，而非宫腔镜诊断）

由于间质性水肿，子宫内膜可能会发白且不规则增厚（图11-6，图11-8至图11-10）。黏膜下层

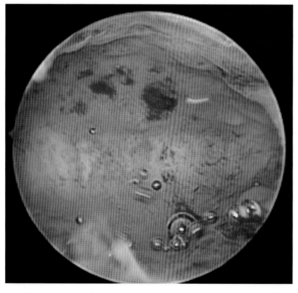

▲ 图 11-1　局灶性子宫内膜充血，宫底和子宫前壁子宫内膜局灶和点状出血

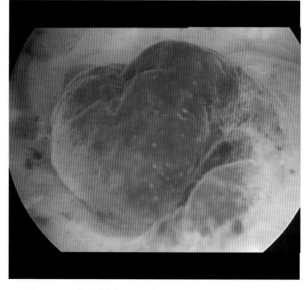

▲ 图 11-2　充血性息肉和多处发红，子宫内膜不均匀的增厚

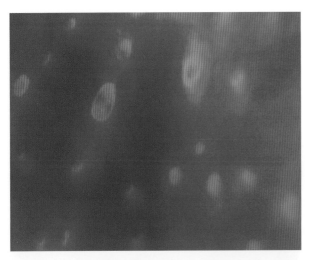

▲ 图 11-3　草莓样外观和充血，子宫内膜弥散性充血

腺体开口呈现出明显的白色，周边充血，草莓样外观。仔细观察发现，每个子宫内膜腺体都有其自己独立且分离的圆形充血区，与早期增生性子宫内膜和隐匿性子宫内膜发红有所区别

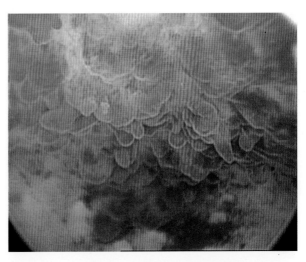

▲ 图 11-4　局灶性充血和微息肉

子宫内膜黏膜充血与微息肉的存在有关，微息肉是有蒂的半透明结构，小于 1mm，以单发或成簇形式存在

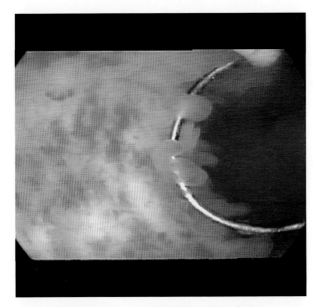

▲ 图 11-5　电切割环掀起一些小息肉

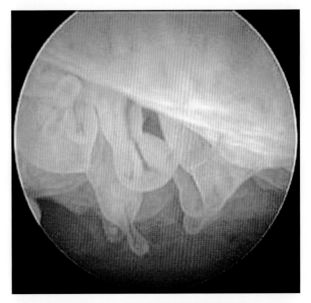

▲ 图 11-6　子宫内膜前壁弥散性息肉

微息肉显示为有蒂的半透明结构，小于 1mm，轴向血管可见

血管不再可见。基质水肿可局部存在，也可扩散到整个宫腔。仅当平行于子宫内膜并沿子宫内膜长轴观察时，才能识别子宫内膜水肿，而在其他方向均无法观察到。

3. 子宫内膜起伏不平或假息肉状

子宫内膜表面粗糙且起伏不平，显示出类似于息肉的黏膜褶皱（图 11-9 至图 11-12）。宫腔镜与子宫内膜成约 45° 角时，子宫内膜起伏性最好。

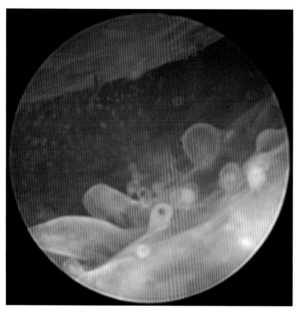

▲ 图 11-7　弥漫性息肉与子宫内膜表面弥漫性红肿相结合

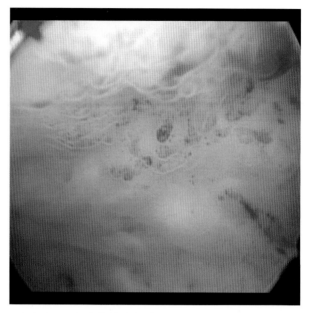

▲ 图 11-8　卵泡期的白色疹斑样子宫内膜（间质水肿是组织学检查，不是宫腔镜检查）

分泌期的基质水肿增加，子宫内膜可能看起来发白且厚度不规则。微小息肉和小范围充血可能有助于诊断慢性子宫内膜炎

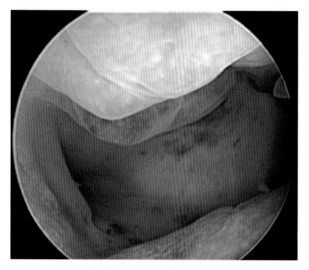

▲ 图 11-9　具有分泌期特征的白色疹斑样子宫内膜

子宫内膜看起来发白，不规则增生，有假息肉状。息肉稀疏和发红可能提示慢性子宫内膜炎的诊断

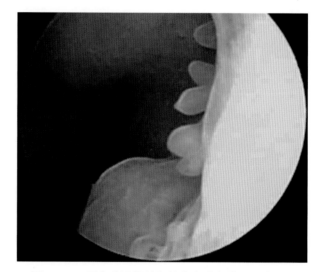

▲ 图 11-10　具有分泌期特征的白色疹斑样子宫内膜

子宫内膜看起来发白，不规则增厚，有假息肉状。一团微息肉和发红区域可能提示慢性子宫内膜炎的诊断

4. 草莓外观和充血

　　子宫内膜显示斑点样充血或弥散性充血[1-4, 7, 9]。子宫内膜腺体的开口看起来是明显的白色，周围充血严重，呈现出草莓般外观。然而，仔细观察，可以看到每个子宫内膜腺体都有其独立且分开的圆形充血区，这使其与早期增生性子宫内膜和自然红色内膜有所区别。

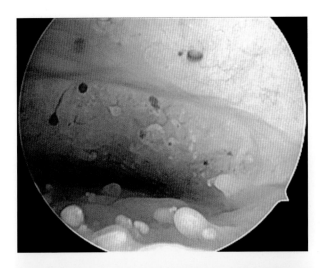

◀ 图 11-11　具有分泌期特征的白色疹斑样子宫内膜

子宫内膜看起来发白，不规则厚，有假息肉状。弥漫性息肉和红斑的存在可能提示慢性子宫内膜炎的诊断

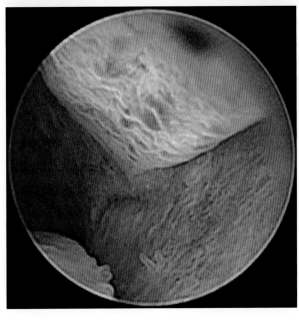

◀ 图 11-12　与微息肉，弥漫性和局灶性充血结合的起伏或假息肉状子宫内膜

子宫内膜表面粗糙且起伏，类似于息肉的黏膜褶皱，提示子宫内膜增生与炎症相结合。宫腔镜与子宫内膜约成 45° 时，观察子宫内膜的起伏性最好

5. 子宫内膜结核

　　过去的许多研究都认为液体膨宫宫腔镜检查是研究子宫内膜结核的可靠且有用的检查方法[6, 7, 16-19]。子宫内膜结核的经典宫腔镜图像是一个粗糙的、看起来肮脏的、奇异苍白的子宫内膜，未见腺体开口，上面有白色沉淀[6, 7]和粘连（图 11-13）。但是，可能无法在同一情况下看到所有这些特征，或者它们的表象可能会有所不同。为了进行诊断，必须仔细评估结核标志物。白色沉积物是结核病的最特异性的表象。然而，由于子宫内膜的表层每 28 天脱落一次，这些沉积物也会脱落[20]，并不总是能看到它们。因此，进行宫腔镜检查的最佳时间是在月经前，这样就不会遗漏任何上面的沉积物。高倍镜下可观察到经典的子宫内膜沉积（图 11-14 和图 11-15）。大结节也经常出现（图 11-16）。通过 PCR 对可疑子宫内膜组织的培养可以确诊子宫内膜结核。子宫内膜瘢痕形成是子宫内膜结核的病理学特征之一，特别是如果还观察到覆盖子宫内膜的白色沉淀。子宫内膜结核也经常见到宫颈内膜瘢痕形成。在子宫内膜结核中，通过宫腔镜检查法通常可发现输卵管间质部分的腔内粘连。方法是将显微宫腔镜的尖端贴近输卵管口，并以 25 倍的放大倍率观察[21]。有时白色沉积

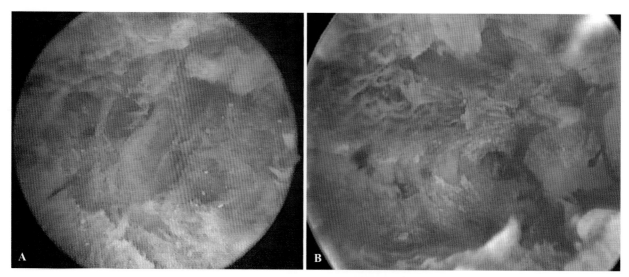

▲ 图 11-13　子宫内膜结核的经典宫腔镜图像

A. 一种奇异的子宫内膜结构；B. 可视下见子宫内膜奇异苍白瘢痕，表面不洁，有白色的沉积物和稀薄的粘连，未见内膜腺体

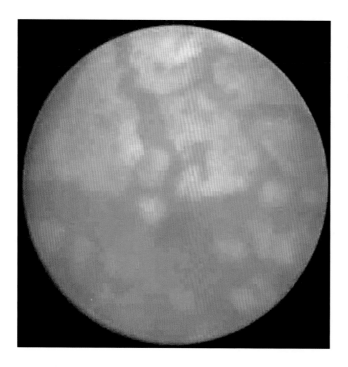

◀ 图 11-14　结核性子宫内膜炎

由于丰富的宫内容物和难以冲洗宫腔，视野不佳。子宫内膜黏膜充血、轻度出血。宫腔镜检查可见多发白色钙化结节和不规则的白色凹陷

物不会覆盖子宫内膜，而是通过浸入子宫内膜而固定在稀薄的粘连上（图 11-17）。这些稀薄的粘连不会随着月经而脱落。因此，即使在月经后阶段也能看到浸渍的沉淀物。在某些情况下，宫腔镜检查看不到白色沉积物。在亚甲蓝进行染色后，可以看到此类沉积物。在这种情况下，先用亚甲蓝注入宫腔，然后重新置入宫腔镜。在暗蓝色的子宫内膜背景下，可观察到闪烁的白色高反射沉积物，类似于"星空"外观[18]（图 11-18）。此征象在 21 年的时间里多次被用于诊断子宫内膜结核。亚甲蓝染料似乎不是被干酪状结核沉积所吸收，而是被周围的子宫内膜所吸收。与周围的深蓝色子宫内膜相比，未染色的干酪状沉积物反射白光，从而呈现出星空外观。有时使用特殊宫腔镜（27005

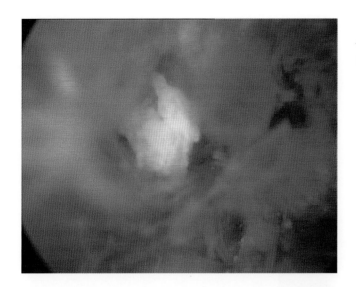

◀ 图 11-15　高倍镜下可见的子宫内膜结核沉积

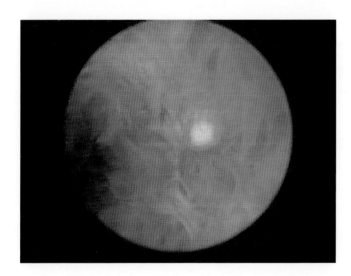

◀ 图 11-16　子宫颈管的瘢痕及左侧侧壁上有白色结节

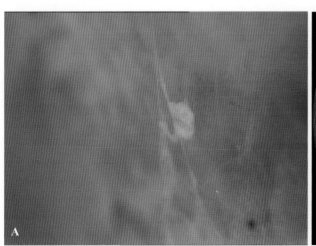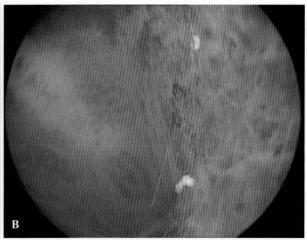

▲ 图 11-17　结核性沉积物

A. 膜样粘连上浸透了结核性沉积物；B. 膜样黏膜浸润着结核性沉积物

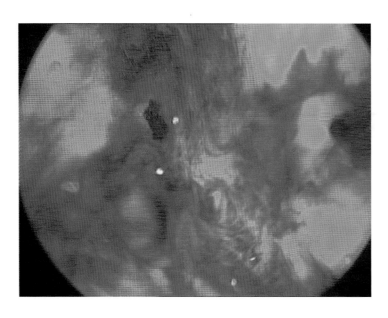

◀ 图 11-18　子宫前腔壁上的星空外观

BA；Karl Storz GmbH & Co.，Tuttlingen，Germany），以 1 倍的放大倍率进行全景宫腔镜检查，发现子宫内膜除了有细微的瘢痕外没有什么特别的变化，也可以忽略不计。继续使用 Hamou Micro-Hysteroscope Ⅱ（26157 BT；Karl Storz）20 倍放大子宫内膜，在内膜上好像撒了粗糙的白粉一样。子宫内膜表面凹凸不平，有弥散分布的小圆锥状乳头状突起，没有观察到子宫内膜腺体。在抗结核治疗后，宫腔镜检查可以显示出黏膜形态的改善[7]。在放大倍率下更仔细地观察，有助于证明抗结核治疗后结核病病理学的残留物[7]。在抗结核治疗后，重新检查宫腔镜可指导医生评估抗结核治疗的预后和结果（图 11-19 至图 11-21）。

6. 标记物的组合

所有上述宫腔镜标记物可以单独存在或与其他标记物以不同方式组合。

7. 鉴别诊断

子宫内膜黏膜增厚和假息肉状与子宫内膜增生可鉴别诊断，可能与炎症共存。在这种情况下，发红和微息肉区域是炎症的标志物。

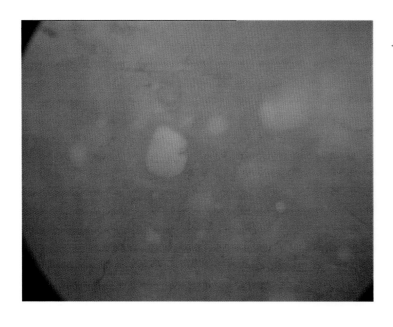

◀ 图 11-19　子宫内膜结核脓肿

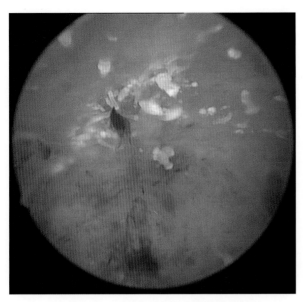

▲ 图 11-20 前壁上有多个结核性沉积物

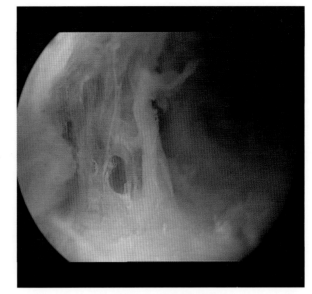

▲ 图 11-21 宫颈管粘连

参考文献

[1] de Ziegler D, Pirtea P, Galliano D, Cicinelli E, Meldrum D. Optimal uterine anatomy and physiology necessary for normal implantation and placentation. Fertil Steril. 2016;105(4):844–54.

[2] Cicinelli E, De Ziegler D, Nicoletti R, et al. Chronic endometritis: correlation among hysteroscopic, histologic, and bacteriologic findings in a prospective trial with 2190 consecutive office hysteroscopies. Fertil Steril. 2008;89:677–84.

[3] Kyono K, Hashimoto T, Nagai Y, Sakuraba Y. Analysis of endometrial microbiota by 16S ribosomal RNA gene sequencing among infertile patients: a single-center. Reprod Med Biol. 2018;17:297–306.

[4] Moreno I, Codoñer FM, Vilella F, Valbuena D, Martinez-Blanch JF, Jimenez-Almazán J, Alonso R, Alamá P, Remohí J, Pellicer A, Ramon D, Simon C. Evidence that the endometrial microbiota has an effect on implantation success or failure. Am J Obstet Gynecol. 2016;215(6):684–703. https://doi.org/10.1016/j.ajog.2016.09.075.Epub 2016 Oct 4.

[5] Moreno I, Cicinelli E, Garcia-Grau I, Gonzalez-Monfort M, Bau D, Vilella F, De Ziegler D, Resta L, Valbuena D, Simon C. The diagnosis of chronic endometritis in infertile asymptomatic women: a comparative study of histology, microbial cultures, hysteroscopy, and molecular microbiology. Am J Obstet Gynecol. 2018;218(6):602.e1–602.e16.

[6] Kumar A, Kumar A. Endometrial tuberculosis. J Am Assoc Gynecol Laparosc. 2004;11:2.

[7] Kumar A, Kumar A. Relook hysteroscopy after anti tubercular therapy. Fertil Steril. 2008;89(3):701–2.

[8] Johnston-MacAnanny EB, Hartnett J, Engmann LL, Nulsen JC, Sanders MM, Benadiva CA. Chronic endometritis is a frequent finding in women with recurrent implantation failure after in vitro fertilization. Fertil Steril. 2010;93:437–41.

[9] Kasius JC, Fatemi HM, Bourgain C, et al. The impact of chronic endometritis on reproductive outcome. Fertil Steril. 2011;96:1451–6.

[10] Cicinelli E, Matteo M, Tinelli R, et al. Prevalence of chronic endometritis in repeated unexplained implantation failure and the IVF success rate after antibiotic therapy. Hum Reprod. 2015;30:323–30.

[11] Cicinelli E, Matteo M, Tinelli R, Pinto V, Marinaccio M, Indraccolo U, De Ziegler D, Resta L. Chronic endometritis due to common bacteria is prevalent in women with recurrent miscarriage as confirmed by improved pregnancy outcome after antibiotic treatment. Reprod Sci. 2014;21(5):640–7. https://doi.org/10.1177/1933719113508817. Epub 2013 Oct 31.

[12] McQueen DB, Perfetto CO, Hazard FK, Lathi RB. Pregnancy outcomes in women with chronic endometritis and recurrent pregnancy loss. Fertil Steril. 2015;104:927–31.

[13] Liu Y, Chen X, Huang J, Wang CC, Yu MY, Laird S, Li TC. Comparison of the prevalence of chronic endometritis as determined by means of different diagnostic methods in women with and without reproductive failure. Fertil Steril. 2018;109(5):832–9. https://doi.org/10.1016/j.fertnstert.2018.01.022.

[14] Kitaya K, Takeuchi T, Mizuta S, Matsubayashi H, Ishikawa T. Endometritis: new time, new concepts. Fertil Steril. 2018;110(3):344–50.

[15] Cicinelli E, Resta L, Nicoletti R, Zappimbulso V, Tartagni M, Saliani N. Endometrial micropolyps at fluid hysteroscopy suggest the existence of chronic endometritis. Hum Reprod. 2005;20:1386–9.

[16] Kumar A, Kumar A. Hysteroscopic markers in chronic endometritis. J Minim Invasive Gynecol. 2017;24(7):1069–70.

[17] Kumar A, Kumar A. Unusual appearing tubercular deposits at hysteroscopy. J Minim Invasive Gynecol. 2004;14:144.

[18] Kumar A, Kumar A. Hysteroscopic findings of starry sky appearance and impregnated cobwebs in endometrial tuberculosis. Int J Gynecol Obstet. 2014;126:280–1.

[19] Kumar A, Kumar A. Surface architecture in endometrial tuberculosis. J Minim Invasive Gynecol. 2014;21(5):727–8.

[20] Sherman ME, Mazur MT, Kurman RJ. Benign diseases of the endometrium. In: Kurman RJ, editor. Blaustein's pathology. New York: Springer Verlag; 1977.

[21] Kumar A, Kumar A. Intraluminal tubal adhesions. Fertil Steril. 2008;89(2):434–5.

第 12 章　宫腔镜检查与结核病
TBC and Hysteroscopy

Sushma Deshmukh　著

李晶华　马子茹　译

一、概述

多年来，结核病一直是世界范围内发病和死亡的主要原因，也仍然是影响健康的主要问题。在发展中国家，生殖器结核是导致盆腔疾病、子宫粘连和不孕的原因。宫腔镜检查是诊断子宫内膜结核的有用方法。它在子宫腔评估中起着重要作用，对治疗不孕症和生殖失败有巨大帮助[1]。

全球年发病人数为 890 万。

生殖结核占所有盆腔感染的 5%。

5%～10% 的不孕病例与女性生殖器结核有关。在美国为 1%～10%，发展中国家可能更多。在不孕症检查中常常是无症状病因[2]。

生殖道结核受累器官按发生的频率顺序分别为输卵管（95%～100%）、子宫内膜（50%～60%）、卵巢（20%～30%）、子宫颈（5%～15%）、外阴和阴道发生率很低（1%～2%）[3]。

但是，诊断生殖器结核的主要问题是医学界对此了解不足。生殖器结核是一种独特的无特征性疾病，在发展中国家广泛流行，甚至可以在怀疑该病之前就造成巨大损害。

二、结核病患者的宫腔镜检查

宫腔镜检查是诊断子宫内膜结核的有用方法。在早卵泡期进行镜检可能会因子宫内膜每月脱落而漏诊。由于周期性规律月经对患者影响甚小，因此大多数情况下初始阶段不会引起人们的关注。因此，进行宫腔镜检查的最佳时间是在月经前，这样就不会遗漏任何子宫内膜上的沉积物。

结核病患者的宫腔镜检查非常具有挑战性，应该谨慎。因为有可能开始就会遇到困难，即宫腔镜从宫颈外口经过宫颈管、子宫峡部时就很难进入宫腔。

有时用 2.9mm 宫腔镜可以轻松通过宫颈进入。

三、宫颈外口进入困难

已确认的宫颈狭窄患者中，可以手术前一天晚上给予阴道米索前列醇 200～400μg。但是以我的经验，我们可以借助 2.9mm 或 1.9mm 宫腔镜和半柔性 5Fr 器械（剪刀和镊子）操作。我们可以剪除纤维组织（图 12-1）或粘连环，并在宫腔镜引导下进一步前进。

四、子宫颈管进入困难

膜样粘连可以钝性分离。通过适当的压力控制，可视下用剪刀和钳子进行分离。还可以用双极来分离致密粘连。有时可能无法看到典型的子宫颈管。有时可能会表现为粗钝的子宫颈管（图 12-2）。有时我们会有膜状粘连（图 12-3）或纤维组织增厚的组织（图 12-4）。

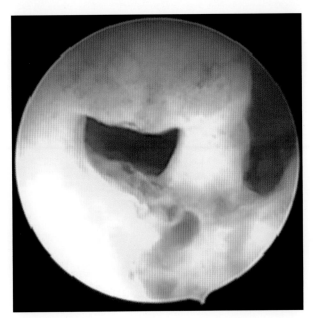

▲ 图 12-1　宫颈外口上方的纤维带

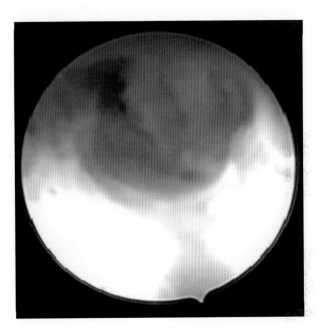

▲ 图 12-2　粗钝宫颈管

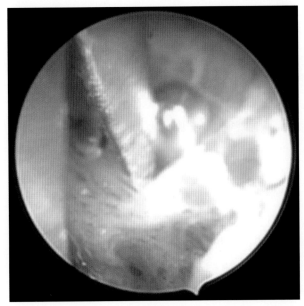

▲ 图 12-3　宫颈管的黏膜和小结节

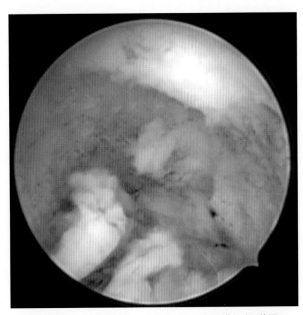

▲ 图 12-4　宫颈管和子宫颈内口的纤维组织增厚

五、宫颈内口进入困难

宫颈内口为椭圆形，未产妇的横径为 4～5mm，多胎女性的横径为 7～8mm。

我们可以使用 2.9mm 直径的 Bettocchi 宫腔镜轻松进入，通过缓慢旋转试探进入。

在生殖器结核中，宫颈内口可能会发生粘连（图 12-5）和纤维化。借助宫腔镜，我们可以钝性分离粘连（图 12-6）。

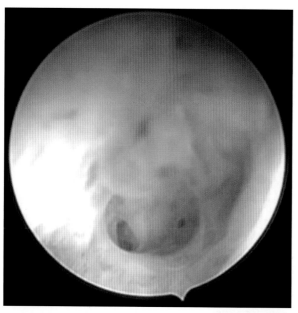

▲ 图 12-5　子宫颈管增粗和宫颈内口处纤维化粘连

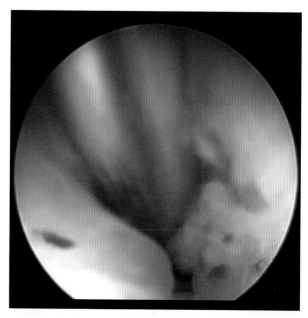

▲ 图 12-6　钳子通过狭窄的子宫峡部

六、宫腔内表现

在 70% 的不孕生殖器结核患者中，双侧输卵管开口和子宫内膜腔外观正常。宫腔镜典型的子宫内膜结核为粗糙的、污秽、变异的苍白子宫内膜（图 12-7），腺体开口不可见，上方有白色沉积物 [4]。

但是，可能不是在同一情况看到所有这些征象。我们应该掌握这一点，各种情况都有可能出现。可见以下情况。

➢ 增生后期子宫内膜表面粗糙。

➢ 子宫内膜外观苍白（图 12-8 和图 12-9），菲薄或不规则，有或没有局部充血。

➢ 它可能被部分不规则的发白的沉积物部分或几乎完全覆盖。

➢ 白色沉积物是结核病的病因所致；并不总能被看到。

➢ 在经前期的子宫内膜表面通常可见结节样改变，常位于输卵管口附近。

➢ 发白的沉积物镶嵌在充血子宫内膜之间呈现出类似地图的外观（图 12-10）。

➢ 有时发白的沉积物不会覆盖子宫内膜；而是沉积在薄膜状的粘连组织中（图 12-11）。这些膜状粘连在月经时不会脱落；因此，即使在月经后也可以看到这些沉积的沉淀物。

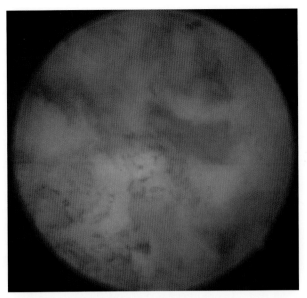

▲ 图 12-7　污秽的子宫内膜

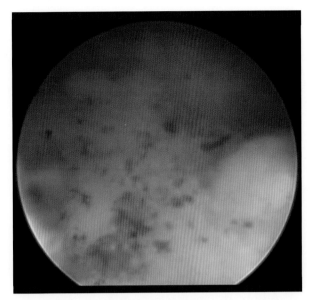

▲ 图 12-8　子宫内膜不规则苍白伴有充血灶

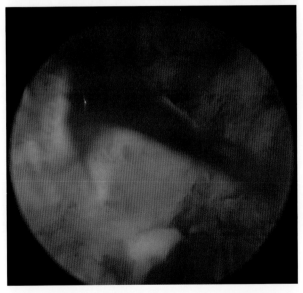

▲ 图 12-9　伴有充血的苍白蓬松子宫内膜

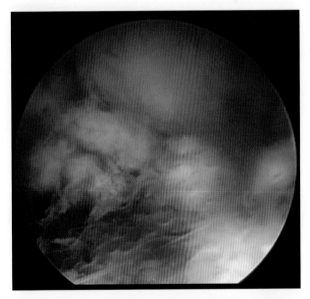

▲ 图 12-10　子宫后壁子宫内膜充血的白色沉积物

➢ 有时可以看到输卵管开口纤维化（图 12-12）和粘连，因此输卵管造口可能受阻或在宫腔镜检查中不可见（图 12-13）。我们可以通过将微型宫腔镜的尖端靠近输卵管口放大后看到间隙部分的腔内粘连（图 12-14）。

➢ 子宫内膜结核也可见宫颈内膜瘢痕形成。

➢ 肉芽肿可能很少出现。

➢ 在没有干预的情况下出现粘连，外观苍白的腔因不同程度的粘连而部分或完全消除。

➢ 可扩展性差。

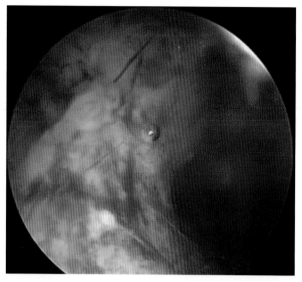

▲ 图 12-11　子宫内膜粗糙、污秽、结节状粘连

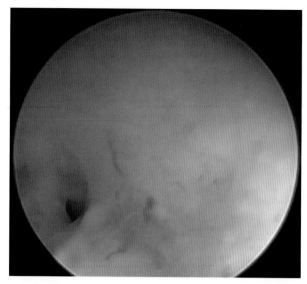

▲ 图 12-12　苍白的子宫内膜右侧输卵管开口粘连

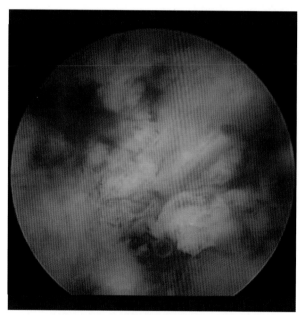

▲ 图 12-13　右侧输卵管开口 6 点钟处粘连

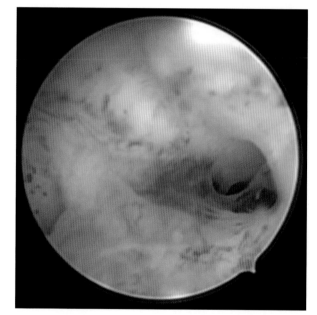

▲ 图 12-14　左输卵管开口浅薄粘连

➤ 干酪和溃疡在晚期发生，可能导致粘连或粘连形成（Asherman 综合征）。

➤ 发白的沉积物大小不一，边界不规则（图 12-15），用宫腔镜触摸时容易脱落。即使在晚期盆腔结核中，在子宫腔中也很少见到干酪样纤维化和钙化。

➤ 宫腔可能显得小而狭窄（图 12-16）。

➤ 偶尔会因广泛的纤维化而使宫腔消失。

➤ 星空样外观。

• 有时看不到发白的沉积物。但是，用亚甲蓝（染色法）染色时，会看到这种沉积物。在深蓝色的子宫内膜背景下观察到闪闪发亮的白色高反射性沉积物。它们看起来像"星空"。亚甲蓝染料不会被干酪状结核沉积物吸收，而会被周围的子宫内膜吸收。与周围的深蓝色子宫内膜相比，未染色的干酪状沉积物反射白光（图 12-17），从而呈现出星空[5]。

• 子宫内膜结核患者进行腹腔镜检查很重要。大多数时候，我们会看到各种各样的病变类型（图 12-18 至图 12-21）。

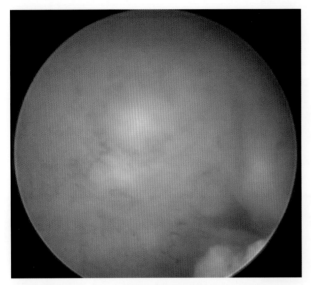

▲ 图 12-15 苍白的子宫内膜，中心有结节

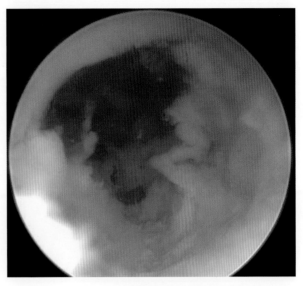

▲ 图 12-16 从子宫峡部看子宫腔缩窄的小腔

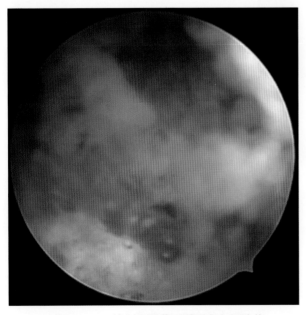

▲ 图 12-17 注入亚甲蓝后看到白色沉淀物

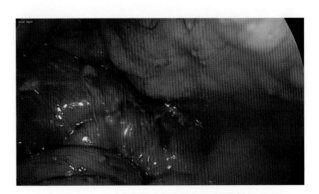

▲ 图 12-18 冷冻骨盆 - 肠和子宫被覆结核结节

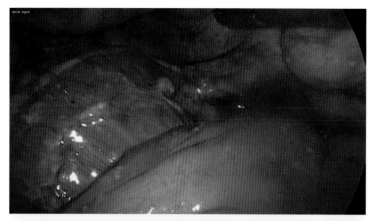

◀ 图 12-19　在同一位患者中，冷冻的骨盆（仅见子宫前壁的一部分带有右圆韧带）

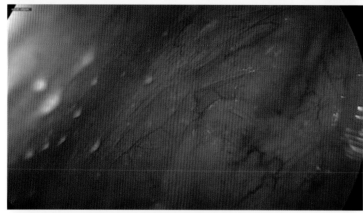

◀ 图 12-20　腹膜上有多个结节

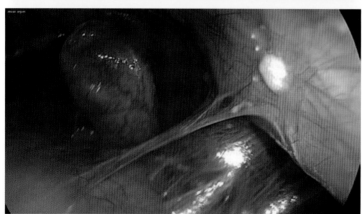

◀ 图 12-21　肝附近有稀薄粘连的结节

七、治疗和宫腔镜二探的作用

有时生殖器结核患者在临床上无症状。妇科检查时，根据宫腔镜和腹腔镜检查的结果，偶然发现。这种病人我们可以进行粘连松解（图 12-22）。宫腔镜下对结核病导致的粘连松解后预后很差 [6]。在印度，生殖器结核是导致 Asherman 综合征的重要原因 [7]。粘连松解时要非常小心，易发生穿孔和破裂 [8]。

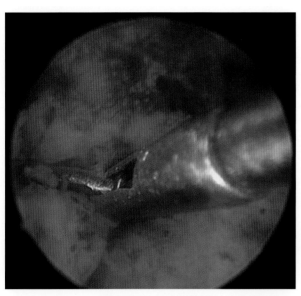

▲ 图 12-22 用剪刀在子宫内膜结核中分离粘连

八、注意事项

对生殖器结核进行宫腔镜检查时必须小心，因为子宫颈通常会狭窄，宫腔镜检查很难进入和扩张。

可能发生误入和穿孔。

很多时候，宫腔镜检查由于无法扩宫不能进行手术。

许多研究发现，女性生殖器结核中 Asherman 综合征的患病率很高。

九、宫腔镜检查的优势

视觉诊断最好多次检查子宫内膜，因为有许多假阴性的组织病理学和 PCR 报告。

定位组织病理学采样和确定诊断。

在同一情况下，我们可以为患者提供诊断和治疗，如粘连松解。

宫腔镜再次探查可以确认治疗效果及评估潜在的生育能力。在印度，生殖器结核是 Asherman 综合征的重要且常见原因，可引起少经或闭经，并伴有不孕症。

参考文献

[1] Global Tuberculosis Report. An uphill battle' in the fight against TB in 2016. 2016. https://www.avert.org/news/global-tuberculosis-report-2016-%E2%80%98uphill-battle%E2%80%99-fightagainst-tb.

[2] Nogales-Ortiz F, Tarancón I, Nogales FF Jr. The pathology of female genital tuberculosis. A 31-year study of 1436 cases. Obstet Gynecol. 1979;53(4):422–8.

[3] Qureshi RN, Samad S, Hamid R, Lakha SF. Female genital tuberculosis revised. J Pak Med Assoc. 2001;61:16–8.

[4] Kumar A, Kumar A. Endometrial tuberculosis. J Am Assoc Gynecol Laparosc. 2004;11(1):2.

[5] Kumar A, Kumar A. Hysteroscopic findings of starry sky appearance and impregnated cobwebs in the endometrial tuberculosis. Int J Gynecol Obstet. 2014;126:280–1.

[6] Bukulmez O, Yarali H, Gurgan T. Total corporal synechiae due to tuberculosis carry a very poor prognosis following hysteroscopic synechialysis. Hum Reprod. 1999;14(8):1960–1.

[7] Sharma JB, Roy KK, Pushparaj M, Gupta N, Jain SK, Malhotra N, Mittal S. Genital tuberculosis: an important cause of Asherman's syndrome in India. Arch Gynecol Obstet. 2008;277(1):37–41.

[8] Gürgan T, Yarali H, Urman B, Dagli V, Dogan L. Uterine rupture following hysteroscopic lysis of synechiae due to tuberculosis and uterine perforation. Hum Reprod. 1996;11(2):291–3.

第 13 章　妊娠物残留
Retained Products of Conception

Luis Alonso Pacheco　Laura Nieto Pascual　**著**

李晶华　马子茹　**译**

一、概述

妊娠胚物残留（retained products of conception，RPOC）为自然流产、计划终止妊娠或早产 / 足月分娩后胎盘和（或）胎儿组织残留于子宫腔内。自然流产后存在 RPOC 可以将不完全流产与完全流产区分开（图 13-1 至图 13-17）。

据估计，在早孕期流产术后，RPOC 的发生率约为 0.5%[1]，在药物流产后更为普遍，随着终止妊娠的胎龄增加，其发生率也会增加[2]。

患者的症状可能因保留的组织量、胚物的血管形成及保留的时间长短而异。主要症状是阴道出血，从点滴出血到严重的阴道出血，可导致急性贫血。其他常见症状包括子宫压痛、盆腔痛及在感染的情况下发热，若出现明显的子宫压痛、大量阴道出血、宫颈扩张、子宫增大、宫颈举痛，或全身感染的迹象，应及时进一步评估 RPOC。

通常，在流产、小产或分娩（阴道和剖宫产）后出现大量出血，都应怀疑胚物残留。

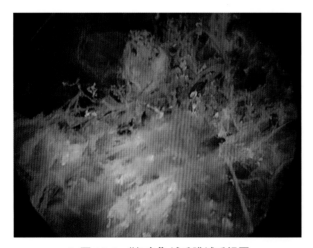

▲ 图 13-1 "红色"绒毛膜绒毛视图

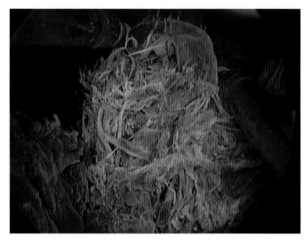

▲ 图 13-2 用环去除妊娠残留物

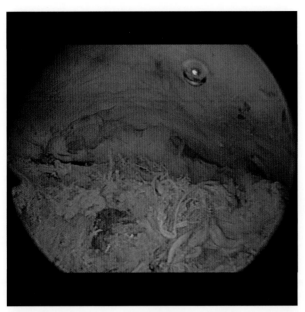

▲ 图 13-3　Ⅰ型 RPOC（苍白色）

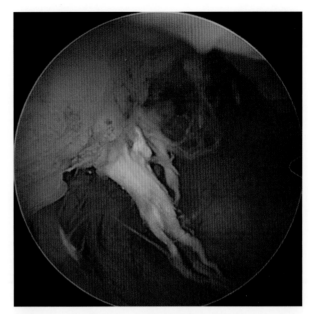

▲ 图 13-4　结构不明确的 RPOC

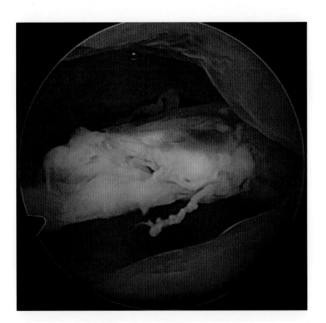

▲ 图 13-5　局灶性植入的 PROC

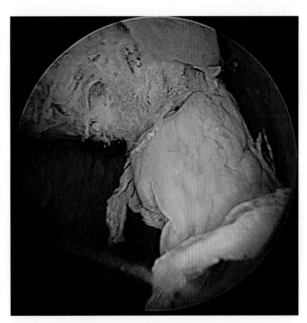

▲ 图 13-6　无法识别结构的白色团块

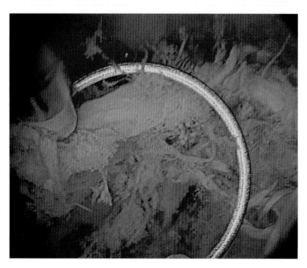

▲ 图 13-7　Ⅰ型 RPOC

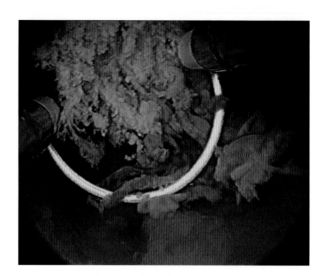

▲ 图 13-8　白色绒毛膜绒毛的视图

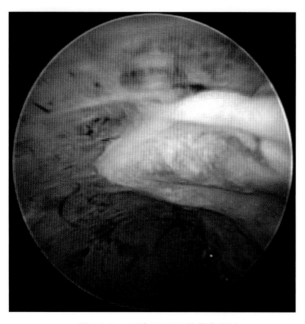

▲ 图 13-9　0 型 RPOC 的局部植入

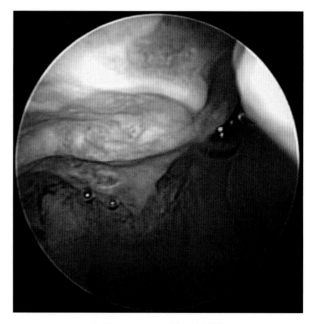

▲ 图 13-10　0 型白色团块

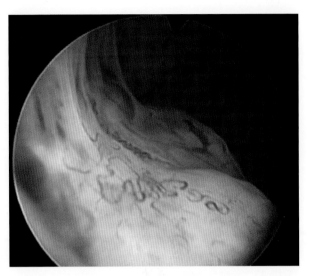

▲ 图 13-11 陈旧的 RPOC（3 年）

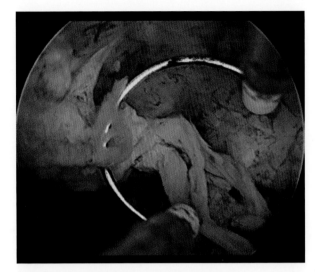

▲ 图 13-12 宫腔内白色结构

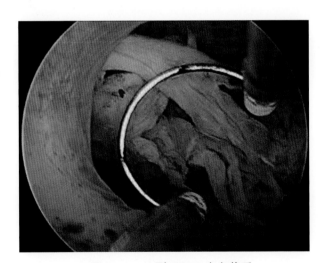

▲ 图 13-13 0 型 RPOC 白色物质

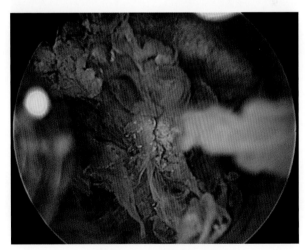

▲ 图 13-14 满宫腔的 PROC

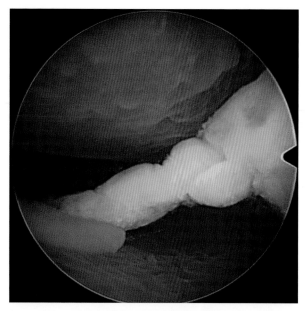

▲ 图 13-15　0 型 RPOC

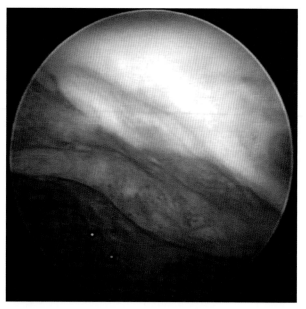

▲ 图 13-16　宫腔内白色团块

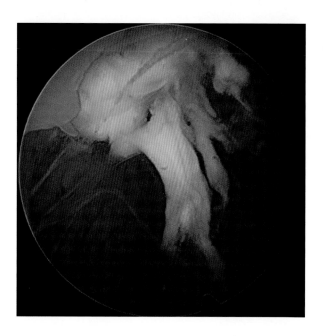

◀ 图 13-17　无确定结构

二、诊断

RPOC 的准确诊断是一项挑战，因为终止妊娠的 1 周内无论如何，都会出现一些出血、不适或疼痛，常被认为是正常的。

妇科检查显示，阴道出血量可能从轻度到大量不等。有时可以看到血块或碎片从扩张的宫颈外口脱出[3]。双合诊有助于触诊较大的子宫。

血清 β-hCG 水平的测定通常具有局限性，因为在妊娠结束后的几天内通常保持 β-hCG 测定值大于 5U。可以持续升高，这取决于妊娠残留物的激素活性，有时激素水平并不高。

毫无疑问，超声是诊断 RPOC 的主要方式。宫腔内发现团块是超声诊断 RPOC 的重要依据，子宫腔内无碎片、子宫内膜薄化可排除此病变，它的预测值为 100%[4]。

活婴娩出或流产后随着子宫排空，子宫内膜发生一系列变化。在此初期出血后，在产后 8 周或流产后 2 周宫腔内无团块残留，即可排除 RPOC[5]，而子宫内膜厚度大于 13mm 是超声诊断残留的标准[6]。

有时，残留胚物有较多的血管生成。应用超声多普勒技术发现这种血管形成不仅存在于残留的胚物中，也可以影响植入区域内的子宫浅肌层。一些作者认为，产后和流产后子宫复旧期间，植入区域可维持高度血管化[4]。

宫腔镜是诊断宫腔内病变包括胚物残留的金标准。依据滋养层残留组织的退化情况、血管形成和坏死程度，宫腔镜下可见不同的表现。这是因为残留的组织会随着时间的推移而发生退化，肉眼可见发生变化，因此，知道残留组织的肉眼观是非常重要的。

Gutenberg 分类法将不同的超声模式与 RPOC 的宫腔镜所见相关联，从而可以预测子宫排空时可能遇到的复杂情况和困难程度[7]。

基于宫腔内残留物的超声情况以及植入区的宫腔内和子宫肌层血管情况，分为 4 种不同的超声类型（表 13-1）。

表 13-1　胚物残留的 Gutenberg 超声分类

类　型	宫内团块回声	腔内血管化	子宫肌层血管化
0 型	均匀	无	无
Ⅰ 型	不均匀	少许	无
Ⅱ 型	不均匀	丰富	无
Ⅲ 型	不均匀	丰富	存在

- 0 型：有强回声的宫内团块（白色），均匀且完全无血管。
- Ⅰ 型：宫腔内不均质回声团，少许血流信号。
- Ⅱ 型：宫腔内不均质回声团，丰富血流信号。
- Ⅲ 型：宫腔内不均质回声团，种植区表面及子宫肌层丰富的血流信号。

根据残留组织超声回声以及腔内和子宫肌层的血管化情况，Gutenberg 分为 4 种超声模式。由于退行性组织变性，超声检查可能会随时间而变化。

上面提到的超声检查和宫腔镜检查有直接关联。Gutenberg 将其分为 4 种宫腔镜模式（表 13-2）。

表 13-2　胚物残留的 Gutenberg 宫腔镜分类

类　型	绒毛膜绒毛结构	血管分布	附属物
0 型	无	正常	松散的
Ⅰ 型	无血管（白色）	正常	聚集的
Ⅱ 型	血管清晰（红色）	血管扩张	松散和致密附着
Ⅲ 型	血管清晰（红色）	严重的血管扩张，动脉瘤和动静脉分流	致密附着

> 0 型：宫腔内可见白色团块，几乎没有轮廓结构。

> Ⅰ 型：可见绒毛膜绒毛，血管稀疏，色白。

> Ⅱ 型：可见血管化的绒毛膜绒毛，色红。

> Ⅲ 型：绒毛膜绒毛的外观类似于Ⅱ型；不同之处在于植入区存在血管扩张，动脉瘤和动静脉分流。

宫腔镜下形态非常多样，根据残留组织的退化情况，分为四种类型。除 0 型无定型外，其余类型均有绒毛膜绒毛不同血管化程度。

确诊依靠病理。绒毛可以具有正常的结构，或者存在玻璃样或坏死样变性，俗称"绒毛鬼影"。

三、治疗

治疗通常取决于患者的血流动力学状况，胎龄、妊娠残留物量以及医生对该病的处理经验。

无感染迹象，临床稳定状态的患者可以考虑预期疗法。在随访的 1～2 周，成功率从 50%～85% 不等，随访 6 周时，成功率高达 90%。

不同的药物可以促进 RPOC 的排出。米索前列醇是使用最广泛的药物之一，早孕不全流产中 90% 以上有效。RPOC 的稳定患者都可以用此药。

临床上几种手术方法可以清除胚物残留，扩宫后吸宫或者刮勺刮出宫腔内组织。因刮宫术是盲法操作，存在子宫不完全排空的风险。据报道，常规刮宫术后残留高达 20.8%[8]。而且，盲目操作，不仅会残留，还会增加对周围正常子宫内膜组织的损伤。刮宫术甚至会损害子宫内膜的基底层，导致宫腔粘连。据报道，RPOC 刮宫的女性子宫粘连的发生率为 40%。

宫腔镜下清除 RPOC 是一种可行、安全且有效的技术，保护周围正常的子宫内膜组织，明显降低宫腔粘连或胚物继续残留等并发症的可能。几种不同的技术去除 RPOC，应用哪一种，取决于器械的可应用性及医生的经验。任何宫腔镜检查技术都可用于清除残留胚物，在血管程度高的情形下，建议使用带有能量的电切镜，以便在需要时选择性地对血管进行烧灼。Ⅲ型 RPOC 病例应格外小心，因为可能会大量出血，增加发生严重并发症的机会。

参考文献

[1] Hakim-Elahi E, Tovell H, Burnhill M. Complications of first-trimester abortion: a report of 170,000 cases. Obstet Gynecol. 1990;76:129–35.

[2] Kahn JG, Becker BJ, MacIsaa L, Amory JK, Neuhaus J, Olkin I, et al. v2000;61(1):29–40.

[3] Hatada Y. An unexpected case of placental polyp with villi devoid of cytotrophoblastic cells. J Obstet Gynaecol. 2004;24(2):193–4.

[4] Durfee SM, Frates MC, Luong A, Benson CB. The sonographic and color Doppler features of retained products of conception. J Ultrasound Med. 2005;24(9):1181–6. quiz 8–9.

[5] Bar-Hava I, Ashkenazi S, Orvieto R, et al. Spectrum of normal intrauterine cavity sonographic findings after first-trimester abortion. J Ultrasound Med. 2001;20:1277.

[6] Ustunyurt E, Kaymak O, Iskender C, Ustunyurt OB, Celik C, Danisman N. Role of transvaginal sonography in the diagnosis of retained products of conception. Arch Gynecol Obstet. 2008;277(2):151–4.

[7] Tinelli A, Alonso L, Haimovich S. Hysteroscopy. Cham, Switzerland: Springer International Publishing; 2018.

[8] Faivre E, Deffieux X, Mrazguia C, Gervaise A, Chauveaud-Lambling A, Frydman R, et al. Hysteroscopic management of residual trophoblastic tissue and reproductive outcome: a pilot study. J Minim Invasive Gynecol. 2009;16(4):487–90.

第 14 章　子宫内膜增生
Endometrial Hyperplasia

Jorge Enrique Dotto　　Miguel A. Bigozzi　**著**

李晶华　马子茹　**译**

一、定义与流行病学

子宫内膜增生代表一系列不规则的形态学改变，与月经周期中子宫内膜增殖期不同，子宫内膜增生是内膜腺体的异常增殖导致子宫内膜组织的厚度增加以及子宫内膜腺体和基质的比例增加[1, 2]。大多数子宫内膜增生是因为雌激素不断的刺激子宫内膜发生增生，而同时缺乏孕激素的拮抗作用。

子宫内膜增生被认为是Ⅰ型子宫内膜癌（雌激素依赖性）的前体，其此类型子宫内膜样组织学亚型占 75%，为适合手术治疗的低度恶性肿瘤[3, 4]。

Ⅱ型子宫内膜癌为非雌激素依赖型，临床上侵袭性浆液性和透明细胞癌，更常见于子宫内膜萎状态[5-7]。

子宫内膜增生在育龄女性中的患病率为 1.3%，在绝经后女性中的患病率为 15%，其最高发病年龄为50—60 岁。

二、分类

有两种不同的子宫内膜增生分类系统：世界卫生组织（WHO）模式[8]和子宫内膜上皮内瘤变（endometrial intraepithelial neoplasia，EIN）[9]。WHO 是最常见的分类系统，它根据细胞复杂性、子宫内膜腺体拥挤度和细胞学上的非典型性增生分为单纯性或复杂性增生（有或没有非典型性增生）[10-12]。WHO 分类系统的复杂性促使人们改进为另一种系统，即子宫内膜上皮内瘤变（EIN）。EIN 简化为两组：简单增生和复杂增生的合并称为"增生"；非典型增生和分化良好的腺癌的合并为"子宫内膜上皮内瘤变"[9]。EIN 包括腺体拥挤、细胞异型性，以及病变的最大径线超过 1mm；不包括癌症和相似的情况。EIN 分类系统简单易行，可重复性高，可帮助临床医生选择治疗方案。

非典型增生发生子宫内膜癌的风险最高。

三、风险因素

子宫内膜增生的危险因素与 1 型子宫内膜癌的危险因素相同。与类固醇激素失衡相关的几种疾病，如慢性无排卵（多囊卵巢综合征）、初潮早、绝经晚、未产，以及长期外源性雌激素暴露而没有孕激素抵抗，会增加子宫内膜增生的风险。

他莫昔芬治疗可导致子宫内膜增生和息肉、子宫内膜不规则增生，与子宫内膜增生和子宫内膜癌有关[10]。

患有遗传性非息肉样结直肠癌（Lynch 综合征）的女性可能很早出现复杂的非典型子宫内膜增生，雌激素水平发生改变，影响 DNA 修复基因的表达[11-13]。

糖尿病、高血压和肥胖症也与子宫内膜增生的风险增加有关。肥胖症实际上会导致雌激素水平升高和慢性炎症，从而促进增生和癌症。

四、诊断

子宫异常出血的女性通常怀疑子宫内膜增生。超过 90% 的子宫内膜增生患者患有 AUB。但是，确认诊断需要子宫内膜组织病理学结果。

五、宫腔镜检查

显微宫腔镜检查是一种安全非创伤且可以提供满意宫腔评估的技术，也是评估癌前病变和早期子宫内膜癌的有效工具。微型宫腔镜的发展提供了拍摄子宫内膜高质量图像[1-5]，可以对病变的组织做出大致的预估。病例的确诊依靠组织病理；但是，我们认为，可疑病变部位的宫腔镜图像的分类对临床妇科医生，宫腔镜医生与病理科医生之间的沟通都是有益的资源，也是选择子宫内膜活检病例和取样部位的有用指南[2, 9]。

形态学标准是否可用作子宫内膜增生的宫腔镜预测指标，尚未有随机临床试验的科学证据来定义这一标准。宫腔镜检查得出的形态学标准是主观的，与操作者经验相关，并且可重复性差。在子宫内膜增生的诊断中，宫腔镜检查的敏感性不超过 78%[14]。

宫腔镜检查技术包括定位活检子宫异常出血，完全可以在所见的病变区直视下取样。

子宫内膜增生和癌症为子宫内膜上皮病变。在所有病例均可见与子宫内膜增生和癌症有关的异常和形态变化。宫腔镜检查通常不能做出鉴别诊断，但对所有的患者可在可疑"非典型区域"取样[15]。

基于我们的经验和意大利作者们使用的术语[13, 14]，宫腔镜图像分类如下。

1. 正常宫腔镜检查

(1) 育龄女性：①增殖期；②分泌期。

(2) 绝经后女性：萎缩性子宫内膜。

2. 良性病变

(1) 激素治疗引起的子宫内膜改变。

(2) 子宫肌瘤（黏膜下和壁内）。

(3) 子宫内膜腺瘤样息肉。

(4) 子宫内膜炎。

(5) 粘连。

(6) 异物。

(7) 子宫畸形。

(8) 胎盘残留；胎盘息肉。

3. 低危增生。

4. 高危增生。

5. 癌及其他恶性肿瘤。

子宫内膜黏膜外观不均匀，有突起和明显的血管形成。目前的组织学分类将增生分为简单的增生，包括旧的分类系统的单纯增生和腺囊性增生；复杂性增生，以前称为腺瘤性增生；非典型增生[3-8]。

这种分类与宫腔镜所见相呼应。子宫内膜增生定义为子宫黏膜过度不规则增生，局灶性或广泛性病变。

（一）低危增生

单纯增生的外观类似于正常子宫内膜，腺体分布正常，但较厚。这可以通过宫腔镜远端按压内膜产生的凹陷（＞ 7mm）来测量评估（图 14-1）。

在经典的腺囊性增生中，腺体开放形成了突起的小囊肿。有时与囊性萎缩有关（部分由于某些 CGH 功能的退化或消退）（图 14-2）。

这类增生可有几个不同的图像。

在息肉样增生中，可见数个大小不同的息肉。表现出明显的血管化和乳头间桥接[16-18]（图 14-3 至图 14-7）。

（二）高危增生

子宫内膜表面显示出息肉样增生及乳头间桥，这在出血背景上很明显。只有通过组织学才能鉴别这种情况。宫腔镜下可见腺瘤样增生的表面有不规则的乳突留下的印记[19-21]（图 14-8 至图 14-18）。

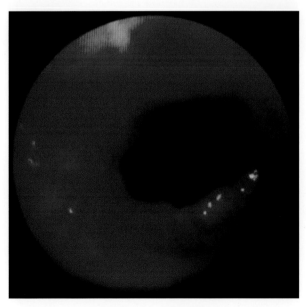

▲ 图 14-1　低危增生

右喇叭口小，发白，突出，轮廓分明的区域。宫腔镜诊断为低危增生。组织病理学诊断为单纯性增生

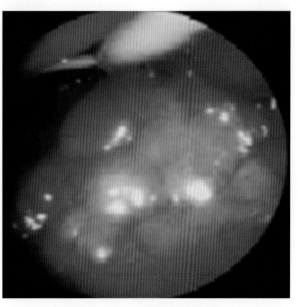

▲ 图 14-2　低危子宫内膜增生

宫腔内见节育器，子宫内膜增生和小囊肿。宫腔镜诊断为宫内节育器＋低危增生。组织病理学诊断为宫内节育器＋单纯性增生

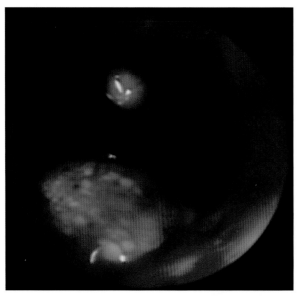

▲ 图 14-3 低危子宫内膜增生

高危增生，向子宫颈管延伸。病理学诊断为复杂性增生

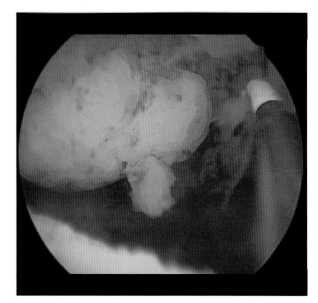

▲ 图 14-4 低危子宫内膜增生

病理学诊断为单纯性增生

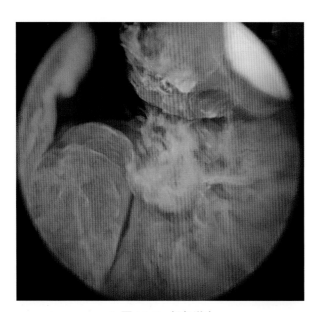

▲ 图 14-5 低危增生

病理学诊断为单纯性增生

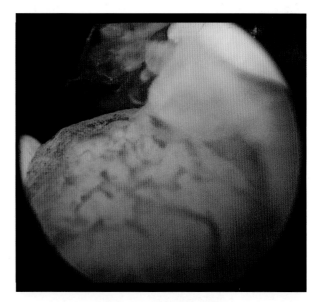

▲ 图 14-6 LR 息肉样增生

病理学诊断为单纯息肉样增生

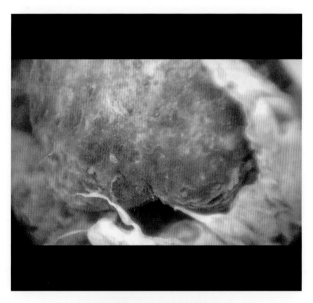

▲ 图 14-7　低危增生

病理学诊断为息肉样增生

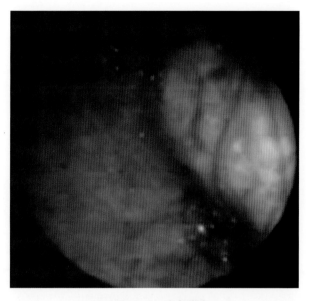

▲ 图 14-8　高危增生

息肉状结构，背景与不规则乳头状隆凸表面。宫腔镜诊断为高危息肉样增生。病理学诊断为复杂性增生（腺瘤）

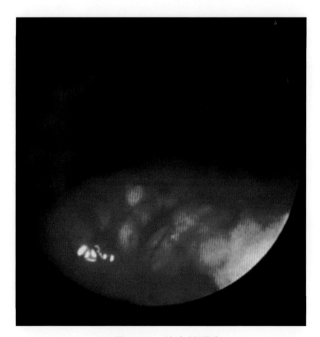

▲ 图 14-9　外生性增生

充血性出血区域和发白的黏膜区，呈现出快速生长，表面呈乳头样。宫腔镜诊断为高危增生。病理学诊断为复杂性增生

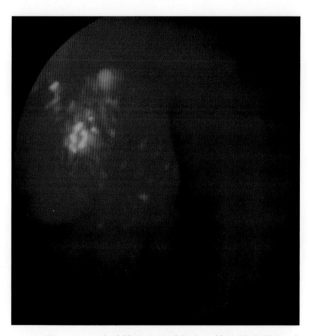

▲ 图 14-10　宫腔镜显示伴随粗大血管的黏膜增生

宫腔镜诊断为高危增生。组织病理学诊断为非典型增生

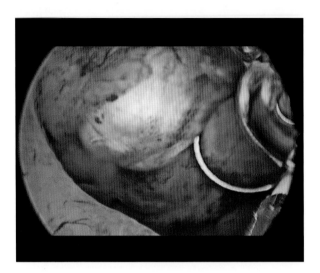

▲ 图 14-11　高危子宫内膜增生
病理学诊断为复杂性增生

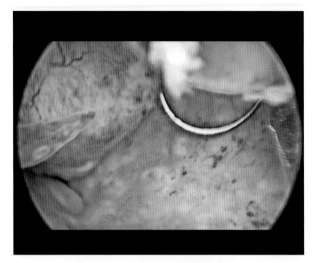

▲ 图 14-12　高危子宫内膜增生
病理学诊断为复杂性增生

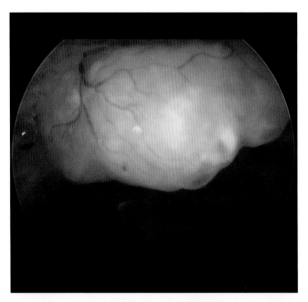

▲ 图 14-13　高危子宫内膜增生
病理学诊断为复杂的非典型增生

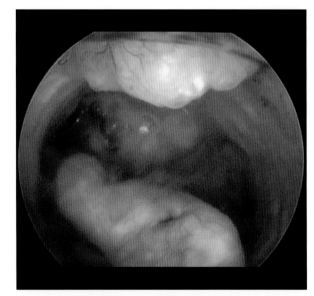

▲ 图 14-14　高危子宫内膜增生
病理学诊断为复杂的非典型增生

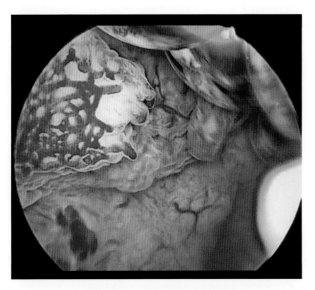

▲ 图 14-15　高危子宫内膜增生
病理学诊断为复杂的非典型增生

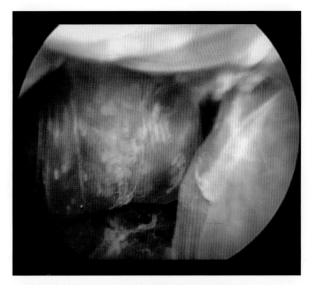

▲ 图 14-16　高危子宫内膜增生
病理学诊断为复杂性增生

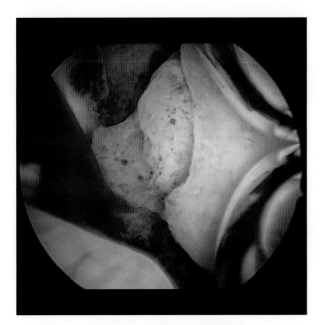

▲ 图 14-17　高危子宫内膜增生
病理学诊断为复杂性增生

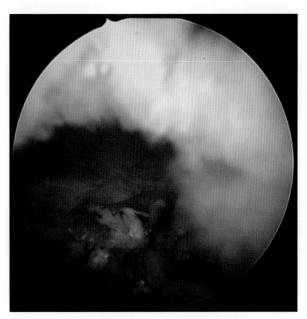

▲ 图 14-18　高危增生
病理学诊断为非典型增生和癌

参考文献

[1] Ellenson LH, Ronnett BM, Kurman RJ. Precursor lesions of endometrial carcinoma. In: Kurman RJ, Ellenson LH, Ronnett BM, editors. Blaustein's pathology of the female genital tract. Boston, MA: Springer; 2011. p. 359–92.

[2] Kurman R, Carcangiu M, Herrington C, Young R. World Health Organisation classification of tumors of female reproductive organs. 4th ed. Lyon, France: International Agency for Research on Cancer (IARC) Press; 2014.

[3] Silverberg SG. Problems in the differential diagnosis of endometrial hyperplasia and carcinoma. Mod Pathol. 2000;13:309–27.

[4] Murali R, Soslow RA, Weigelt B. Classification of endometrial carcinoma: more than two types. Lancet Oncol. 2014;15:e268–78.

[5] Creasman WT, Odicino F, Maisonneuve P, Quinn MA, Beller U, Benedet JL, Heintz APM, Ngan HYS, Pecorelli S. Carcinoma of the corpus uteri. FIGO 26th annual report on the results of treatment in gynecological cancer. Int J Gynaecol Obstet. 2006;95:S105–43.

[6] Abu-Rustum NR, Zhou Q, Gomez JD, Alektiar KM, Hensley ML, Soslow RA, Levine DA, Chi DS, Barakat RR, Iasonos A. A nomogram for predicting overall survival of women with endometrial cancer following primary therapy: toward improving individualized cancer care. Gynecol Oncol. 2010;116:399–403.

[7] Matias-Guiu X, Prat J. Molecular pathology of endometrial carcinoma. Histopathology. 2013;62:111–23.

[8] Kurman RJ, Kaminski PF, Norris HJ. The behavior of endometrial hyperplasia. A long-term study of 'untreated' hyperplasia in 170 patients. Cancer. 1985;56:403–12.

[9] Dotto J. Early endometrial cancer detection and its precursors in high-risk patients using cytology and microhysteroscopy. Doctoral thesis, Facultad de Medicina, University of Buenos Aires, Argentina; 1989.

[10] Arrighi A, Testa R, Orman S, et al. La pesquisa del carcinoma endometrial. Rev Soc Obstet Gynecol. 1994;73:3–7.

[11] Scarselli G, Mencaglia L, Tantini C, et al. Attualita e propettive di una nuovatecnicaendoscopicanellaroutineginecologica: La microcolpohisteroscopia. Patol Clin Obstet Ginecol. 1983;11:343–74.

[12] Hamou J. Aspects microhysteroscopiques. In: Hamou J, editor. Hysteroscopieet Microcolpohysteroscopie. Atlas et Traite. Paris: Appleton & Lange; 1984. p. 99.

[13] Dotto J, Ghinelli C, Novelli J, et al. Correlación citohistopatológica en patología endometrial. Rev Soc Obstet Gyneco. 1980;159:237.

[14] Dotto J, Lema B, Dotto J Jr, Hamou J. Classification of microhysteroscopic images and their correlation with histologic diagnoses. J Am Gynecol Laparosc. 2003;10(2):233–46.

[15] Hamou JE. Mycrohysteroscopie, une novelle technique en endoscopie, ses applications. Acta Endosc. 1980;10:415–22.

[16] Kurman R, Kaminsky P, Norris H. The behavior of endometrial hyperplasia. A long term study of untreated hyperplasia in 170 patients. Cancer. 1985;56:403–12.

[17] Mencaglia L, Tantini C, Pappalardo S, et al. Classificazzionee datiepidem iologicisulleiperplasiaendometriali. Presented at the Congresso Nazionale de Endocrinologia Ginecologia, Madonna di Campligio, Italy, March 18–25; 1984.

[18] Mencaglia L, Scarselli G. Etatsprecancereux et cancereux de l'endometre. In: Hamou J, editor. Hysteroscopie et Microcolpohysteroscopie. Atlas et Traite. Palermo, Italy: Cofese; 1984. p. 145–63.

[19] Mencaglia L, Scarselli G, Tantini C, et al. Programma discreening peril carcinoma dellèndometrio. Bol Assoc Ital Endosc Ginecol. 1985;11: 123–6.

[20] Mencaglia L, Perino A, Hamou J. Hysteroscopy in perimenopausal and postmenopausal women with abnormal uterine bleeding. J Reprod Med. 1987;32:577–82.

[21] Bergeron C, Nogales FF, Masseroli M, Abeler V, Duvillard P, Müller-Holzner E, Pickartz H, Wells M. A multicentric European study testing the reproducibility of the WHO classification of endometrial hyperplasia with a proposal of a simplified working classification for biopsy and curettage specimens. Am J Surg Pathol. 1999;23:1102–8.

第 15 章　子宫内膜癌

Endometrial Cancer

Paolo Casadio　Giulia Magnarelli　Andrea Alletto　Francesca Guasina　Ciro Morra
Maria Rita Talamo　Mariangela La Rosa　Hsuan Su　Jessica Frisoni　Renato Seracchioli　著

李晶华　马子茹　译

一、流行病学

子宫内膜癌是女性第四大最常见的癌症。发生在宫颈上段 2/3 的子宫内口上方的子宫内膜的恶性肿瘤（图 15-1）。

在发达国家，为女性生殖道最常见的癌症，占子宫恶性肿瘤的 95%[1]。发病率稳步上升，仅在美国，从 2004 年的 40 320 例增加到 2015 年的约 54 870 例 [2, 3]。超过 70% 的 EC 病例在诊断时处于 I 期，5 年生存率为 90%[4]。

子宫内膜癌一般在 60—70 岁时被诊断，其中 90% 以上发生在 50 岁以后。约 20% 为绝经前发病，其中约 5% 为 40 岁以下。

二、分类和组织病理学

子宫内膜癌分为两种主要类型，它们在流行病学、遗传学、预后，甚至治疗方面都不同。

➢ I 型或子宫内膜样腺癌，为最常见的组织学类型，占所有病例中的 3/4 以上（图 15-2 至图 15-4）。

➢ II 型或非子宫内膜样腺癌，包括浆液性子宫内膜癌，透明细胞癌和未分化癌以及癌肉瘤 / 恶性混合 Müllerian 肿瘤 [5]。

I 型子宫内膜癌通常为低级别，早期仅子宫受累（图 15-5），与内外源性的未拮抗雌激素的暴露有关。因此，暴露于高水平雌激素的所有因素均增加 I 型子宫内膜癌的患病风险。同样，孕激素水平降低也是 EC 高危因素。肥胖、雌激素替代治疗、未生育、高雌激素状态（如分泌雌激素的卵巢肿瘤）、激素治疗（如他莫昔芬）、高胰岛素血症、II 型糖尿病和多囊卵巢综合征也是 I 型子宫内膜癌的常见高危因素 [6-8]。

此外，子宫内膜样腺癌在绝经前和围绝经期妇女中比 II 型癌更常见，且预后良好，5 年总生存率在 75%～86%[9]。I 型子宫内膜样腺癌的癌前病变是子宫内膜上皮内瘤变（也称为非典型子宫内膜增生）（图 15-6）。

实际上，通常有两种不同的子宫内膜癌前命名系统 [9]。

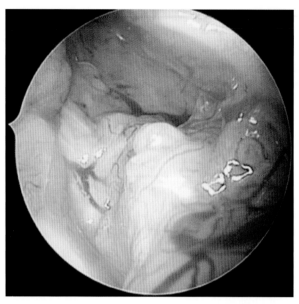

▲ 图 15-1　中分化 G_2 子宫内膜样腺癌，累及整个宫腔

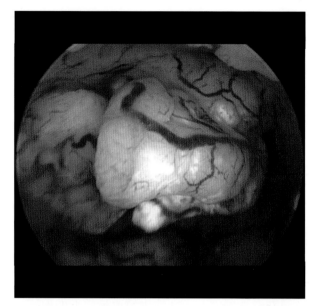

▲ 图 15-2　非典型血管、多叶型外生性子宫内膜癌

图片由 A. Di Spiezio Sardo, MD, PhD, University of Federico Ⅱ, Naples, Italy 提供

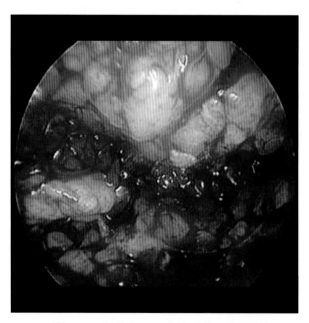

▲ 图 15-3　低分化 G_3 子宫内膜样子宫内膜癌

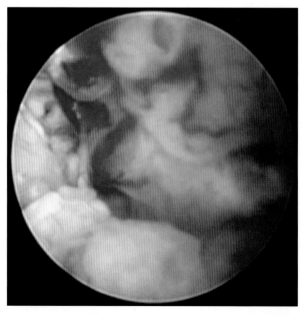

▲ 图 15-4　不规则分布异常血管中分化 G_2 子宫内膜癌

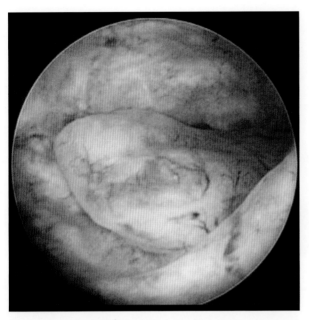

▲ 图 15-5　高风险的纤维囊性腺息肉和树状血管化的子宫内膜癌

组织学诊断为高度分化的 G_1 子宫内膜样腺癌

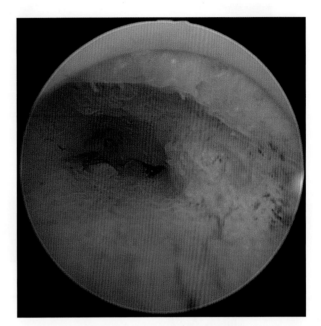

▲ 图 15-6　EIN 子宫内膜增厚

1. 世界卫生组织 1994 年基于腺体复杂性和核非典型性这两个标准，分四个类别，即简单增生（SH）、复杂增生（CH）、简单非典型增生（SAH）和复杂非典型增生（CAH），进展为癌的风险分别为小于 1%、3%、8% 和 29%。

2. 国际子宫内膜协会于 2000 年纲要提出，子宫内膜上皮内瘤样形成（EIN）诊断方案为良性增生、子宫内膜上皮内瘤变、癌症三种，它们在形态、临床和生物学术语上均已定义 [10]。

后者分类比第一个好。癌前病变的诊断应使用标准和术语，这些标准和术语应明确地区分目前管理不同的临床病理类型，并且 EIN 方案最适合该目标。定义癌前行为的首选术语是"子宫内膜上皮内瘤变"，而不是"非典型子宫内膜增生" [11]。

如果不存在 EIN，依照内膜复杂程度的不同，进展为子宫内膜样癌的风险为 1%～8%。相反，子宫内膜上皮内瘤变进展为癌症的可能性更大。此外，在 30%～50% 的病例中，EIN 可能与未被诊断的子宫内膜癌共存 [12]。

Ⅱ型肿瘤是非雌激素依赖性恶性肿瘤，通常从萎缩的子宫内膜组织发展而来，在大多数情况下，患者既不肥胖也非糖尿病的老年妇女。许多研究表明，即使在早期阶段，此型进展快，预后也更差，5 年存活率只有 35%。

子宫内膜浆液性乳头状癌仅占所有病例的 10%，死亡率却近 40% [13]。实际上，子宫内膜上皮内癌被认为是子宫内膜癌的病变前身 [14,15]（图 15-7），浆液性子宫内膜上皮内癌在诊断时可能已有宫外转移，且有更高的复发、扩散和死亡风险 [16]。浆液性乳头状癌中，透明细胞很少见，但预后较差 [17]。

癌肉瘤，也称为子宫恶性混合 Müllerian 瘤，是另一种预后较差的病理类型。

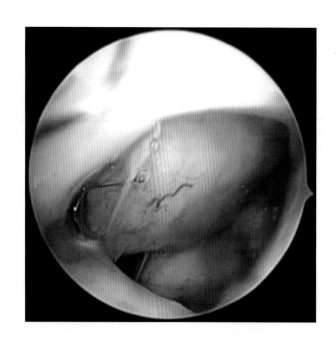

◀ 图 15-7　无蒂假息肉状 EIC 和表面少许血管

三、临床表现

子宫异常出血是子宫内膜癌最常见的症状。绝经后出血主要是由子宫内膜萎缩引起的，50% 的患者出现此症状，而在这些子宫异常出血病例中诊断为子宫内膜癌的为 7%～14%。因此，所有绝经后出血患者均应接受子宫内膜癌评估。绝经前子宫内膜恶性肿瘤的主要症状是严重的月经不调和经间期出血。

晚期病例可能会出现与晚期卵巢癌相似的症状，例如腹痛或骨盆痛、胃胀气、腹胀，以及肠或膀胱功能改变。

四、诊断

（一）超声检查

诊断的关键是对可疑子宫内膜癌或癌前病变的女性进行子宫内膜评估。仍无筛查测试手段对无症状女性进行检测。但是，绝经后和绝经前的异常子宫出血，尤其是有高危因素的女性，应始终进行积极的评估。

检测方法应由诊断检查的特定顺序决定。美国妇产科学院建议将阴道超声检查作为首要的非创伤性检查。目前它是子宫异常出血患者的一线评估工具。超声可测量子宫内膜的厚度和子宫的大小。

绝经后子宫内膜厚度大于 4mm 或无法确定时，应进行进一步评估。相反，对于有子宫异常出血体征和症状的年轻女性，应考虑危险因素和其他医学因素来决定是否需要进行内膜活检[11]。这些患者何时进行影像学评估尚无文献报道，因为绝经前女性仅有的超声检查子宫内膜厚度没有诊断价值。因此，应根据临床症状和体征决定是否进行组织学评估[11]。

很少发生子宫内膜厚度小于 3mm 的子宫内膜癌（尤其是 Ⅱ 型），但无论子宫内膜厚度如何，持续或复发性子宫出血应进行内膜的组织学评估。

（二）诊断性宫腔镜

传统上，诊刮术是获得子宫内膜癌的组织学诊断的主要技术。新设备和技术的发展使得在门诊采集子宫内膜取代手术室中诊刮术成为可能。

如今，门诊宫腔镜活检已被认为是诊断和评估子宫异常出血，尤其是具有子宫内膜癌高危因素的女性评估的金标准[18]。由于它可以在没有麻醉的情况下进行，因此很受欢迎（图 15-8）。

宫腔镜检查是一种微创手术，通过直接观察子宫腔，先对子宫内膜表面进行准确的观察，然后对可疑病变区域进行取材活检。不同的研究表明，它在评估盲目活检可能遗漏的局灶性病变方面非常有用[19, 20]（图 15-9）。

大多数作者都认为，准确的诊断性宫腔镜，对明确恶性病变是非常有益的（图 15-10 和图 15-11），但对于子宫内膜增生仅是中等程度的作用[21, 22]。

多年来，一些形态学标准已被用作宫腔镜检查子宫内膜增生的指标，但尚无科学证据。此外，文献中关于这些参数没有达成一致。尽管有几项旨在标准化子宫内膜癌和增生的宫腔镜描述的研究，但没有一项研究建立了有统计学的意义的标准化形态学方案。

Ianeri 等根据 8 个具有统计学意义的形态学变量，提出了一种新的宫腔镜形态学评分系统（图 15-12 和图 15-13）。通过为每个变量分配一个分数，确定了与四个类别相对应的 4 个不同间隔（正常子宫内膜、无异型性的子宫内膜增生、复杂的非典型性子宫内膜增生、腺癌）[23]。该计分系统显示良好的诊断性能，特别是关于子宫内膜癌，而关于子宫内膜增生则较少。此外，根据该诊断系统，子宫内膜病变的分类是基于总评分的，这可能颇具争议。因此，有必要进行其他新的研究来改进 Ianeri 等的建议。借助评分系统精心设计出更精确的标准化风险分类，特别是对于正常子宫内膜、子宫内膜增生和子宫内膜癌的鉴别诊断提供给经验不足的术者。

尽管如此，Ianeri 等描述的形态学模式，将宫腔镜下子宫内膜的不同外观分为以下几类。

- 正常子宫内膜。
- 低危型子宫内膜增生。
- 高危型子宫内膜增生。
- 子宫内膜癌。
- 未确定意义的非典型子宫内膜。

1. 正常子宫内膜

宫腔内膜平坦，腺体开口清晰，血管排列规则（图 15-14）。

2. 低风险型子宫内膜增生

这包括子宫内膜增生性疾病，子宫内膜息肉和无非典型增生的子宫内膜增生。宫腔镜外观包括以下表现。

- ➢ 子宫内膜厚度增加。
- ➢ 子宫内膜不均匀增生（图 15-15）。
- ➢ 腺体开口增大（图 15-16）。
- ➢ 腺体开口不规则排列（图 15-17）。
- ➢ 息肉样增生（图 15-18 至图 15-21）。
- ➢ 纤毛上皮。

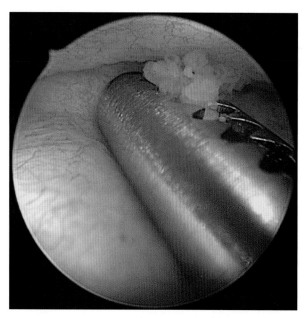

▲ 图 15-8　**5Fr 冷器械进行子宫内膜活检**

门诊宫腔镜检查用此方法，子宫内膜病变为可疑腺癌

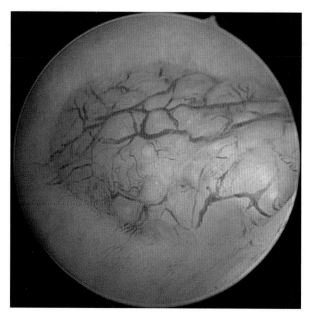

▲ 图 15-9　子宫后壁无蒂囊性息肉和毛细血管增多

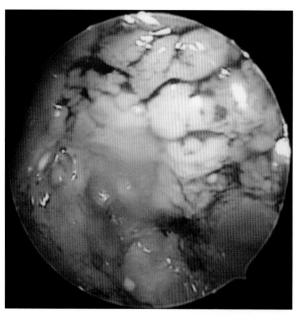

▲ 图 15-10　中分化 G_2 子宫内膜癌

累及子宫前壁和右壁。"脑回型子宫内膜"与血管扩张

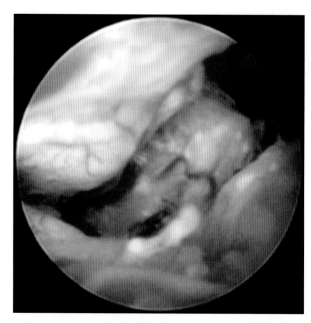

▲ 图 15-11　累及整个子宫腔的白色外生型病灶

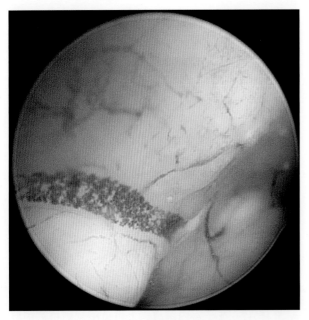

▲ 图 15-12 中分化 G_2 子宫内膜样腺癌中的血管扩张

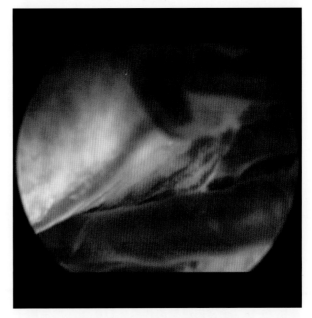

▲ 图 15-13 间桥血管的宫腔镜图像

图片由 A. Di Spiezio Sardo, MD, PhD, University of Federico Ⅱ, Naples, Italy 提供

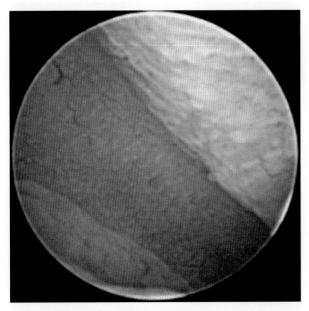

▲ 图 15-14 宫底腺体开口排列规则（白色斑点）

引自 A. Tinelli et al. (eds.), Hysteroscopy, Springer International Publishing AG, 2018

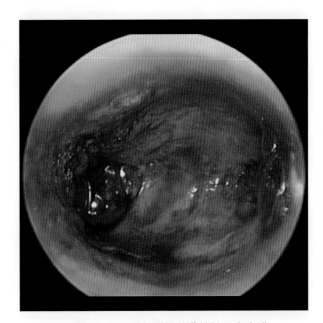

▲ 图 15-15 局部增厚的萎缩性子宫内膜

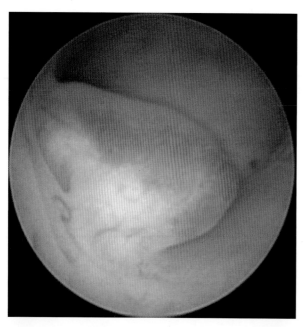

▲ 图 15-16 子宫内膜息肉伴腺体口扩张，增生期子宫内膜

引自 A. Tinelli et al. (eds.), Hysteroscopy, Springer International Publishing AG, 2018

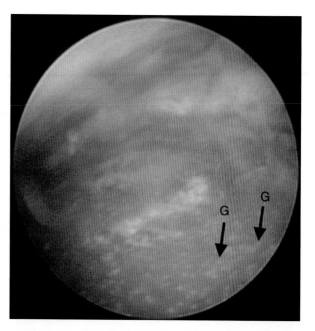

▲ 图 15-17 在子宫内膜息肉上可见不规则排列的腺体开口

两个 G（箭）代表一个腺体开口 [引自 A. Tinelli et al. (eds.), Hysteroscopy, Springer International Publishing AG, 2018]

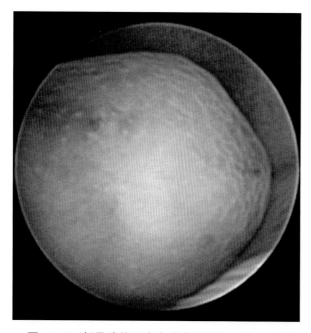

▲ 图 15-18 低风险的子宫内膜瘤样团块，子宫内膜粉红色息肉

引自 A. Tinelli et al. (eds.), Hysteroscopy, Springer International Publishing AG, 2018

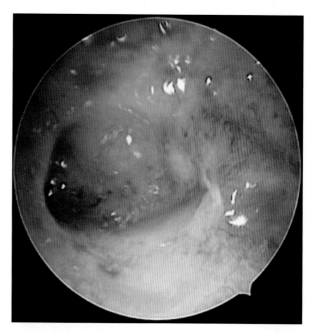

▲ 图 15-19 子宫底被萎缩子宫内膜包围，形成无蒂子宫内膜息肉

> 腺体囊性扩张（图 15-22 和图 15-23）。

> 血管生成增加（图 15-24 和图 15-25）

如果发现这些特征中的一个或多个，则必须在增生可疑部位取样活检（图 15-26）。

由于黏膜的柔软性，宫腔镜的尖端触诊可评估其厚度。囊性子宫内膜其特征是腺体开口增宽，直径约 1mm 的囊性腺体形成（图 15-27）。在较薄的子宫内膜中可以看到同样情况，表明存在囊性萎缩的状况。

3. 高危型子宫内膜增生

该组包括宫腔镜所见的类似于癌前或肿瘤性病变。

宫腔镜外观有以下类似表现。

> 子宫内膜表面不规则形状（图 15-28 至图 15-30）。

> 子宫内膜息肉棱角变锐（图 15-31 至图 15-33）。

> 腺体开口缺失（图 15-34）。

> 血管异常改变（树状或螺旋形外观）（图 15-35 至图 15-40）。

高危子宫内膜增生提示可能需要确定是否有癌前病变存在（图 15-41 至图 15-44）。

该类别的形态学描述基于非典型增生的病理特征，其特征是腺体与间质的比率大于 1∶1。

在这种情况下行宫腔检查，腺体之间开口太靠近而无法区分。黏膜表面可能呈现出弯曲，不规则形状或尖锐的角度，异常血管（图 15-45 至图 15-47）。

4. 子宫内膜癌

子宫内膜癌的内镜图像清晰明了，难以与其他病变相混淆（图 15-48 和图 15-49）。

宫腔镜医生确定宫腔镜下图像的特征是非常必要的，这可以指导病灶活检的准确性[21]。

子宫内膜癌形态特征如下。

> 白色或灰色的不规则和多叶状的赘生物（图 15-50 和图 15-51）。

> 坏死或出血区域（图 15-52 和图 15-53）。

> 子宫内膜糟脆病变区（图 15-54）。

> 缺乏腺体开口（图 15-55）。

> 脑回样外观（图 15-56 至图 15-59）。

> 形成具有"肾小球状图样"的异常不规则血管（图 15-60、图 15-61、图 15-62、图 15-63 和图 15-64）。

这些恶性病变通常被描述为具有异常生长的息肉状区域，定义为"脑回状"，因为其表面类似于脑组织的不规则表面外观[24]（图 15-65）。此外，它们的特征在于具有类似于肾小球模式的不规则血管。

有时可以将恶性区域与正常子宫内膜清晰地区分开（图 15-66）。多数情况下，病变可能被增生的子宫内膜所包围，边缘不明确（图 15-67 和图 15-68）。

5. 具有不确定性的非典型子宫内膜

此类包括无法精确分类但具有非典型特征的所有情况（图 15-69 和图 15-70）。

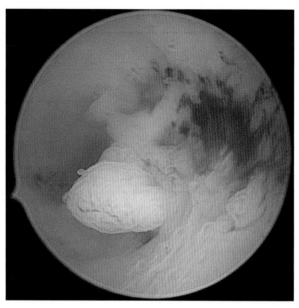

▲ 图 15-20　糟脆的子宫内膜息肉样增生，表面可见不规则血管

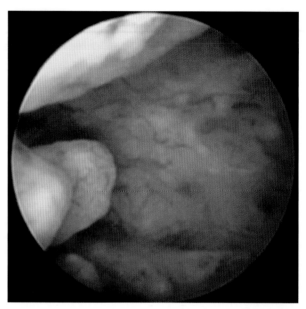

▲ 图 15-21　子宫内膜非典型息肉样增生被萎缩性子宫内膜包绕

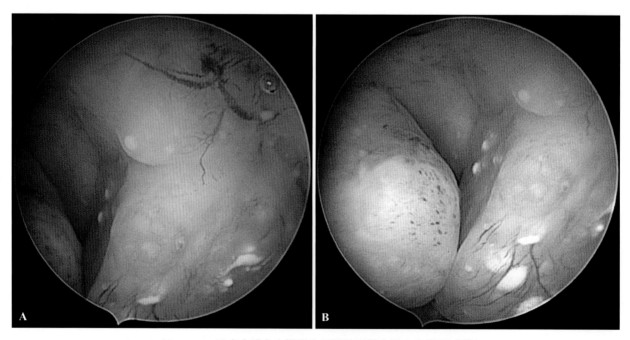

▲ 图 15-22　子宫内膜息肉样增生区域的囊性变性和血管形成增加

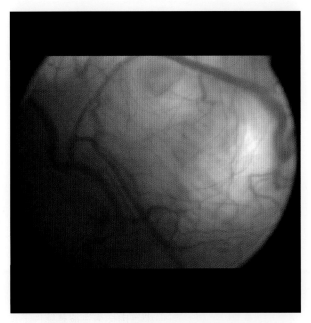

▲ 图 15-23　子宫内膜癌中囊性腺体的放大图

图片由 A. Di Spiezio Sardo, MD, PhD, University of Federico Ⅱ, Naples, Italy 提供

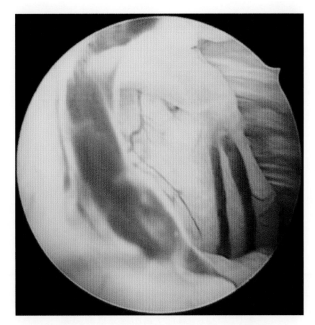

▲ 图 15-24　与血管新生现象相关的血管扩张

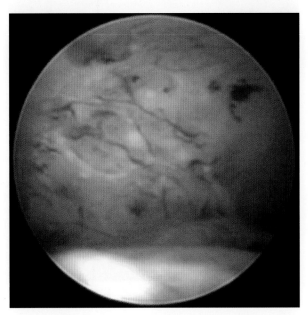

▲ 图 15-25　子宫内膜萎缩和增生血管

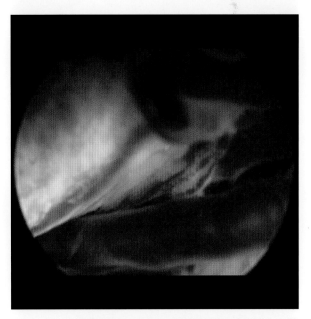

▲ 图 15-26　异常生长的子宫内膜囊性外观和浅表增生血管

图片由 A. Di Spiezio Sardo, MD, PhD, University of Federico Ⅱ, Naples, Italy 提供

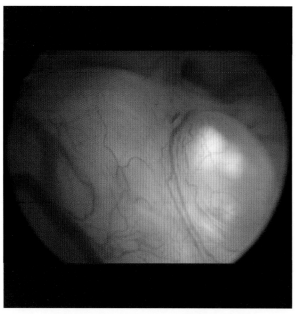

▲ 图 15-27　囊性子宫内膜变性的图像

图片由 A. Di Spiezio Sardo，MD，PhD，University of Federico Ⅱ，Naples，Italy 提供

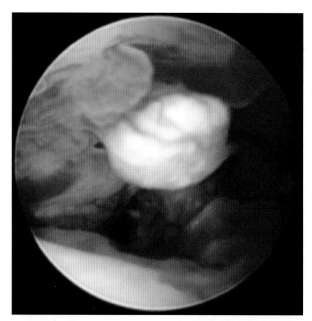

▲ 图 15-28　息肉样生长和异常血管化

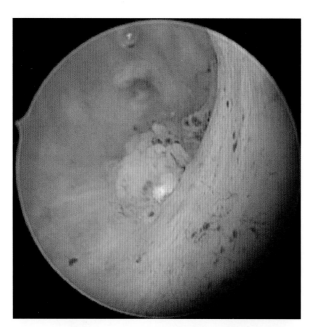

▲ 图 15-29　4mm 息肉样子宫内膜区域

特征是疏松的、发白的"海藻"样改变

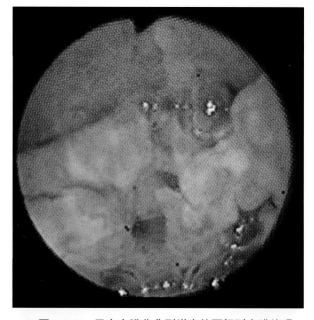

▲ 图 15-30　子宫内膜非典型增生的不规则内膜外观

引自 A. Tinelli et al. (eds.), Hysteroscopy, Springer International Publishing AG, 2018

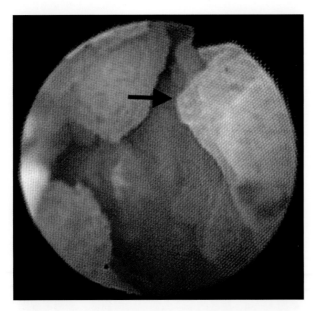

▲ 图 15-31　箭示非典型增生中呈尖角的息肉状变化

引自 A.Tinelli et al. (eds.), Hysteroscopy, Springer International Publishing AG, 2018

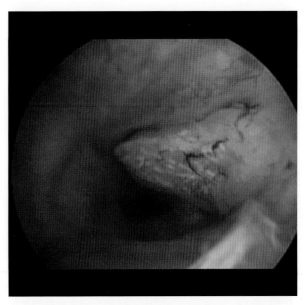

▲ 图 15-32　左输卵管口前的息肉样子宫内膜癌

图片由 A. Di Spiezio Sardo，MD，PhD，University of Federico Ⅱ，Naples，Italy 提供

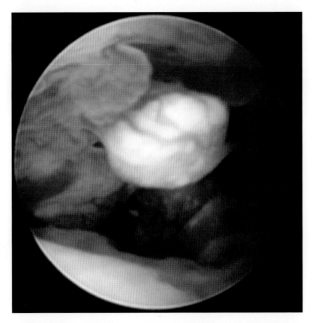

▲ 图 15-33　中分化 G₂ 子宫内膜样腺癌，以血管形成增加为特征的子宫内膜无蒂息肉

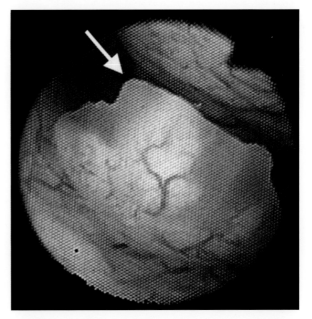

▲ 图 15-34　腺体与基质的比例增大而导致的腺体开口缺失

引自 A.Tinelli et al. (eds.), Hysteroscopy, Springer International Publishing AG, 2018

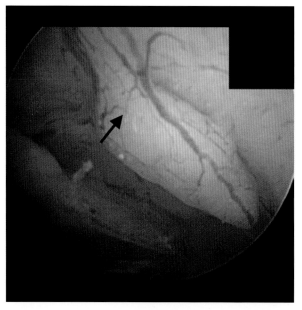

▲ 图 15-35　箭示 G_1 子宫内膜样腺癌中两个腺体间桥接的血管

引自 A.Tinelli et al. (eds.), Hysteroscopy, Springer International Publishing AG, 2018

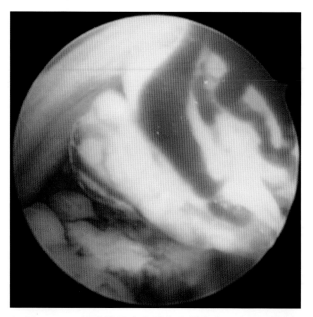

▲ 图 15-36　糟脆的子宫内膜息肉样病变，表面不规则，有血管扩张

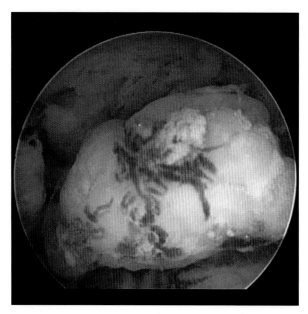

▲ 图 15-37　广泛的子宫内膜癌，具有糟脆的类息肉形成和增生血管

图片由 A. Di Spiezio Sardo，MD，PhD，University of Federico Ⅱ，Naples，Italy 提供

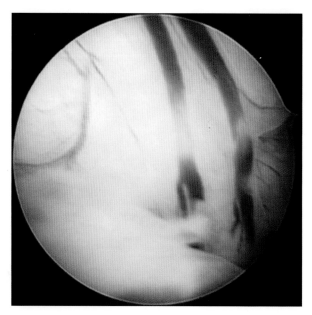

▲ 图 15-38　息肉样子宫内膜伴血管扩张的局灶性高分化 G_1 子宫内膜样腺癌

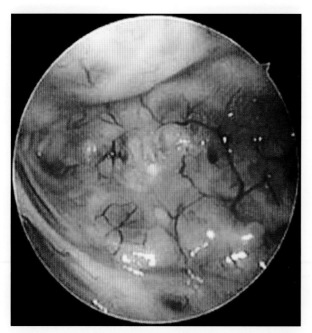

▲ 图 15-39　子宫内膜样癌和不规则表面，血管生成异常

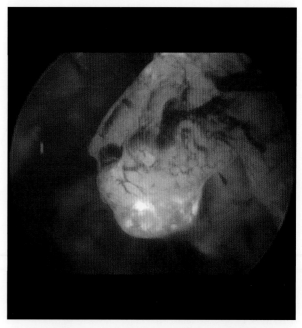

▲ 图 15-40　外生性子宫内膜癌的血管情况

图片由 A. Di Spiezio Sardo, MD, PhD, University of Federico Ⅱ,
Naples, Italy 提供

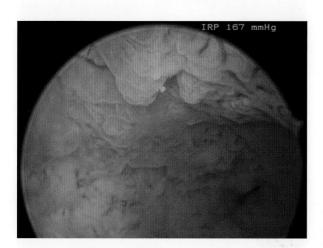

▲ 图 15-41　广泛的异常子宫内膜息肉状生长

图片由 A. Di Spiezio Sardo, MD, PhD, University of Federico Ⅱ,
Naples, Italy 提供

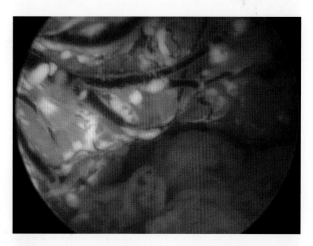

▲ 图 15-42　"血管裸露模式"中的异常血管形成。疑似
子宫内膜癌的特征性图像

图片由 A. Di Spiezio Sardo, MD, PhD, University of Federico Ⅱ,
Naples, Italy 提供

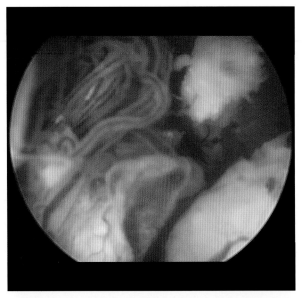

▲ 图 15-43　子宫内膜癌的特征性血管"血管裸露模式"

图片由 A. Di Spiezio Sardo，MD，PhD，University of Federico Ⅱ，Naples，Italy 提供

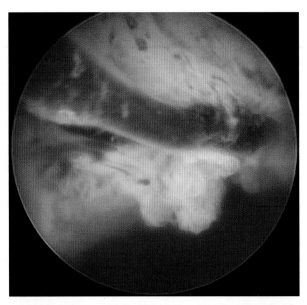

▲ 图 15-44　通常与高风险病变有关的血管间桥

图片由 A. Di Spiezio Sardo，MD，PhD，University of Federico Ⅱ，Naples，Italy 提供

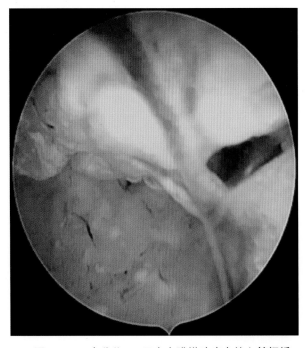

▲ 图 15-45　中分化 G_2 子宫内膜样腺癌中的血管间桥

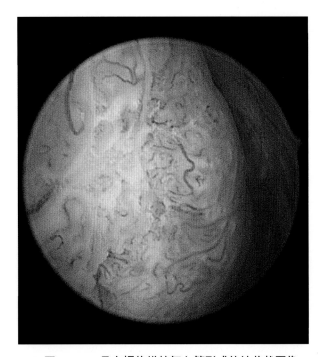

▲ 图 15-46　具有螺旋样特征血管形成的结节状图像

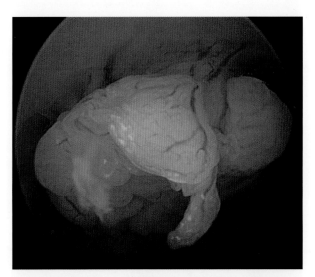

▲ 图 15-47 子宫内膜息肉引起的子宫内膜癌

图片由 Alicia Ubeda Hernandez, MD, Barcelona, Spain 提供

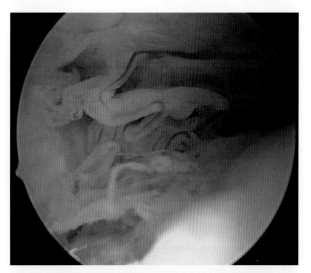

▲ 图 15-48 由黏膜下肌瘤引起的子宫内膜癌

图片由 Alicia Ubeda Hernandez, MD, Barcelona, Spain 提供

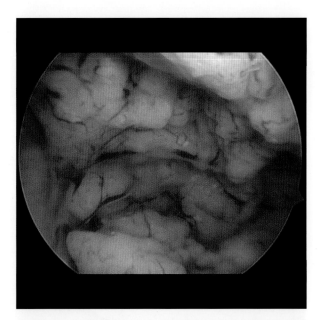

▲ 图 15-49 可疑高分化子宫内膜癌，累及大部分子宫腔

图片由 A. Di Spiezio Sardo, MD, PhD, University of Federico Ⅱ,
Naples，Italy 提供

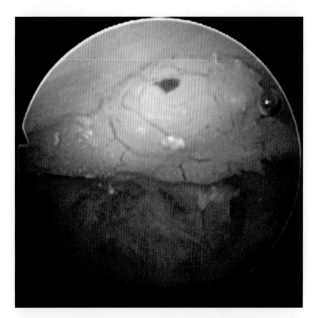

▲ 图 15-50 G_1 子宫内膜样腺癌的表面白化

引自 A.Tinelli et al. (eds.), Hysteroscopy, Springer International
Publishing AG, 2018

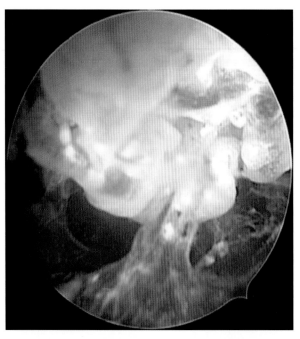

▲ 图 15-51　局灶性高分化 G_1 子宫内膜样腺癌

大量白色糟脆组织，易出血，表层血管多

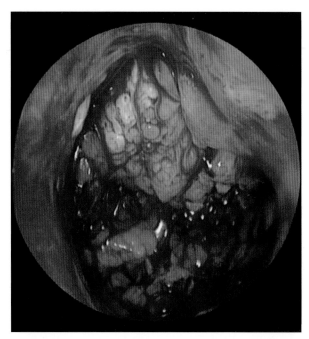

▲ 图 15-52　从宫颈峡部看到宫腔内局灶出血的息肉样子宫内膜癌

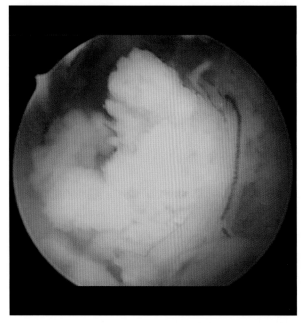

▲ 图 15-53　中分化 G_2 子宫内膜样腺癌，白色外生性病变和坏死区域

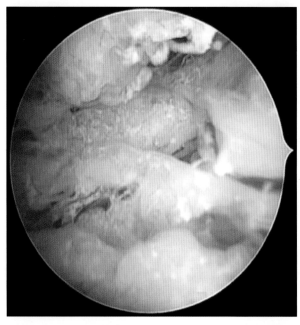

▲ 图 15-54　表面糟脆的高分化 G_1 子宫内膜样腺癌的白色变化

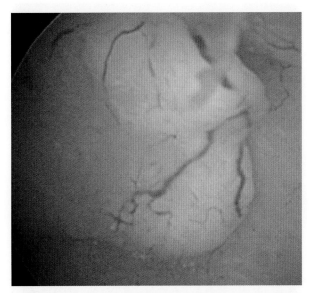

▲ 图 15-55　G_1 子宫内膜样腺癌的腺体与基质之比高而导致的腺体开口缺失

引自 A.Tinelli et al.（eds.），Hysteroscopy, Springer International Publishing AG, 2018

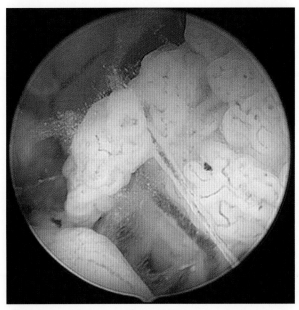

▲ 图 15-56　非典型血管形成的"脑回"黏膜外观

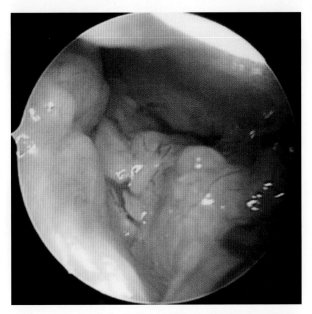

▲ 图 15-57　子宫内膜异位性病变伴血管扩张的新生血管的"脑回样"改变

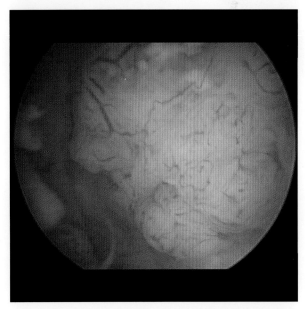

▲ 图 15-58　"脑回样图案"通常与子宫内膜癌有关

图片由 A. Di Spiezio Sardo, MD, PhD, University of Federico II, Naples，Italy 提供

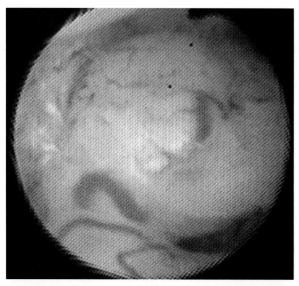

▲ 图 15-59　在 G₁ 子宫内膜样腺癌中具有间桥样联结而成的"脑回样"特征的血管

引自 A.Tinelli et al. (eds.), Hysteroscopy, Springer International Publishing AG, 2018

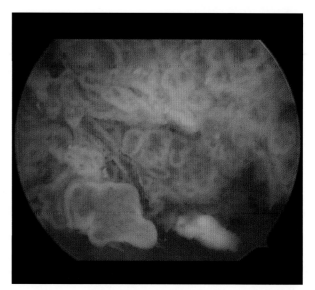

▲ 图 15-60　具有多个乳头和"肾小球样"的假性增生

图片由 A. Di Spiezio Sardo，MD，PhD，University of Federico Ⅱ，Naples，Italy 提供

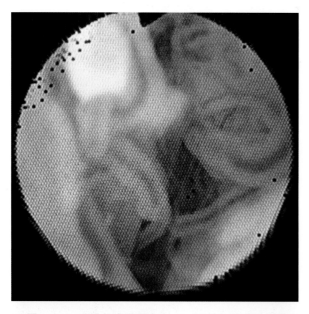

▲ 图 15-61　"肾小球样图案"，G₃ 子宫内膜样腺癌肾小球型特殊血管的息肉样肿块

引自 A.Tinelli et al. (eds.), Hysteroscopy, Springer International Publishing AG, 2018

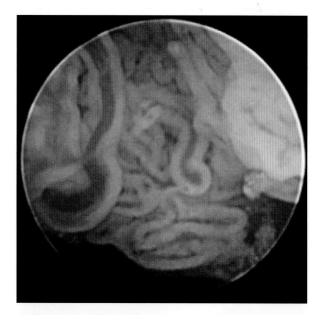

▲ 图 15-62　"肾小球图案"，G₃ 子宫内膜样腺癌肾小球的特殊血管型的息肉样肿块

引自 A.Tinelli et al. (eds.), Hysteroscopy, Springer International Publishing AG, 2018

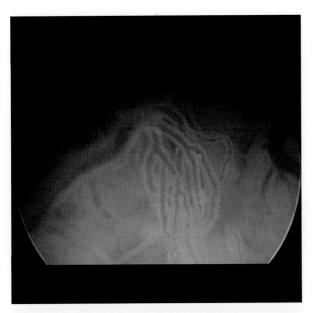

▲ 图 15-63　"肾小球样图案"

G₃ 子宫内膜样腺癌肾小球型特殊血管的息肉样肿块 [引自 A.Tinelli et al. (eds.), Hysteroscopy, Springer International Publishing AG, 2018]

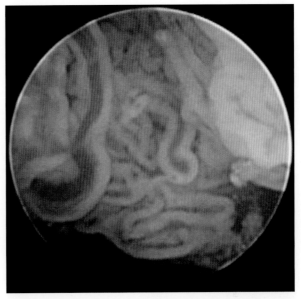

▲ 图 15-64　白光下的肾小球样图案（G₃）

引自 A. Tinelli et al. (eds.), Hysteroscopy, Springer International Publishing AG, 2018

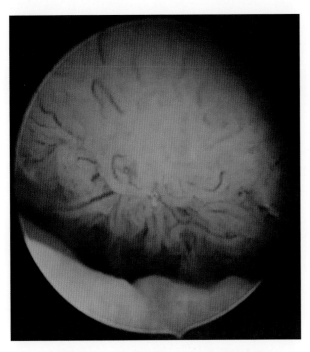

▲ 图 15-65　中分化的 G₂ 子宫内膜样腺癌

伴有脑回样结构和非典型血管模式，即为"肾小球样图案"

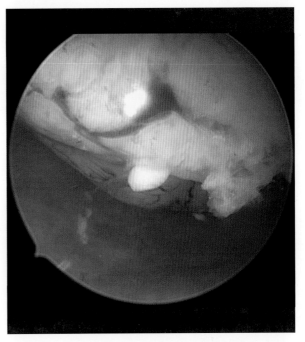

▲ 图 15-66　萎缩性子宫内膜包围局灶性子宫内膜癌

图片由 A. Di Spiezio Sardo, MD, PhD, University of Federico Ⅱ, Naples，Italy 提供

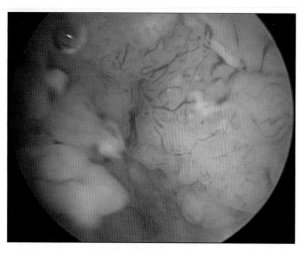

▲ 图 15-67　子宫内膜表面不规则增生和增生的浅表血管

图片由 A. Di Spiezio Sardo，MD，PhD，University of Federico Ⅱ，Naples，Italy 提供

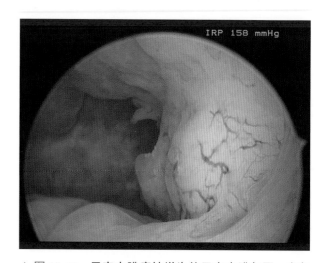

▲ 图 15-68　子宫内膜癌被增生的子宫内膜包围，高危病变典型的树状血管形成

图片由 A. Di Spiezio Sardo，MD，PhD，University of Federico Ⅱ，Naples，Italy 提供

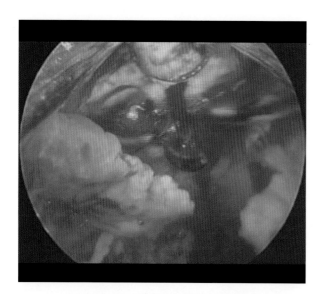

▲ 图 15-69　透明细胞癌中的黄色改变

引自 A.Tinelli et al. (eds.), Hysteroscopy, Springer International Publishing AG, 2018

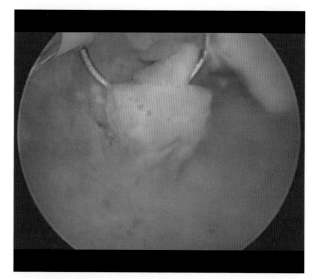

▲ 图 15-70　淡黄色息肉状团块为透明细胞癌

引自 A. Tinelli et al. (eds.), Hysteroscopy, Springer International Publishing AG, 2018

（三）门诊宫腔镜

子宫异常出血且怀疑宫腔内病变的患者，宫腔镜检查是金标准。必须将门诊宫腔镜检查视为一种检查方法，将其与子宫内膜引导下的活检结合以获得正确的组织学诊断。定位活检是确认良恶性必备的方法（图 15-71 和图 15-72）。

没有病理结果的宫腔镜检查的诊断准确性取决于内镜医师的经验。De Marchi 等结果表明，住院医师进行诊断性宫腔镜检查时对增生而没有非典型性、非典型增生和子宫内膜癌的敏感性分别为 60%、9.09% 和 70.4%，特异性分别为 97.1%、98.8% 和 99.1%。另一方面，由高级别医生检查上述三种情况敏感性分别为 85%、72.7% 和 96.3%，特异性分别为 99.8%、99.8% 和 100%[25]。

因此，宫腔镜医师的经验对于很好地识别恶变前和恶性病变非常重要。

门诊宫腔镜和定位子宫内膜采样可提高诊断癌前和癌的准确性为 100%。

门诊宫腔镜活检的主要优点如下。

➢ 不需要宫颈扩张。

➢ 无须全身麻醉或脊柱麻醉；在某些情况下，可以使用局部镇痛。

➢ 在子宫内膜癌的检测中，与诊刮术或经阴道超声检查相比，灵敏度和特异性更高[26-28]。

➢ 直接可视化整个子宫腔，定位所有局灶性子宫内膜病变并评估肿瘤的累及情况。

➢ 与手术相比，宫腔镜检查的成本更低。

此外，门诊宫腔镜检查中发生并发症的风险非常低：血管迷走神经症状的发生率为 0.2%～1.0%，感染为 0.01%，子宫穿孔为 0.1%[29]。相反手术性宫腔镜发生子宫穿孔的风险更高，为 0.1%～1.6%，因此，可疑子宫内膜癌的患者，如果门诊宫腔镜活检阴性，可以考虑下一步检查。

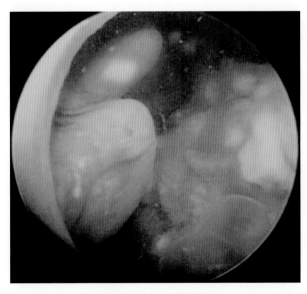

▲ 图 15-71 分叶状息肉

表面光滑，无血管异型，覆盖右子宫壁。子宫左侧壁见大量糟脆出血性病变，中分化 G_2 子宫内膜腺癌

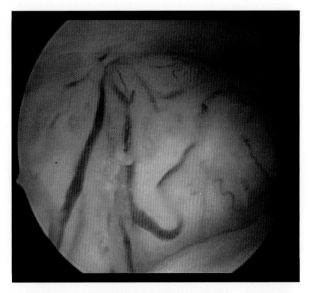

▲ 图 15-72 萎缩性子宫内膜引起的肌瘤样子宫内膜癌

图片由 Alicia Ubeda Hernandez, MD, Barcelona, Spain 提供

（四）MRI、CT 和正电子发射断层扫描（PET）

子宫内膜癌的早期诊断基于宫腔镜下子宫内膜样本的组织学评估[30]。该癌症是手术分期的疾病，大多数患者在诊断时病灶局限在子宫内。因此，没有必要对子宫内膜癌患者例行术前评估最终转移情况[11]。但是，在某些特定情况下，如患者有并发症，手术风险高，症状表明可能存在转移时（如骨骼或中枢神经系统），以及术前组织学诊断为高级别癌（包括 G_3 子宫内膜样癌、浆液性乳头样癌、透明细胞癌和癌肉瘤）、术前利用影像学评估转移灶、血清 CA125，或两者结合进行评估可能有重要的临床意义。

这些情况下，影像学检查可能对正确的术前评估有用。

带有造影剂的 MRI 可用于子宫内膜癌分期，评估子宫肌层浸润深度的敏感性为 87%，评估宫颈间质浸润以及阴道壁受累情况的敏感性为 80%。它也可以单一方法评估脂肪浸润及盆腔或腹主动脉淋巴转移，准确度为 76%[31]。

CT 诊断准确性差，但对子宫内膜癌病理分期有用，特别是用于研究淋巴结和肝脏转移。

除了形态成像方式外，最近还提出了带有 ^{18}F-氟脱氧葡萄糖（FDG）的 PET 用于子宫内膜癌的评估。该方法用于在术前评估和术后随访中检测淋巴结转移情况（N）[32, 33]。但是，在正常的临床实践中不应考虑它[34]。

取而代之的是，骨闪烁扫描术仅限于可疑的骨累及病例。

五、分期

如前所述，子宫内膜癌的手术分期包括全子宫切除术、双侧附件切除术、盆腔和主动脉旁淋巴结清扫术及盆腔冲洗。盆腔淋巴结清扫术通常是从髂总动脉的下半部，髂外动脉、髂外静脉的前部和中间处清扫淋巴结，并延伸到旋髂深静脉穿过髂外动脉及闭孔神经前的闭孔脂肪垫。相反，主动脉旁淋巴结清扫术定义为，从肠系膜下动脉至髂总动脉偏右的水平切除至远侧下腔静脉上方的淋巴结组织，从肠系膜下动脉至左髂总动脉切除主动脉和左输尿管之间的淋巴结[11]。

为了充分清扫淋巴结，有必要从每一侧分离出淋巴组织，但尚未确定清扫淋巴结的最少数目。

手术分期的标准已有明确定义，但是淋巴结清扫术的重要性仍有争议[35]。

首先，是否所有患者都行主动脉旁淋巴结清扫术。无盆腔淋巴结转移的情况下，主动脉旁淋巴结可能是阳性的[36, 37]。在转移性子宫内膜癌伴淋巴结受累的情况下，主动脉旁淋巴结受累占 57%～67%[36, 38]，而无盆腔淋巴结阳性的主动脉旁淋巴结受累仅占 16%～17%[36, 38]。低级别患者（如 G_1 和 G_2 子宫内膜样病变，子宫肌层浸润 < 50%，肿瘤大小 < 2cm）通常没有淋巴结受累，也无法从系统性淋巴结清扫术中受益[36]。

子宫内膜癌手术分期的先前目标是确定疾病的正确范围及预后。晚期预后较差，需要额外的治疗，如果没有全面的手术分期，可能无法意识到这一点[35]。

然而，正确的手术分期并非没有并发症，包括大血管或神经受损，淋巴水肿及相关蜂窝织炎。淋巴水肿可发生在 5%～38% 的患者中，盆腔淋巴结清扫终止于旋髂静脉之上可以很大程度避免淋巴水肿[39, 40]。

临床 I 期也可能有复发风险，因此手术分期具有优势，可以保证有 15%～20% 的早期疾病且有复发风险患者接受辅助放射治疗。此外，在宫外受累、改变预后和治疗方面，5%～9% 的患者可以通过手术分期而升级[36]。

与高风险的未接受腹主动脉淋巴结清扫的患者相比，主动脉旁淋巴结清扫术的患者的生存率有所提高。低风险癌症患者不受此影响[41]。至今没有随机对照试验推荐早期癌症行淋巴结清扫术。

早期子宫内膜癌分期手术仍存在争议。在尚无共识的情况下，不主张行淋巴清扫，包括盆腔淋巴结清扫，以及全面的盆腹主动脉旁淋巴结清扫术。

子宫内膜活组织病理最初可以指导患者是否进行淋巴结清扫术，因为它可以将低度子宫内膜样癌与其他类型区分开来，确定是否进行全面手术分期。G3 子宫内膜样癌，浆液乳头状子宫内膜癌，透明细胞癌，未分化和鳞状细胞癌这些预后较差的类型，需行淋巴结清扫术[42]。在子宫内膜癌的这些组织学类型中，分期手术利大于弊。

可以在术中进一步评估，冰冻可用于确定早期子宫内膜癌患者是否必须进行淋巴结清扫术，确定子宫肌层浸润的深度、原发肿瘤直径、分级和子宫内膜组织病理情况。快速冰冻若为低危病变（G_1 或 G_2、子宫内膜样组织学、子宫肌层浸润超过 50%、原发肿瘤直径大于 2cm），不必行淋巴结清扫术[36, 43]。

子宫内膜癌分类

2009 年子宫内膜癌 FIGO 分期是使用最广泛的分期系统（表 15-1）。其优于 1988 年前的分类，显示了不同的期别和亚期别间更精确的区别[44]。此分类未考虑肿瘤细胞分级、淋巴受累情况、腹膜细胞学阳性和组织学类型，而被定义为独立的预后因素。子宫内膜癌的其他分期（如 AJCC 分期）很少使用[45]。

表 15-1 子宫内膜癌妇产科手术分期国际联盟（2009 年）

子宫内膜癌（2009 年 FIGO 评估）		
I ª 期	肿瘤局限于子宫体	
I Aª 期	肌层浸润不超过 1/2	
I Bª 期	侵袭达到或超过子宫肌层的 1/2	
II ª 期	肿瘤侵犯宫颈间质，但未延伸至子宫外 b	
III ª 期	肿瘤的局部和（或）区域扩散	
III Aª 期	肿瘤侵入子宫体和（或）附件的浆膜 c	
III Bª 期	阴道和（或）子宫旁受累	
III Cª 期	盆腔和（或）主动脉旁淋巴结转移	
	III C₁ª	盆腔淋巴结阳性
	III C₂ª	有或没有盆腔淋巴结阳性的主动脉旁淋巴结受累
IV ª 期	肿瘤侵犯膀胱和（或）肠黏膜和（或）远处转移	
IV Aª 期	膀胱和（或）肠黏膜的肿瘤浸润	
IV Bª 期	远处转移［包括腹内转移和（或）腹股沟淋巴结转移］	

a. G_1、G_2 或 G_3 之一；b. 宫颈腺体受累仅应考虑为 I 期，不应再考虑为 II 期；c. 阳性细胞学必须单独报告而不改变其分期

六、治疗

EC 的分期手术传统上是通过开腹进行的。开腹与腹腔镜手术进行比较，几项研究结果表明，腹腔镜手术并发症少，住院时间短，康复期间生活质量高，但手术时间长 [46-48]。

两种术式在生存率方面没有差异 [49, 50]。机器人手术似乎与传统腹腔镜具有相似的优势，学习曲线更短 [51]。并发症发生率、中转开腹率和恢复期的长短相似，而机器人手术失血似乎更少 [52-54]。

因此，微创手术应被视为 EC 手术分期的金标准。

如果是早期癌症（Ⅰ～Ⅱ期），在具有复发危险因素的分期正确的患者中选择合适的辅助治疗的价值仍不清楚。Ⅰ～Ⅱ期的辅助放疗可降低局部复发的风险，但并不能提高整体生存率 [55, 56]。相反，在高、中度风险组中，放射治疗可提高无进展生存期，从而降低局部复发的频率。

与复发率增加相关的因素是 G_2 或 G_3 病变，淋巴血管间隙浸润和外 1/3 肌层浸润 [57]（图 15-73 至图 15-76）。因此，高、中级风险人群包括 70 岁以上女性具有上述危险因素之一，50 岁或以上女性有上述危险因素中的 2 个，以及任何年龄具有所有危险因素的女性。

在未接受放射治疗的患者中，复发时的挽救治疗也能治愈 [58]。在复发子宫内膜癌的高、中度危险因素患者中，阴道近距离放疗在局部控制和整体生存方面近乎等同于整个盆腔照射。

此外，阴道近距离照射与整个盆腔照射相比，胃肠道毒性作用较少，且生活质量更好 [59]。因此，这种辅助治疗应成为早期子宫内膜癌和高中度复发风险患者的首选治疗方法。

在新的子宫内膜癌诊断中，有 10%～15% 已经发生子宫外转移，占子宫内膜癌相关死亡病例的 50% 以上 [60]。在这些情况下，治疗方法是多学科的，包括手术、化学疗法和放射疗法，其中肿瘤细胞减灭术是最重要手术方法。确实，晚期或复发性子宫内膜癌患者正确的肿瘤细胞减灭术（≤ 1cm 或 2cm）与总体生存率和无进展率的提高有关 [61]。肿瘤细胞减灭术可被认为是这类患者总体生存的独立预后因素。残留癌的程度似乎会改变晚期子宫内膜癌患者的整体生存率 [62, 63]。

对盆腔或整个腹部的复发性子宫内膜癌行细胞减灭术，也可以改善无进展的生存率和总体生存率。在这种情况下，复发的类型（孤立性还是癌性），进行最佳肿瘤细胞减灭术的能力以及距初始治疗的时间间隔可以决定患者的生存状况 [64]。二次细胞减灭术后，平均总生存期从 39 个月波动至 57 个月 [64, 65]。在先前接受放射治疗的盆腔复发患者中，即使其与术后明显的发病率（60%～80%）和死亡率（10%～15%）相关，盆腔廓清术也是唯一的治疗选择 [66]。

在晚期子宫内膜癌中，最佳的细胞减灭术在无进展生存率和总生存率方面具有治疗作用，但转移性患者复发的风险很高，需要进行辅助治疗 [67]。与单独使用一种方法相比，同步放化疗可提供更好的疗效。

无论是否使用远距离放疗，盆腔照射都可以显著降低盆腔病灶复发率，但照射部位以外部位的复发限制了患者的长期生存率。已经有几项研究评估了化学疗法与放射疗法相结合的疗效。

一项针对Ⅲ～Ⅳ期患者放疗后行化疗的随机试验显示，3 年无复发生存率为 62%～64%，但由于血液学毒性作用，不是所有人都能完成治疗 [68]。

放疗和 2 个化疗周期（卡铂和多西紫杉醇或紫杉醇的联合治疗）的"三明治"组合可以降低毒性提高生存率，其 5 年生存率为 79% [69, 70]。另一项研究表明，术后化疗和大范围放疗相结合，转移至主动脉旁淋巴结的患者 5 年生存率达 75% [71]。

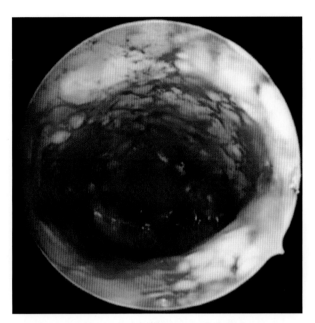

▲ 图 15-73　中分化 G_2 子宫内膜癌
宫腔内被覆不规则且血管增加的子宫内膜

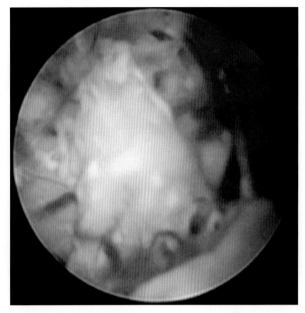

▲ 图 15-74　异常增生和血管扩张的中分化 G_2 子宫内膜癌

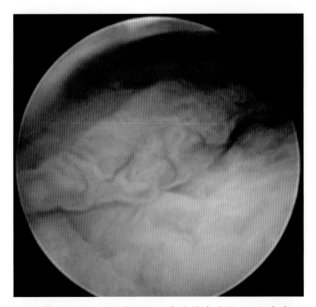

▲ 图 15-75　子宫内口可见突出的中分化 G_2 子宫癌

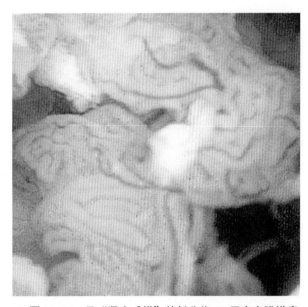

▲ 图 15-76　呈 "肾小球样" 的低分化 G_3 子宫内膜样癌

对于晚期或复发子宫内膜癌患者应用紫杉醇和卡铂方案与其他方案疗效相同，但毒性较小 [72, 73]。

局部晚期子宫内膜癌，化疗并不优于放疗。实际上，近距离放疗是手术后治疗的标准，它与局部低复发率和好的无病生存率有关。近距离放疗不应由单独的化疗替代 [74]。

最后，若患者无法用其他治疗，激素治疗在晚期或复发性子宫内膜癌患者中也呈现一定的作用 [75]。

七、保守治疗

如前所述，子宫内膜癌的标准治疗包括全子宫切除术和双附件切除术（根据癌症的级别和分期，有无盆腔和主动脉旁淋巴结清扫[76]）。尽管手术治疗是一种非常有效的方法，但它会永久性丧失生殖功能[77]。

约有 20% 的子宫内膜癌为绝经前妇女，而 5% 的女性为 40 岁以下。几项研究表明，年轻女性的发病率正在上升，每年达到 1%。此外，由于辅助生殖技术，高龄女性怀孕的频率不断增加，有些患者在未生育前确诊，这提醒我们保留这类人群生育力的重要性。

在年轻和绝经前的妇女中，子宫内膜癌通常在早期被诊断为低级别仅累及子宫，因此其预后比老年患者更好[78, 79]。

如今，对有生育要求的子宫内膜上皮内瘤变和早期子宫内膜癌没有子宫肌层受累的年轻女性提供仅限于激素疗法，因为尚无有关这些患者治疗的统计学数据[80, 81]。

在这些情况下，孕激素为主要的建议治疗药物，而其他药物（如促性腺激素释放激素激动药、抗雌激素和芳香化酶抑制药[82]）很少应用。该疗法对子宫内膜的作用是众所周知的，促进内膜进入分泌期、抑制雌激素受体功能，可能抑制子宫内膜细胞有丝分裂并增加凋亡，一些孕激素具有抗血管生成作用。

更好地了解孕激素在子宫内膜癌治疗中的分子机制将有助于提高这些药物的反应率。

因此，重要的是更好地研究孕激素对肿瘤细胞及其相邻细胞（包括基质细胞、内皮细胞和免疫细胞）的作用。此外，随着危险因素和子宫内膜癌发生率的上升，孕激素也可以有效地用于预防高危人群中子宫内膜癌[83-86]。

单独进行孕激素治疗的另一种方法是将宫腔镜手术和激素治疗相结合。醋酸甲羟孕酮（MPA）、醋酸甲地孕酮（MA）及最近使用的左炔诺孕酮宫内节育器（LNG-IUD）是最常用的孕激素。但是，对于口服药物的剂量和持续时间尚未标准化。最后，关于保守治疗的数据仍然有限，大部分为缺乏长期治疗结果的小样本回顾性研究[87]。

孕激素的选择及给药方式应由其预期疗效、不良反应和患者耐受性决定。口服孕激素并非没有不良反应，如血栓形成、情绪改变、头痛、体重增加，以及乳房疼痛和（或）压痛。有血栓栓塞史、乳腺癌或肝功能不全者禁用孕酮治疗[88]。释放孕酮的宫内节育器是一种在子宫内膜内产生局部作用，同时避免不利的全身毒性反应的方法。释放左炔诺孕酮的子宫内系统（Mirena）每天释放 20μg 左炔诺孕酮[89]。

根据有关生育力保护方案的公开证据[90]，平均内膜逆转时间约为 12 周[91]，而完全逆转为 6 个月[92]。最初逆转后的复发率为 24%，平均时间为 19 个月[93]。

口服孕酮或 LNG-IUS 的治疗至少应持续 6 个月，以诱导恶变的组织转化。如果使用 LNG-IUS，应鼓励妇女将其保留长达 5 年或进行辅助生育。在治疗期间，监测应包括每 3 个月进行一次宫腔镜子宫内膜活检，直到连续 2 次阴性[94]。

尽管有大量文献建议用于子宫内膜癌的治疗，但对于子宫内膜腺癌早期患者的诊断、治疗和随访尚无标准化共识。

肿瘤期别的术前评估在临床上很重要，为避免治疗不足或过度治疗，恰当的治疗与疾病的状况应匹配。选择"合适的"患者实际上代表着保守治疗的安全性和有效性，这对于保守治疗非常重要。

子宫内膜增生传统上被认为是形态学变化的连续体，开始于简单的腺体/间质过度生长（简单的增生），然后为高度非典型的组织学和细胞学增生（复杂的非典型增生）。根据文献，30% 非典型增生到癌的进展为 10 年[95]。

实际上，最近定义这种类型的病变的首选术语是"子宫内膜上皮内瘤变"，而不是"非典型子宫内膜增生"[11]。

子宫内膜癌前病变是局部发生的，这是腺体基因突变的克隆生长所致，其细胞学和结构模式与背景子宫内膜不同。它们只能通过定义子宫内膜上皮内瘤样变（EIN）实体的新组织学特征的组合来识别。这个假设改变了子宫内膜癌前病变的诊断。

术语 EIN 不能用作癌的同义词，但它表示可能消退、持续或进展为浸润癌的病变。

在子宫内膜一些区域，EIN 细胞已具有单克隆生长和同源细胞分散式突变的肿瘤特性。

约 1/3 的 EIN 女性在第一年内确诊同时并发子宫内膜癌，并且长期的患癌风险是良性子宫内膜增生的 45 倍[96-98]。

为了明确区分不同的临床病理类型，学者们研究修改了病例标准，以便进行不同管理。

正如 ESMO–ESGO–ESTRO 子宫内膜癌共识会议最近达成的共识那样，评估肿瘤的临床和病理特征对于选择适当的医学干预措施很重要。

根据一些研究，宫腔镜检查不仅具有诊断作用，而且具有治疗作用。在传统的子宫内膜刮除术或活检术中，子宫肌层浸润很少见，因为这些技术无法成功地采样子宫肌层组织。

腺癌的肌层浸润在初期应通过增强的盆腔 MRI 来确认，以排除明显的子宫肌层浸润及附件或盆腔淋巴结受累。最重要的是，在宫腔镜检查过程中，可以进行子宫内膜 - 子宫肌层活检，以便从组织学上排除子宫肌层浸润或淋巴管浸润（LVSI），从而为保守治疗选择合适的患者。

但是，对于保留生育功能的患者，必须遵循一套严格的选择标准[93]：1 级高度分化的肿瘤，LVSI 缺失，无肌层浸润，无转移，无可疑附件包块，无淋巴结转移，除外遗传性非息肉性结直肠癌（HPNCC）/Lynch Ⅱ综合征，且无医疗禁忌证。

在开始时，必须正确告知患者随访期间存在持续、进展和复发的风险，这可能会迁延很多年。

在文献中，几位作者提出将激素治疗与保守宫腔镜治疗相结合。对于年轻的 EIN 或分化良好的子宫内膜腺癌患者，选择那些孕激素治疗有益的患者，通过宫腔镜去除病灶，评估子宫肌层浸润并确定是否行肿瘤细胞减灭术。

年轻女性早期子宫内膜样腺癌的宫腔镜保守治疗

文献报道，宫腔镜下去除肿物是治疗的首要步骤，一方面去除病灶，另一方面提供病理诊断的组织物，同时使用孕激素，可以提高肿瘤对药物的反应率，并改善随后的生殖结局。

Mazzon 等已提出了一种创新的保守治疗方法：对 6 例局灶性高分化子宫内膜腺癌 ⅠA 期患者进行宫腔镜肿瘤切除，然后进行孕激素治疗。宫腔镜下切除病灶，病灶附近的子宫内膜和病变下方的子宫浅肌层（3～4mm）。此外，对子宫壁进行子宫内膜 - 子宫肌层活检[99]。宫腔镜治疗后，用甲地孕酮（160mg/d）进行激素治疗，连用 6 个月。

在我们的临床实践中，我们建议有生育要求并诊断为 EIN 或高分化 G_1 子宫内膜样腺癌 ⅠA 期的女性，药物治疗前，宫腔镜切除局部病灶。肿瘤局限于子宫内膜。经过全面协商后，在全麻下使用 26Fr 电切镜（Karl Storz）手术。使用山梨糖醇 – 甘露糖醇膨宫液。Di Spiezio 等描述的手术过程如下[100]。

➢ 切除外生性病变，包括病变下方子宫肌层的浅 3～4mm。

➢ 切除病变旁子宫内膜。

➢ 多处随机子宫内膜 – 子宫肌层组织活检。

根据我们管理目的，如果病理证实为局灶性 EIN 或分化良好的 G_1 子宫内膜腺癌而没有肌层浸润，则每天使用醋酸甲地孕酮（160mg）治疗（或使用 LNG–IUS），并持续 9 个月。

每 3 个月随访，进行诊断性宫腔镜检查并取样活检，当治疗结束后 3 个月宫腔镜活检结果为阴性时，定义为完全缓解。此时，患者可以或通过试孕或者通过辅助生殖技术尝试生育。如果病理持续阳性，则患者应进行子宫切除术。

完全缓解后，在随访的第一年，每 3 个月 1 次的诊断性宫腔镜检查并进行活检，然后每 6 个月 1 次。随访持续时间尚未确定，据文献报道，平均复发时间为 20 个月 [91]。

在复发的情况下，尽管病例很少，但仍建议进一步的宫腔镜手术切除再进行激素治疗。

肌层浸润的存在是保守治疗排除标准，增加了恶化预后及淋巴结受累风险，因此，没有报道保守治疗低度子宫内膜癌的肌层较少受累的情况。我们首次发表了 3 例要求生育的病例系列研究，这些病例经保守的宫腔镜手术治疗，诊断为高分化 G_1 子宫内膜样腺癌，子宫肌层浸润最小（1～2mm）。在对干预、疾病进展和复发的风险进行了恰当的商议后，患者接受了如前所述的保守治疗，随访 5 年 [101]。

随后 5 年随访，肿瘤细胞阴性并完成了生育。这些结果表明，对于非常希望保留生育的浅表肌层浸润的患者，在确定的手术治疗之前，暂时保留生育能力的处理是新的短期替代方案。还需要更多的研究来证实这些初始数据。

参考文献

[1] Norton M, et al. Callen's Ultrasonography in obstetrics and gynecology. 6th ed. Philadelphia, PA: Elsevier; 2017.

[2] Siegel R, Naishadham D, Jemal A. Cancer statistics, 2013. CA Cancer J Clin. 2013;63(1):11–30.

[3] Jemal A, Tiwari RC, Murray T, Ghafoor A, Samuels A, Ward E, et al. Cancer statistics, 2004. CA Cancer J Clin. 2004;54(1):8–29.

[4] Creasman WT, Odicino F, Maisonneuve P, Quinn MA, Beller U, Benedet JL, et al. Carcinoma of the corpus uteri. FIGO 26th Annual Report on the Results of Treatment in Gynecological Cancer. Int J Gynaecol Obstet. 2006;95(suppl 1):S105–43. (Level III).

[5] American College of Obstetricians and Gynecologists. ACOG practice bulletin, clinical management guidelines for obstetrician-gynecologists, number 65, August 2005: management of endometrial cancer. Obstet Gynecol. 2005;106:413–25.

[6] Van den Bosch T, Coosemans A, Morina M, Timmerman D, Amant F. Screening for uterine tumours. Best Pract Res Clin Obstet Gynaecol. 2012;26(2):257–66.

[7] Kitchener HC, Trimble EL. Endometrial Cancer Working Group of the Gynecologic Cancer I. Endometrial cancer state of the science meeting. Int J Gynecol Cancer. 2009;19(1):134–40.

[8] Dinkelspiel HE, Wright JD, Lewin SN, Herzog TJ. Contemporary clinical management of endometrial cancer. Obstet Gynecol Int. 2013;2013:583891.

[9] Silverberg SG, Kurman RJ, Nogales F, Mutter GL, Kubik-Huch RA, Tavassoli FA. Epithelial tumours and related lesions. In: Tavassoli FA, Devilee P, editors. Pathology and genetics of tumours of the breast and female genital organs. World Health Organization classification of tumours. Lyon, France: IARC Press; 2003. p. 221–32. (Level III).

[10] American College of Obstetricians and Gynecologists. ACOG Committee Opinion, number 631, May 2015: Endometrial Intraepithelial Neoplasia. Society of Gynecologic Oncology.

[11] American College of Obstetricians and Gynecologists. ACOG practice bulletin, clinical management guidelines for obstetrician-gynecologists, number 149, April 2015: Endometrial cancer. Obstet Gynecol. 125(4):1006–26.

[12] American College of Obstetricians and Gynecologists. ACOG practice bulletin, clinical management guidelines for obstetrician- gynecologists, number 128, July 2012: Diagnosis of abnormal uterine bleeding in reproductive aged women. Obstet Gynecol. 120:197–206.

[13] Hamilton CA, Cheung MK, Osann K, Chen L, Teng NN, Longacre TA, et al. Uterine papillary serous and clear cell carcinomas predict for poorer survival compared to grade 3 endometrioid corpus cancers. Br J Cancer. 2006;94:642–6. (Level III).

[14] Ambros RA, Sherman ME, Zahn CM, Bitterman P, Kurman RJ. Endometrial intraepithelial carcinoma: a distinctive lesion specifically associated with tumors displaying serous differentiation. Hum Pathol. 1995;26:1260–7. (Level II-3).

[15] Wheeler DT, Bell KA, Kurman RJ, Sherman ME. Minimal uterine serous carcinoma: diagnosis and clinicopathologic correlation. Am J Surg Pathol. 2000;24:797–806. (Level II-3).

[16] Rabban JT, Zaloudek CJ. Minimal uterine serous carcinoma: current concepts in diagnosis and prognosis. Pathology. 2007;39:125–33. (Level III).

[17] Abeler VM, Kjorstad KE. Clear cell carcinoma of the endometrium: a histopathological and clinical study of 97 cases. Gynecol Oncol. 1991;40:207–17. (Level III).

[18] National Institute for Health and Care Excellence. NICE guideline, 14 March 2018. Heavy menstrual bleeding: assessment and management (NG 88). nice.org.uk/guidance/ng88.

[19] Epstein E, Ramirez A, Skoog L, Valentin L. Dilatation and curettage fails to detect most focal lesions in the uterine cavity in women with postmenopausal bleeding. Acta Obstet Gynecol Scand. 2001;80:1131.

[20] Gimpelson RJ, Rappold HO. A comparative study between panoramic hysteroscopy with directed biopsies and dilatation and curettage. A review of 276 cases. Am J Obstet Gynecol. 1988;158:489.

[21] Clark TJ, Voit D, Gupta JK, Hyde C, Song F, Khan KS. Accuracy of

hysteroscopy in the diagnosis of endometrial cancer and hyperplasia: a systematic quantitative review. JAMA. 2002;288:1610–21.

[22] Gkrozou F, Dimakopoulos G, Vrekoussis T, et al. Hysteroscopy in women with abnormal uterine bleeding: a meta-analysis on four major endometrial pathologies. Arch Gynecol Obstet. 2015;291:1347–54.

[23] Ianieri MM, Staniscia T, Pontrelli G, Di Spiezio SA, Manzi FS, Recchi M, et al. A new hysteroscopic risk scoring system for diagnosing endometrial hyperplasia and adenocarcinoma. J Minim Invasive Gynecol. 2016;23(5):712–8.

[24] Mencaglia L, Cavalcanti de Albuquerque Neto L, Arias Alvarez RA. Manual of hysteroscopy—diagnostic, operative and office hysteroscopy. Endo: Press Tuttlingen, Germany; 2011.

[25] De Marchi F, Fabris AM, Tommasi L, Nappi L, Saccardi C, Litta P. Accuracy of hysteroscopy made by young residents in detecting endometrial pathologies in postmenopausal women. Eur J Gynaecol Oncol. 2014;35:219–23.

[26] Gasparri F, Scarselli G, Colafranceschi M, Taddei G, Tantini C, Savino L. Management of precancerous lesions of the endometrium. Proceedings of the eleventh world congress of obstetrics and gynecology. In: Ludwig H, Thomsen K, editors. Gynaecology and obstetrics. Berlin: Springer-Verlag; 1986.

[27] Gabrielli S, Marabini A, Bevini M, et al. Transvaginal sonography vs. hysteroscopy in the preoperative staging of endometrial carcinoma. Ultrasound Obstet Gynecol. 1996;7:443–6.

[28] Bettocchi S, Ceci O, Vicino M, Marello F, Impedovo L, Selvaggi L. Diagnostic inadequacy of dilatation and curettage. Fertil Steril. 2001;75:803–5.

[29] Deffieux X, Gauthier T, Menager N, Legendre G, Agostini A, Pierre F, et al. Hysteroscopy: guidelines for clinical practice from the French College of Gynaecologists and Obstetricians. Eur J Obstet Gynecol Reprod Biol. 2014;178:114.

[30] AIOM, Linee guida Neoplasie dell'utero: endometrio e cervice; 2015.

[31] Manfredi R, Mirk P, et al. Loco-regional staging of endometrial carcinoma: role of MR imaging in predicting surgical staging. Radiology. 2004;231:372–8.

[32] Suga T, Nakamoto Y, et al. Clinical value of FDG-PET for preoperative evaluation of endometrial cancer. Ann Nucl Med. 2011;25(4):269–75. Epub 2011 Mar 9.

[33] Signorelli M, Guerra L, et al. Role of the integrated FDG PET/CT in the surgical management of patients with high risk clinical early stage endometrial cancer: detection of pelvic nodal metastases. Gynecol Oncol. 2009;115(2):231–5.

[34] Saga T, Higashi T, et al. Clinical value of FDG-PET in the follow up of postoperative patients with endometrial cancer. Ann Nucl Med. 2003;17:197–203.

[35] Rungruang B, Olawaiye AB. Comprehensive surgical staging for endometrial cancer. Rev Obstet Gynecol. 2012;5(1):28–34.

[36] Mariani A, Dowdy SC, Cliby WA, et al. Prospective assessment of lymphatic dissemination in endometrial cancer: a paradigm shift in surgical staging. Gynecol Oncol. 2008;109:11–8.

[37] Abu-Rustum NR, Gomez JD, Alektiar KM, et al. The incidence of isolated para-aortic nodal metastasis in surgically staged endometrial cancer patients with negative pelvic lymph nodes. Gynecol Oncol. 2009;15:236–8.

[38] DS MM, Sill MW, Benbrook D, Darcy KM, Stearns-Kurosawa DJ, Eaton L, et al. A phase II trial of thalidomide in patients with refractory endometrial cancer and correlation with angiogenesis biomarkers: a Gynecologic Oncology Group study. Gynecologic Oncology Group. Gynecol Oncol. 2007;105:508–16. (Level III).

[39] Shoff SM, Newcomb PA. Diabetes, body size, and risk of endometrial cancer. Am J Epidemiol. 1998;148:234–40. (Level II-2).

[40] Soler M, Chatenoud L, Negri E, Parazzini F, Franceschi S, la Vecchia C. Hypertension and hormone-related neoplasms in women. Hypertension. 1999;34:320–5. (Level II-2).

[41] Todo Y, Kato H, Kaneucki M, et al. Survival effect of para-aortic lymphadenectomy in endometrial cancer (SEPAL study): a retrospective cohort analysis. Lancet. 2010;375:1165–72.

[42] Wilson TO, Podratz KC, Gaffey TA, et al. Evaluation of unfavorable histologic subtypes in endometrial adenocarcinoma. Am J Obstet Gynecol. 1990;162:418–23. discussion 423–426.

[43] Mariani A, El-Nashar SA, Dowdy SC. Lymphadenectomy in endometrial cancer: which is the right question? Int J Gynecol Cancer. 2010;20(11 suppl 2):S52–4.

[44] Pecorelli S. Revised FIGO staging for endometrium. Int J Gynecol Obstet. 2009;105(2):103–4.

[45] Edge SB, Byrd DR, Compton CC, et al., editors. AJCC cancer staging manual. 7th ed. New York: Springer; 2010.

[46] Janda M, Gebski V, Brand A, Hogg R, Jobling TW, Land R, et al. Quality of life after total laparoscopic hysterectomy versus total abdominal hysterectomy for stage I endometrial cancer (LACE): a randomised trial. Lancet Oncol. 2010;11:772–80. (Level I).

[47] Kornblith AB, Huang HQ, Walker JL, Spirtos NM, Rotmensch J, Cella D. Quality of life of patients with endometrial cancer undergoing laparoscopic international federation of gynecology and obstetrics staging compared with laparotomy: a Gynecologic Oncology Group study [published erratum appears in J Clin Oncol 2010;28:2805]. J Clin Oncol. 2009;27:5337–42. (Level I).

[48] Walker JL, Piedmonte MR, Spirtos NM, Eisenkop SM, Schlaerth JB, Mannel RS, et al. Laparoscopy compared with laparotomy for comprehensive surgical staging of uterine cancer: Gynecologic Oncology Group Study LAP2. J Clin Oncol. 2009;27:5331–6. (Level I).

[49] Palomba S, Falbo A, Mocciaro R, Russo T, Zullo F. Laparoscopic treatment for endometrial cancer: a meta-analysis of randomized controlled trials (RCTs). Gynecol Oncol. 2009;112:415–21. (Meta-analysis).

[50] Palomba S, Falbo A, Russo T, Zullo F. Updating of a recent metaanalysis of randomized controlled trials to assess the safety and the efficacy of the laparoscopic surgery for treating early stage endometrial cancer. Gynecol Oncol. 2009;114:135–6. (Meta-analysis).

[51] Lim PC, Kang E, Park do H. A comparative detail analysis of the learning curve and surgical outcome for robotic hysterectomy with lymphadenectomy versus laparoscopic hysterectomy with lymphadenectomy in treatment of endometrial cancer: a case-matched controlled study of the first one hundred twenty two patients. Gynecol Oncol. 2011;120:413–8. (Level II).

[52] Boggess JF, Gehrig PA, Cantrell L, Shafer A, Ridgway M, Skinner EN, et al. A comparative study of 3 surgical methods for hysterectomy with staging for endometrial cancer: robotic assistance, laparoscopy, laparotomy. Am J Obstet Gynecol. 2008;199:360.e1–9. (Level II-3).

[53] Coronado PJ, Herraiz MA, Magrina JF, Fasero M, Vidart JA. Comparison of perioperative outcomes and cost of robotic-assisted laparoscopy, laparoscopy and laparotomy for endometrial cancer. Eur J Obstet Gynecol Reprod Biol. 2012;165:289–94. (Level II-3).

[54] Gaia G, Holloway RW, Santoro L, Ahmad S, Di Silverio E, Spinillo A. Robotic-assisted hysterectomy for endometrial cancer compared with traditional laparoscopic and laparotomy approaches: a systematic review. Obstet Gynecol. 2010;116:1422–31. (Meta-analysis).

[55] Aalders J, Abeler V, Kolstad P, Onsrud M. Postoperative external irradiation and prognostic parameters in stage I endometrial carcinoma: clinical and histopathologic study of 540 patients. Obstet Gynecol. 1980;56:419–27. (Level I).

[56] Blake P, Swart AM, Orton J, Kitchener H, Whelan T, Lukka H, et al. Adjuvant external beam radiotherapy in the treatment of endometrial cancer (MRC ASTEC and NCIC CTG EN.5 randomised trials): pooled trial results, systematic review, and meta-analysis. ASTEC/EN.5 Study Group. Lancet. 2009;373:137–46. (Meta-analysis).

[57] Keys HM, Roberts JA, Brunetto VL, Zaino RJ, Spirtos NM, Bloss JD, et al. A phase III trial of surgery with or without adjunctive external pelvic radiation therapy in intermediate risk endometrial adenocarcinoma: a Gynecologic Oncology Group study. Gynecologic Oncology Group [published erratum appears in Gynecol Oncol 2004;94:241–2]. Gynecol Oncol. 2004;92:744–51. (Level I).

[58] Creutzberg CL, van Putten WL, Koper PC, Lybeert ML, Jobsen JJ, Warlam-Rodenhuis CC, et al. Survival after relapse in patients with endometrial cancer: results from a randomized trial. PORTEC Study Group. Gynecol Oncol. 2003;89:201–9. (Level I).

[59] Nout RA, Smit VT, Putter H, Jurgenliemk-Schulz IM, Jobsen JJ, Lutgens LC, et al. Vaginal brachytherapy versus pelvic external beam radiotherapy for patients with endometrial cancer of high-intermediate risk (PORTEC-2): an open-label, non-inferiority, randomised trial. PORTEC Study Group. Lancet. 2010;375:816–23. (Level I).

[60] Pecorelli S. Revised FIGO staging for carcinoma of the vulva, cervix,

and endometrium [published erratum appears in Int J Gynaecol Obstet 2010;108:176]. Int J Gynaecol Obstet. 2009;105:103–4. (Level III).

[61] Bristow RE, Zerbe MJ, Rosenshein NB, Grumbine FC, Montz FJ. Stage IVB endometrial carcinoma: the role of cytoreductive surgery and determinants of survival. Gynecol Oncol. 2000;78:85–91. (Level III).

[62] Chi DS, Welshinger M, Venkatraman ES, Barakat RR. The role of surgical cytoreduction in Stage IV endometrial carcinoma. Gynecol Oncol. 1997;67:56–60. (Level II-3).

[63] Goff BA, Goodman A, Muntz HG, Fuller AF Jr, Nikrui N, Rice LW. Surgical stage IV endometrial carcinoma: a study of 47 cases. Gynecol Oncol. 1994;52:237–40. (Level III).

[64] Campagnutta E, Giorda G, De Piero G, Sopracordevole F, Visentin MC, Martella L, et al. Surgical treatment of recurrent endometrial carcinoma. Cancer. 2004;100:89–96. (Level III).

[65] Awtrey CS, Cadungog MG, Leitao MM, Alektiar KM, Aghajanian C, Hummer AJ, et al. Surgical resection of recurrent endometrial carcinoma. Gynecol Oncol. 2006;102:480–8. (Level III).

[66] Barakat RR, Goldman NA, Patel DA, Venkatraman ES, Curtin JP. Pelvic exenteration for recurrent endometrial cancer. Gynecol Oncol. 1999;75:99–102. (Level III).

[67] Barlin JN, Puri I, Bristow RE. Cytoreductive surgery for advanced or recurrent endometrial cancer: a meta-analysis. Gynecol Oncol. 2010;118:14–8. (Meta-analysis).

[68] Homesley HD, Filiaci V, Gibbons SK, Long HJ, Cella D, Spirtos NM, et al. A randomized phase III trial in advanced endometrial carcinoma of surgery and volume directed radiation followed by cisplatin and doxorubicin with or without paclitaxel: a Gynecologic Oncology Group study. Gynecol Oncol. 2009;112:543–52. (Level I).

[69] Geller MA, Ivy J, Dusenbery KE, Ghebre R, Isaksson Vogel R, Argenta PA. A single institution experience using sequential multimodality adjuvant chemotherapy and radiation in the "sandwich" method for high risk endometrial carcinoma. Gynecol Oncol. 2010;118:19–23. (Level III).

[70] Geller MA, Ivy JJ, Ghebre R, Downs LS Jr, Judson PL, Carson LF, et al. A phase II trial of carboplatin and docetaxel followed by radiotherapy given in a "sandwich" method for stage III, IV, and recurrent endometrial cancer. Gynecol Oncol. 2011;121:112–7. (Level III).

[71] Onda T, Yoshikawa H, Mizutani K, Mishima M, Yokota H, Nagano H, et al. Treatment of node-positive endometrial cancer with complete node dissection, chemotherapy and radiation therapy. Br J Cancer. 1997;75:1836–41.

[72] Sovak MA, Hensley ML, Dupont J, Ishill N, Alektiar KM, Abu-Rustum N, et al. Paclitaxel and carboplatin in the adjuvant treatment of patients with high-risk stage III and IV endometrial cancer: a retrospective study. Gynecol Oncol. 2006;103:451–7. (Level III).

[73] Hidaka T, Nakamura T, Shima T, Yuki H, Saito S. Paclitaxel/carboplatin versus cyclophosphamide/adriamycin/cisplatin as postoperative adjuvant chemotherapy for advanced endometrial adenocarcinoma. J Obstet Gynaecol Res. 2006;32:330–7. (Level III).

[74] Marnitz S, Köhler C, Gharbi N, Kunze S, Jablonska K, Herter J. Evolution of adjuvant treatment in endometrial cancer-no evidence and new questions? Strahlenther Onkol. 2018;194:965–74.

[75] Fiorica JV, Brunetto VL, Hanjani P, Lentz SS, Mannel R, Andersen W. Phase II trial of alternating courses of megestrol acetate and tamoxifen in advanced endometrial carcinoma: a Gynecologic Oncology Group study. Gynecol Oncol. 2004;92:10–4. (Level II-3)

[76] Benedet JL, Bender H, Jones H 3rd, Ngan HY, Pecorelli S. FIGO staging classifications and clinical practice guidelines in the management of gynecologic cancers. FIGO Committee on Gynecologic Oncology. Int J Gynaecol Obstet. 2000;70:209–62.

[77] Lee NK, Cheung MK, Shin JY, Husain A, Teng NN, Berek JS, Kapp DS, Osann K, Chan JK. Prognostic factors for uterine cancer in reproductive-aged women. Obstet Gynecol. 2007;109:655–62.

[78] Duska LR, et al. Endometrial cancer in women 40 years old or younger. Gynecol Oncol. 2001;83:388–93.

[79] Evans-Metcalf ER, Brooks SE, Reale FR, Baker SP. Profile of women 45 years of age and younger with endometrial cancer. Obstet Gynecol.

1998;91:349–54.

[80] Kim YB, Holschneider CH, Ghosh K, Nieberg RK, Montz FJ. Progestin alone as primary treatment of endometrial carcinoma in premenopausal women. Cancer. 1997;79:320–7.

[81] Kim JJ, Chapman-Davis E. Role of progesterone in endometrial cancer. Semin Reprod Med. 2010;28:81–90.

[82] Emons G, Fleckenstein G, Hinney B, Huschmand A, Heyl W. Hormonal interactions in endometrial cancer. Endocr Relat Cancer. 2000;7:227–42.

[83] Gotlieb WH, Beiner ME, Shalmon B, Korach Y, Segal Y, Zmira N, Koupolovic J, Ben-Baruch G. Outcome of fertility-sparing treatment with progestins in young patients with endometrial cancer. Obstet Gynecol. 2003;102:718.

[84] Ramirez PT, Frumovitz M, Bodurka DC, Sun CC, Levenback C. Hormonal therapy for the management of grade 1 endometrial adenocarcinoma: a literature review. Gynecol Oncol. 2004;95:133–8.

[85] Liou W-S, Yap OWS, Chan JK, Westphal LM. Innovations in fertility preservation for patients with gynecologic cancers. Fertil Steril. 2005;84:1561–73.

[86] Yahata T, Fujita K, Aoki Y, Tanaka K. Long-term conservative therapy for endometrial adenocarcinoma in young women. Hum Reprod. 2006;21:1070–5.

[87] Falcone F, Laurelli G, Losito S, Di Napoli M, Granata V, Greggi S. Fertility preserving treatment with hysteroscopic resection followed by progestin therapy in young women with early endometrial cancer. J Gynecol Oncol. 2017;28(1):e2.

[88] Kesterson JP, et al. Fertility-sparing treatment of endometrial cancer: options, outcomes and pitfalls. Gynecol Oncol. 23(2):120–4. https://doi.org/10.3802/jgo.2012.23.2.120.

[89] US Food & Drug Administration (FDA). Mirena (levonorgestrel-releasing intrauterine system) [Internet]. Silver Spring, MD: FDA; c2009. [cited 2012 Mar 1]. Available from http://www.fda.gov/Safety/MedWatch/SafetyInformation/Safety-RelatedDrugLabelingChanges/ucm119274.htm.

[90] Corzo C, Barrientos Santillan N, Westin SN, Ramirez PT. Updates on conservative management of endometrial cancer. J Minim Invasive Gynecol. 2018;25(2):308–13.

[91] Chiva L, Lapuente F, González-Cortijo L, Carballo N, García JF, Rojo A, Gonzalez-Martín A. Sparing fertility in young patients with endometrial cancer. Gynecol Oncol. 2008;111:S101–4.

[92] Gunderson CC, Fader AN, Carson KA, et al. Oncologic and reproductive outcomes with progestin therapy in women with endometrial hyperplasia and grade 1 adenocarcinoma: a systematic review. Gynecol Oncol. 2012;125:477–82.

[93] Ramirez PT, Frumovitz M, Bodurka DC, et al. Hormonal therapy for the management of grade 1 endometrial adenocarcinoma: a literature review. Gynecol Oncol. 2004;95:133–8.

[94] Royal College of Obstetricians and Gynecologist. Management of Endometrial Hyperplasia. RCOG/BSGE Green-top Guidelines, No.167, February 2016.

[95] Gusberg SB, Kaplan AL. Precursors of corpus cancer: IV. Adenomatous hyperplasia as stage o carcinoma of the endometrium. Am J Obstet Gynecol. 1963;87:662–78.

[96] Mutter GL, Baak JP, Crum CP, Richart RM, Ferenczy A, Faquin WC. Endometrial precancer diagnosis by histopathology, clonal analysis, and computerized morphometry. J Pathol. 2000;190:462–9.

[97] Mutter GL. Endometrial intraepithelial neoplasia (EIN): will it bring order to chaos? Gynecol Oncol. 2000/2003;76:287–90.

[98] Mutter GL, Kauderer J, Baak JP, Alberts D, Gynecologic Oncology Group. Biopsy histomorphometry predicts uterine myoinvasion by endometrial carcinoma: a Gynecologic Oncology Group study. Hum Pathol. 2008;39:866–74.

[99] Mazzon I, Corrado G, Masciullo V, Morricone D, Ferrandina G, Scambia G. Conservative surgical management of stage IA endometrial carcinoma for fertility preservation. Fertil Steril. 2010;93:1286–9.

[100] Di Spiezio SA, Mazzon I, Gargano V, Di Carlo C, Guida M, Mignogna C, Bifulco G, Nappi C. Hysteroscopic treatment of atypical polypoid adenomyoma diagnosed incidentally in a young infertile woman. Fertil Steril. 2008;89:456.e9–12.

[101] Casadio P, et al. Fertility-sparing treatment of endometrial cancer with initial infiltration of myometrium by resectoscopic surgery: a pilot study. Oncologist. 2018;23:478–80.

第三篇

第 16 章　宫腔镜检查与异常子宫出血
Hysteroscopy and Abnormal Uterine Bleeding (AUB)

Sergio Haimovich　Roberto Liguori　著

徐　云　陈京京　译

一、概述

约有 30% 的未妊娠女性在生育年龄阶段患有异常子宫出血（abnormal uterine bleeding，AUB）。传统的定义对于 AUB 不能充分体现病因、指导治疗[1, 2]（图 16–1 至图 16–11）。

2011 年，根据 AUB 的病因和严重程度[3]（表 16–1 和表 16–2），国际妇产科联合会（FIGO）发布了 AUB 的新分类（PALM COEIN 分类）。

由来自六大洲 17 个国家的国际组织确定的这一新分类的目标是通过标准的方法促进 AUB 的临床诊疗和研究[4-6]。

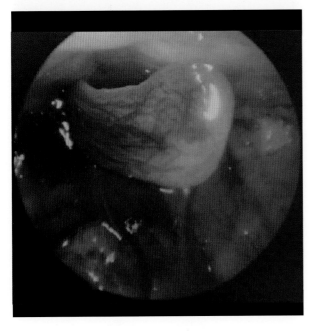

▲ 图 16-1　宫颈息肉

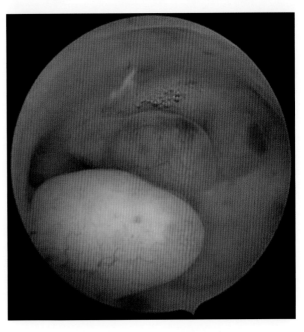

▲ 图 16-2　子宫内膜息肉

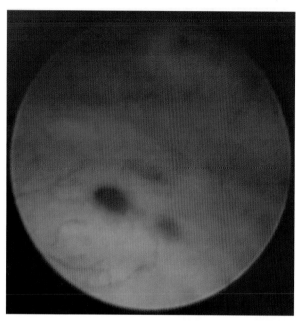

▲ 图 16-3　子宫腺肌病

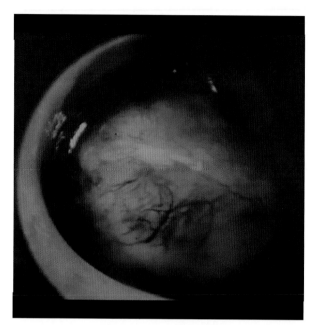

▲ 图 16-4　G_0 黏膜下肌瘤

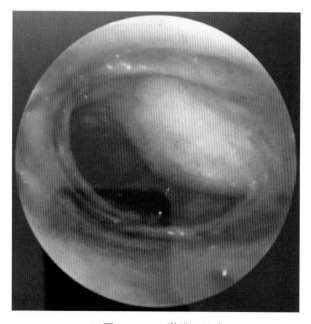

▲ 图 16-5　G_1 黏膜下肌瘤

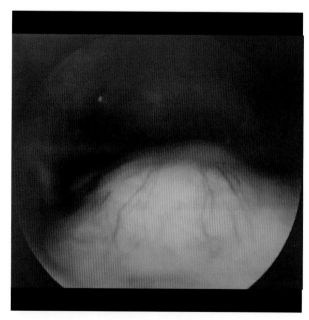

▲ 图 16-6　G_2 黏膜下肌瘤

图片由 Dott. Raffaele Paoletti，MD，Italy 提供

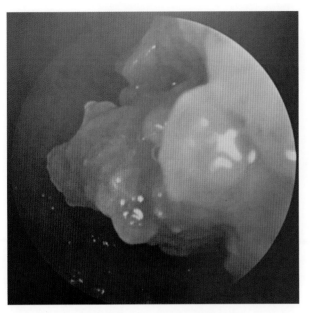

▲ 图 16-7　子宫内膜增生

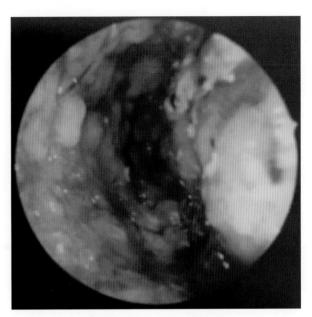

▲ 图 16-8　子宫内膜癌

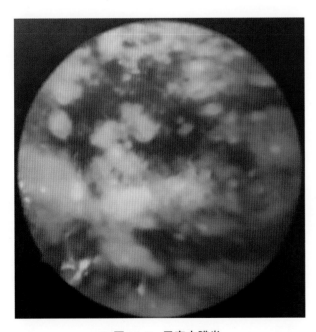

▲ 图 16-9　子宫内膜炎

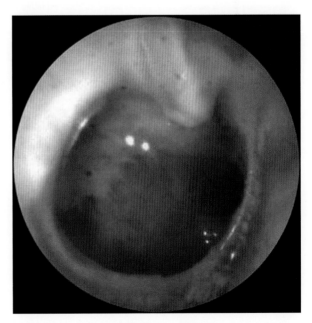

▲ 图 16-10　憩室

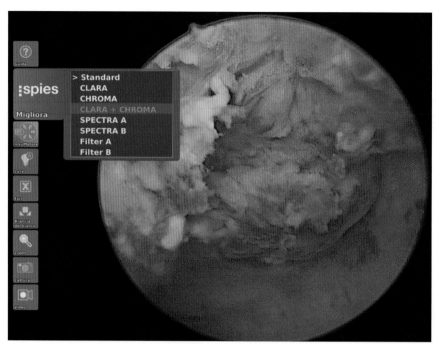

▲ 图 16-11　**MAV**

图片由 Dott. Stefano Calzolari，MD，Italy 提供

表 16-1　**PALM COEIN 分类（2011）**

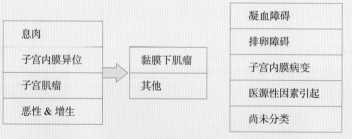

国际妇产科联合会（FIGO）
子宫肌瘤分类

息肉		凝血障碍
子宫内膜异位	→ 黏膜下肌瘤	排卵障碍
子宫肌瘤	其他	子宫内膜病变
恶性 & 增生		医源性因素引起
		尚未分类

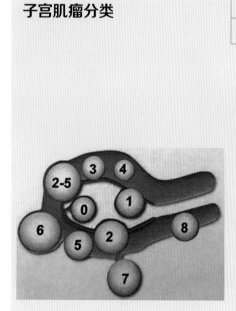

		编号	描述
SM- 黏膜下肌瘤		0	有蒂的黏膜下肌瘤
		1	< 50% 内凸的黏膜下肌瘤
		2	≥ 50% 内凸的黏膜下肌瘤
O- 其他		3	表面覆盖子宫内膜的肌壁间肌瘤
		4	肌壁间肌瘤
		5	≤ 50% 外凸的浆膜下肌瘤
		6	< 50% 外凸的浆膜下肌瘤
		7	带蒂的浆膜下肌瘤
		8	其他（特殊类型的，如宫颈肌瘤、寄生肌瘤）
混合瘤（同时累及子宫内膜和浆膜）		用两个以连字符 – 连接起来的数字来表示，通常第一数字表示肌瘤与子宫内膜的关系，后一个数字表示肌瘤与浆膜的关系。例知：	
		2-5	肌瘤内凸向宫腔外凸向浆膜，但均不超过其直径的 50%

©Malcolm G. Munro, MD

表 16-2　**PALM COEIN 分类（2018）**

系统 2 分类	变　化
AUB-A	完善了超声诊断标准
AUB-L	将 3 型归为黏膜下子宫肌瘤 类型定义及区别 区分 0 型和 1 型、6 型和 7 型 区分 2 型和 3 型、4 型和 5 型
AUB-C	不再包含 AUB 与损害凝血功能的药物有关，现在包含在 AUD-I 里
AUB-I	现在包括所有医源性相关的 AUB，包括使用抗凝药物或被认为干扰排卵的药物
AUB-O	诊断标准根据系统 1 的修订而变化 不再包括与已知或怀疑干扰排卵的药物有关的排卵障碍
AUB-N	类别名称从"尚未分类"改为"不另分类" 简要讨论了 AUB 的潜在新病因，即下段剖宫产术后所谓的子宫"龛"或峡部膨出

AUB. 异常子宫出血

旧的定义如月经过多，子宫出血，子宫功能障碍和月经频发已经过时。

2018 年，人们对 AUB 的潜在的病因进行了分类修订（PALM COEIN）[7]。

二、子宫内膜息肉和宫颈息肉（AUB-P）

子宫内膜息肉和宫颈息肉是生殖年龄的常见疾病。它们通常是没有临床症状的，有时是 AUB 的常见原因 [8]。

诊断基于超声、生理盐水灌注超声、宫腔镜和组织病理学检查。

通常息肉是良性的，但有很小的比例是非典型或恶性病变，即使在年轻女性中也是如此 [9, 10]。

可以使用外鞘小的宫腔检查镜和电切镜，在一个舒适和安全的工作环境下进行"即诊即治"。

三、子宫腺肌病（AUB-A）

子宫腺肌病是育龄期女性常见的妇科疾病，其特征是异位的子宫内膜腺体和间质存在于子宫肌层 [11]。

该病患病率为 5%～70%，并且子宫腺肌病和 AUB 之间的关系在文献中尚不清楚。

在过去，明确子宫腺肌病的唯一方法是子宫切除后的病理诊断。

如今，影像学例如 MRI 和超声具有特定的影像诊断标准 [12, 13]。

研究表明，与 MRI 相比二维经阴道超声检查对子宫腺肌病的诊断具有相似的敏感性和特异性 [14-17]。

宫腔镜检查不是子宫腺肌症的一线诊断和治疗方法，仅在局灶性或弥漫性浅表性病例中才是可行的选择 [18]。

在宫腔镜检查时，可能会剥离浅表局灶腺肌瘤或消融出血灶直径小于 1.5cm 的囊性病变。

浅表子宫腺肌瘤结节＞ 1.5cm 及弥漫性浅表子宫腺肌病时，建议采用电切法。

四、子宫平滑肌瘤（AUB-L）

子宫肌瘤是育龄女性中最常见的肿瘤。

通常情况下无症状，但也会像息肉一样，引起 AUB[19-21]。

通常对肌瘤的描述包括数量、大小、位置（黏膜下、壁内、浆膜下）及宫腔内的定位（上段、下段、子宫颈、前、后、外侧）。

AUB 是黏膜下肌瘤的典型和常见症状，由于肌壁的变形和子宫内膜表面的增加，通常可以通过超声诊断。宫腔镜检查是金标准诊断。大多数肌瘤组织学上是良性的，但是在极少数情况下可能发生恶性。

在 PALM COEIN 分类修订版（PALM COEIN，2018）中，还对子宫肌瘤进行了亚分类。

五、恶性肿瘤和增生（AUB-M）

尽管在年轻女性中，恶性肿瘤和增生是罕见的疾病，但却可以引起 AUB。

在超声影像中怀疑恶性，通过组织学可以被证实，可使用 Cournier 或 Pipelle 等抽吸活检，通过宫腔镜检查的定向活检来明确诊断[22-24]。

在某些特定的病例中，特别是对于不孕患者，可以进行宫腔镜治疗，但必须进行严密随访。

六、凝血障碍（AUB-C）

该类疾病包括通常与 AUB 相关的各种凝血障碍疾病[25-30]。

最常见的原因有 von Willebrand 因子缺乏、Glanzmann 血小板减少症、重度地中海贫血。

在青少年中，约有 10% 的 AUB 存在凝血问题。氨甲环酸的使用可能对某些人有益。

七、排卵功能障碍（AUB-O）

通常，AUB 与内分泌疾病（如多囊卵巢综合征、甲状腺疾病、高泌乳素血症、肥胖、体重减轻，或处于青春期和绝经前）有关[31]。

有时可能是医源性原因引起的，如使用吩噻嗪类和三环类抗抑郁药；后者已被列入 PALM COEIN 分类修订版（PALM COEIN，2018）的医源性因素中。

八、子宫内膜病变（AUB-E）

当 AUB 的发生没有明确的可疑原因时，可能是由于某些血管收缩物质（如内皮素 -1 或前列腺素 f_{2a}）的局部生成缺乏或血管扩张素（如前列腺素 E_2 和前列环素）的局部生成增加而引起的子宫内膜出血异常的原发病。

引起子宫内膜疾病的其他次要原因是子宫内膜的病变，如子宫内膜炎。研究表明子宫内膜炎的组织病理学诊断与 AUB 之间存在联系[32]。

在宫腔镜检查中出现子宫内膜水肿，弥漫性充血和小于 1mm 的子宫内膜息肉时，会疑似子宫内膜炎。

组织病理学可确诊浅表间质水肿、间质密度增加，以及淋巴细胞和浆细胞（CD138）为主的多种浸润。

九、医源性因素（AUB-I）

LNG-IUS 之类的节育器，甚至某些药物也会引起 AUB[33]。

性腺类固醇激素，如雌激素、孕激素和雄激素，通过影响下丘脑、垂体，甚至卵巢，控制卵巢类固醇激素生成，并对子宫内膜产生直接影响[34]。

能够引起 AUB 的药物包括吩噻嗪类、三环抗抑郁药和抗凝血药（如低分子量肝素），其表现与 AUB-C 疾病相似。

PALM COEIN 分类修订版（PALM COEIN，2018）包括非维生素 K 拮抗药（如利伐沙班）对月经出血的影响更大[35]。

十、尚未分类（AUB-N）

此类现在称为"不另分类"，其中包括一些子宫体结构异常，如子宫动静脉畸形[36-38] 或宫颈上段"膨出"的剖宫产后憩室，有时会引起 AUB[39, 40]。

子宫动静脉畸形可能会导致 AUB，但由于缺乏基础研究，病因尚未明确。

子宫动静脉畸形（UAVM）很罕见，主要发生于子宫内膜损伤后，先天性发病者较少。

出现的症状可能是子宫反复出现大量出血。

多普勒超声和宫腔镜检查可发现疑似 UAVM；盆腔 MRI 也有一定作用。

血管造影可确诊，栓塞是治疗选择之一。

十一、总结

宫腔镜检查是子宫异常出血时检查子宫腔的金标准。

阴道内镜检查方法的优势是外径小、侵入性小、安全无痛，且无须麻醉或镇痛。

医疗保健专业人员应具备宫腔镜诊疗所需的技能和专业知识。

修订后的 PALM COIEN 分类，其优势在于，统一的标准及其在临床和研究人员中的普遍适用性，扩大了 AUB 临床研究和基础研究的视野。

参考文献

[1] Woolcock JG, Critchley HO, Munro MG, Broder MS, Fraser IS. Review of the confusion in current and historical terminology and definitions of disturbances of menstrual bleeding. Fertil Steril. 2008;890(6):2269–80.

[2] Fraser IS, Critchley HO, Munro MG, Broder M. Can we achieve international agreement on terminology and definitions used to describe abnormalities of menstrual bleeding? Hum Reprod. 2007;22(3):635–43.

[3] Munro MG, Critchley HO, Fraser IS. The FIGO classification system PALM COEIN of causes of abnormal uterine bleeding. Int J Gynecol

Obstet. 2011;113:1–2.

[4] Madhra M, Fraser IS, Munro MG, Critckley HO. Abnormal uterine bleeding: advantages of formal classification to patients, clinicians and researchers. Acta Obstet Gynecol Scand. 2014;93(7):619–25.

[5] Toz E, Sanci M, Ozcan A, Beyan E, Inan AH. Comparison of classic terminology with the FIGO PALM COEIN system for classification of the underlying causes of abnormal uterine bleeding. Int J Gynaecol Obstet. 2016;133(3):325–8.

[6] Shubham D, Kawthalkar AS. Critical evaluation of the PALM COEIN classification system among women with abnormal uterine bleeding in low-resource settings. Int J Gynecol Obstet. 2018;141(2):217–21.

[7] Munro MG, Critchley HO, Fraser IS. The two FIGO systems for normal and abnormal uterine bleeding symptoms and classification of causes of abnormal uterine bleeding in reproductive years: 2018 revisions. Int J Gynaecol Obstet. 2018;143:393–408. https://doi.org/10.1002/ijgo.12666. [Epub ahead of print].

[8] Anastasiadis PG, Koutlaki NG, Skaphida PG, Galazios GC, Tsikouras PN, Liberis VA. Endometrial polyps: prevalence, detection and malignant potential in women with abnormal uterine bleeding. Eur J Oncol. 2000;21(2):180–3.

[9] Shusan A, Revel A, Rojansky N. How often are endometrial polyps malignant? Gynecol Obstet Invest. 2004;58(4):212–5.

[10] Daniele A, Ferrero A, Maggiorotto F, Perrini G, Volpi E, Sismondi P. Suspecting malignancy in endometrial polyps: value of hysteroscopy. Tumori. 2013;99(2):204–9.

[11] Gordts S, Brosens JJ, Fusi L, Benagiano G, Brosens I. Uterine adenomyosis: a need for uniform terminology and consensus classification. Reprod Med Online. 2008;17(2):244–8.

[12] Dueholm M. Transvaginal ultrasounds for diagnosis of adenomyosis: a review. Best Res Clin Obstet Gynaecol. 2006; 20(4):569–82.

[13] Van den Bosch T, de Bruijn AM, de Leeuw RA, Dueholm M, Exacoustos C, Valentin L, Bourne T, Timmerman D, Houirne JAF. A sonographic classification and reporting system for diagnosis of adenomyosis. Ultrasound Obstet Gynecol. 2019;53:576–82. https://doi.org/10.1002/uog.19096. [Epub ahead of print].

[14] Van den Bosch T, Dueholm M, Leone FP, Valentin L, Rasmussen CK, Votino A. Terms, definitions and measurements to describe sonographic features of myometrium and uterine masses: a consensus opinion from the Morphological Uterus Sonographic Assessment (MUSA) group. Ultrasound Obstet Gynecol. 2015;46(3):284–98.

[15] Dueholm M, Lundorf E, Hansen ES, Sorensen JS, Leterdoug S, Olesen F. Magnetic resonance imaging and transvaginal ultrasonography for the diagnosis of adenomyosis. Fertil Steril. 2001;676(3):588–94.

[16] Bazot M, Darai E. Role of transvaginal sonography and magnetic resonance imaging in the diagnosis of uterine adenomyosis. Fertil Steril. 2018;109(3):389–97.

[17] Champaneria R, Abedin P, Daniels J, Balogun M, Khan KS. Ultrasound scan and magnetic resonance imaging for the diagnosis of adenomyosis: systematic review comparing test accuracy. Acta Obstet Gynecol Scand. 2018;89(11):1374–84.

[18] Di Spiezio Sardo A, Calagna G, Santangelo F, Zizolfi B, Tanos V, Perino A, De Wilde RL. The role of hysteroscopy in the diagnosis and treatment of adenomyosis. Biomed Res Int. 2017;2017:2518396.

[19] Lasmar RB, Lasmar BP. The role of leiomyomas in the genesis of abnormal uterine bleeding. (AUB). Best Pract Res Clin Obstet Gynaecol. 2017;40:82–8.

[20] Munoz JL, Jimenez JS, Hernandez C, Vaquero G, Perez Sagaseta C, Noguero R, Miranda P, Hernandez JM, De la Fuente P. Hysteroscopic myomectomy: our experience and review. JSLS. 2003;7(1):39–48.

[21] Casadio P, Guasina F, Morra C, Talamo MT, Leggieri C, Frisoni M, Seracchioli R. Hysteroscopic myomectomy: techniques and preoperative assessment. Minerva Ginecol. 2016;68(2):154–66.

[22] Gawron I, Loboda M, Babczyk D, Ludwin I, Basta P, Pitynski K, Ludwin A. Endometrial cancer and hyperplasia rate in women before menopause with abnormal uterine bleeding undergoing endometrial sampling. Przegl Lek. 2017;74(4):139–43.

[23] Lasmar RB, Barrozo PR, de Oliveira MA, Coutinho ES, Dias R. Validation of hysteroscopy view in cases of endometrial hyperplasia and cancer in patients with abnormal uterine bleeding. J Minim Invasive Gynecol. 2006;13(5):409–12.

[24] Farquhar M, Lethaby A, Sowter M, Verry J, Baranyai J. An evaluation of risk factors for endometrial hyperplasia in premenopausal women with abnormal menstrual bleeding. Am J Obstet Gynecol. 1999;181(3):525–9.

[25] Kouides PA, Conard J, Peyvandi F, Lukes A, Kadir R. Hemostasis and menstruation: appropriate investigation for underlying disorders of hemostasis in women with excessive menstrual bleeding. Fertil Steril. 2005;84(5):1345–51.

[26] Munro MG, Lukes AS. Abnormal uterine bleeding and underlying hemostatic disorders: report of a consensus process. Fertil Steril. 2005;84(5):1335–7.

[27] Shankar M, Lee CA, Sabin CA, Economides DL, Kadur RA. von Willebrand disease in women with metrorrhagia: a systematic Review. BJOG. 2004;111(7):734–40.

[28] Smith SK, Abel MH, Kelly RW, Baird D. A role of prostacyclin in excessive menstrual bleeding. Lancet. 1981;1(8219):522–4.

[29] Smith SK, Abel MH, Kelly RW, Bairdt DT. Prostaglandin synthesis in the endometrium of women with ovular dysfunctional uterine bleeding. Br J Obstet Gynecol. 1981;88(4):434–42.

[30] Gleeson NC. Cyclic changes in endometrial tissue plasminogen activator and plasminogen activator inhibitor type 1 in women with normal menstruation and essential menorrhagia. Am J Obstet Gynecol. 1994;171(1):178–83.

[31] Munro MG. Dysfunctional uterine bleeding; advances in diagnosis and treatment. Curr Opin Obstet Gynecol. 2001;13(5):475–89.

[32] Heatley MK. The association between clinical and pathological features in histologically identified chronic endometritis. J Obstet Gynecol. 2004;24(7):801–3.

[33] Cox M, Tripp J, Blacksell S. Clinical performance of the levonorgestrel intrauterine system in routine use by the UK Family Planning and Reproductive Health Research Network: 5 years report. J Fam Plann Reprod Health Care. 2002;28(2):73–7.

[34] Munro MG, Mainor N, Basu R, Brisinger M, Barreda L. Oral medroxyprogesterone acetate and combination oral contraceptives for acute bleeding: a randomized controlled trial. Obstet Gynecol. 2006;108(4):924–9.

[35] De Crem N, Peerlinck K, Vanassche T, Vanheule K, Debaveye B, Middeldorp S. Abnormal uterine bleeding in VTE patients treated with rivaroxaban compared to vitamin K antagonists. Thromb Res. 2015;136(4):749–53.

[36] Calzolari S., Cozzolino M., Castellacci E. Le malformazioni uterine artero-venose. Chirurgia isteroscopica focus on. Ed. Laterza; 2017. pp. 203–16.

[37] Sanguin S, Lanta-Delmas S, Le Blanche A, Grardel- Chambenoit E, Merviel P, Gondry J, Fauvet R. Uterine arteriovenous malformations: diagnosis and treatment. Gynecol Obstet Fertil. 2011;39(12):722–7.

[38] Yonn DJ, Jones M, Taani JA, Buhimschi C, Dowell JDA. Systematic review of acquired uterine arteriovenous malformations: pathophysiology, diagnosis and transcatheter treatment. AJP Rep. 2016;6(1):6–14.

[39] Tulandi T, Cohen H. Emerging manifestations of cesarean scar defects in reproductive-aged women. J Minim Invasive Gynecol. 2016;23(6): 893–902.

[40] Bij de Vaate A, van der Voet LF, Naji O, Witmer M, Veersema S. Brolmann HA Prevalence, potential risk factors for development and symptoms related to the presence of uterine niches following Cesarean section: systematic review. Ultrasound Obstet Gynecol. 2014;43(4): 372–82.

第 17 章 宫腔镜检查与不孕症
Hysteroscopy and Infertility

Attilio Di Spiezio Sardo Alessandro Conforti Enrica Mastantuoni Carlo Alviggi Jose Jimenez **著**

徐 云 陈京京 **译**

一、概述

子宫因素是女性不孕的一个重要原因，对胚胎着床和胎盘的形成过程都有影响 [1-3]。胚胎和子宫腔之间复杂的相互作用是胚胎着床和胚胎发育初期的重要因素 [1]。

宫腔镜检查是评估子宫因素的金标准，可直接观察宫腔，在大多数情况下，无须住院或麻醉即可立即治疗子宫内病变 [4]。

迄今为止，宫腔镜检查在不孕不育夫妇的初步评估中的作用仍存在争论。根据 NICE 和 ASRM 指南，除非采用侵入性较小且成本较高的诊断方法，如超声宫腔造影和子宫输卵管造影术显示子宫异常，否则不应常规提供此手术 [5, 6]。另一方面，众所周知，宫腔镜检查是诊断子宫内疾病的确切方法 [6]。此外，宫腔镜技术可以显著降低与住院相关的成本和并发症，并可以保证快速康复 [7]。最后"即诊即治"宫腔内疾病，能够减少不孕症的诊疗时间，争取尽快妊娠 [3]。确实，由于世界范围内记录的平均生育年龄急剧后延，缩短诊疗后妊娠时间是一个至关重要的问题 [8]。

最新的一项系统回顾和 Meta 分析表明，宫腔镜检查在不孕夫妇不同阶段检查治疗中能够显著改善诊断和治疗效果 [3]。总而言之，宫腔镜检查治疗子宫内异常（如子宫内膜息肉或黏膜下肌瘤）可能有助于增加无法解释的不孕妇女的妊娠机会。

此外，也有证据表明，宫腔镜检查的好处超出宫腔异常的治疗范围。没有宫腔内病变的不孕妇女在 IVF 之前接受宫腔镜检查和没有接受宫腔镜检查相比较，其妊娠率（RR 1.45）和活产率（RR 1.48）显著更高。它所带来的益处与生理盐水冲洗宫腔 [9] 和促进胚胎移植 [3] 有关。此外，子宫内膜的唯一宫腔镜检查，其操作（宫腔镜检查"搔刮"）能够通过调节编码植入相关因子的基因的表达来改善子宫内膜的容受性，这些相关因子包括糖蛋白 A、层粘连蛋白 α_4、整联蛋白 α_6 和基质金属蛋白酶 –1 [10, 11]。

在那些反复植入失败（RIF）的患者中也观察到了相关的影响（RR 1.41）。宫腔镜检查的评估和子宫内膜搔刮是无法解释病因的 RIF 患者的一种有价值的选择（证据水平 1+）[12]。

在本章中，我们展示了一系列成功的宫腔镜手术，治疗与不孕症相关的较罕见的子宫畸形。

二、慢性子宫内膜炎

慢性子宫内膜炎是一种影响子宫内膜的局部炎症性疾病。其特点是子宫内膜间质区域异常浆细胞（PC）浸润，认为是表面黏膜水肿变化，间质细胞密度升高，上皮细胞与间质成纤维细胞之间游离[13, 14]。据报道，在怀疑有盆腔炎的女性中，这种疾病的患病率极高（约72%）[15]。由于轻度或可忽略的临床表现，子宫内膜炎通常被临床医生漏诊。然而，与不孕和新生儿并发症的相关关系正在不断被证实[13, 16]。例如，组织病理学慢性间质炎和蜕膜浆细胞浸润与多种新生儿并发症如早产和新生儿脑室周围白质软化/脑瘫有关[13, 17]。此外，最近的研究表明，慢性子宫内膜炎在不明原因的不孕患者中非常普遍，治疗可以显著改善这些女性的自然妊娠率和活产率[17]（图17-1）。

三、子宫腺肌病

子宫腺肌病由子宫内膜腺体和间质在子宫平滑肌层增生所致。子宫内膜间质和腺体以浸润形式广泛分布，通常会导致子宫体积增加和痛苦的症状[18]。在局灶性病变中，病变通常表现为结节状聚集，可能是实性的（"经典"腺肌瘤）或囊性（子宫腺肌瘤样囊肿）[19]。由于缺乏公认的组织病理学诊断标准，子宫腺肌病的发病率变化很大，达5%～70%[20]。子宫腺肌病通常以盆腔疼痛和子宫异常出血为特征，但也有报道其对不育症和ART结果有影响[21, 22]。最近的一项Meta分析表明，患有子宫腺肌病的女性与未患病女性相比，其临床妊娠率降低了28%[22]。由于临床妊娠和着床率降低，以及早期流产的风险增加，子宫腺肌病也对IVF/ICSI结果产生负面影响。总之，子宫腺肌病对IVF/ICSI结局的不利影响与临床妊娠的概率降低和早期妊娠风险增加有关。对于这种作用，有多种生物学上的解释，包括慢性炎症、局部雌激素生成的增加、子宫输卵管异常和黏附分子的改变、细胞增殖、凋亡和自由基代谢紊乱[23]。

宫腔镜检查能用于局灶性或弥散性浅表腺肌症的诊断。非住院的门诊宫腔镜检查也可以治疗其微小的病变（图17-2）。

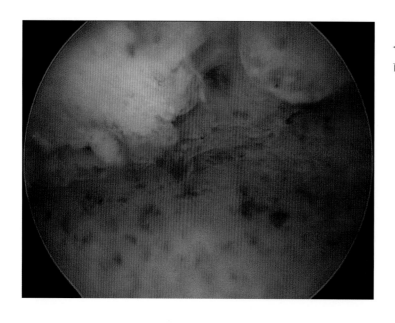

◀ **图 17-1 慢性子宫内膜炎的宫腔镜检查**
前壁明显可见间质水肿和微小息肉

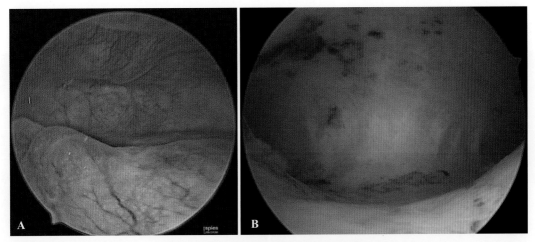

▲ 图 17-2 宫腔镜对子宫腺肌病诊断及治疗

A. 宫腔镜下图像显示子宫腺肌病，子宫基底层黏膜显示不规则充血；B. 宫腔镜下图像显示同样的患者 3 个周期的 GnRH 类似物治疗后，黏膜萎缩规则，子宫腺肌症炎症表现消失

四、子宫畸形

先天性子宫畸形与胚胎着床异常有关，并可能影响胎盘形成 [1, 24]。据估计，反复流产的妇女子宫畸形率很高。欧洲人类生殖和胚胎学学会（ESHRE）和欧洲妇科内镜学会（ESGE）认识到女性生殖器异常的临床意义，最近成立了一个名为 CONUTA（先天性泌尿生殖系统异常）的共同工作小组，开发一个新的更新分类，主要基于子宫解剖 [25]。在子宫畸形中，级别 U_1 / 子宫畸形定义为子宫轮廓正常但子宫腔形态异常的子宫。I 级又分为以下三类。

- U_{1a} 类或 T 形子宫，其特征是子宫腔狭窄，子宫壁增厚，2/3 子宫体和 1/3 宫颈。
- U_{1b} 级或幼稚型子宫，其特征在于子宫腔狭窄，无肌壁增厚，1/3 子宫体和 2/3 宫颈。
- U_{1c} 级其他所有微小宫腔畸形，包括那些子宫中线内陷＜子宫壁厚度的 50% 的畸形子宫。

U_1 级子宫与子宫内膜容受性和生殖结果差有关 [1, 26]。宫腔镜下的子宫成形术改善了具有 T 形子宫和原发性不孕病史妇女的自然受孕能力 [27]（图 17-3 和图 17-4）。

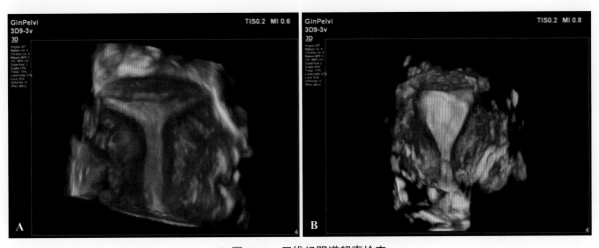

▲ 图 17-3 三维经阴道超声检查

HOME-DU 切除之前（A）和之后（B）的 T 形子宫；注意子宫腔体积的增加和形态的恢复

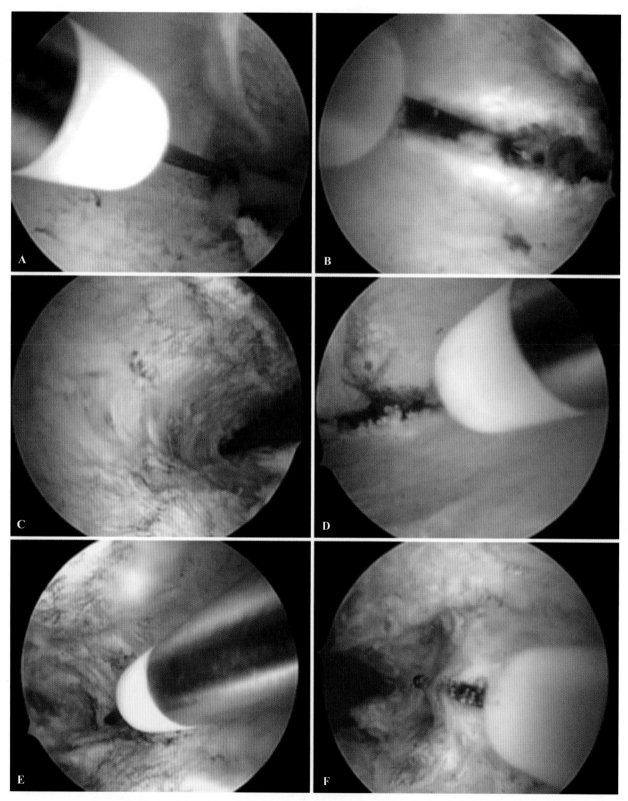

▲ 图 17-4 **HOME-DU** 技术（门诊宫腔镜子宫成形术扩大畸形子宫的宫腔形态）

五、憩室

憩室是由于前次剖宫产史导致子宫颈峡部前壁的结构异常[28]。剖宫产后有临床症状的憩室患病率仍未知，为 19.4%～88%[29]。最常见症状是异常出血，痛经和性交困难[30]。此外，憩室可能会影响黏液质量，精子迁移和胚胎植入从而导致继发性不孕[30]。已经有几种手术方法来治疗这种疾病。迄今为止，宫腔镜手术是治疗憩室的一种安全有效的方法，可以在大多数情况下充分改善症状和恢复生育能力[31]。采用这种方法，残留子宫厚度至少为 3mm，以防止膀胱损伤[28]（图 17-5，图 17-6 和图 17-7）。

六、病例分析

- 慢性子宫内膜炎。
- 子宫腺肌病。
- 畸形子宫。
- 憩室。

通过宫腔镜检查诊断的患有慢性子宫内膜炎、子宫腺肌病、子宫畸形和憩室的各 1 例患者。

病例 1：慢性子宫内膜炎

既往资料　年龄 39 岁。

现病史　患者出现慢性盆腔疼痛和月经过多 8 个月。除有轻度白细胞增多症（13×10^9/L）外，患者的血液计数、肝肾功能和尿液检查均处于正常范围。β–hCG 阴性。

孕产史　10 年前阴道分娩 1 次，流产 2 次。尝试怀孕近 18 个月，诊断为继发性不孕，3 次 IVF 失败。

诊断

(1) 妇科检查：每次阴道检查，仅发现有大量出血，没有任何其他异常情况。

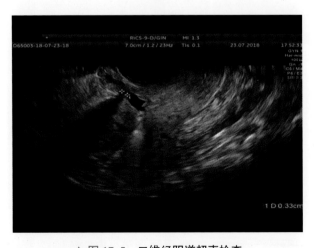

▲ 图 17-5　二维经阴道超声检查

子宫的矢状位扫描显示大量无回声区，峡部前壁与子宫颈管的连续性中断

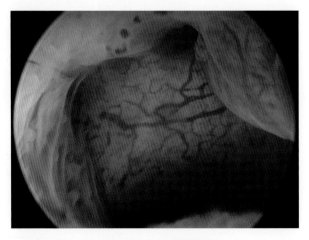

▲ 图 17-6　宫腔镜检查

在憩室中检出息肉和假性息肉，伴有增生血管，间质水肿和扩张的腺体开口

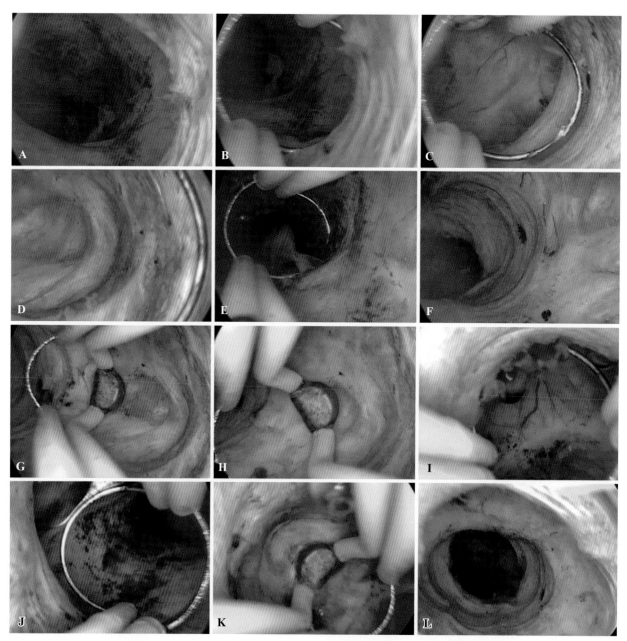

▲ 图 17-7 使用 26Fr 双极电切镜（德国卡尔史托斯公司）进行的憩室整复术

A. 憩室位于子宫颈管下部，主要位于左前外侧壁；B 至 D. 切割环使内部变平；E. 修补憩室的上边缘；F. 直到下面的平滑肌组织；G 和 H. 使用球形电极处理憩室的底部，针对憩室底部电凝，去掉活性内膜并形成憩室的光滑基底面；I 至 L. 在对侧（右前外侧壁，I 至 K）上进行类似的手术操作，以完全消融憩室（L）

  (2) 经阴道超声（TVS）：子宫大小略有增加，子宫腔内回声不均。子宫内膜厚度增加，与月经周期阶段不同步。

  (3) 宫腔镜检查：在月经增生期进行的，可以识别子宫内膜的炎症迹象。出现所有典型体征：充血性间质水肿和炎性息肉（＜ 1mm）（图 17-1）。

  (4) 子宫内膜组织培养加药敏。组织病理学显示为慢性子宫内膜炎。患者接受了口服药物治疗：敏感性抗生素以及口服避孕药。在 3 个月后的下列检查中，患者表现出症状改善，诊断性宫腔镜检查显示炎症几乎消失。治疗结束后 2 个月，该患者接受了 IVF，妊娠结果为阳性。

病例 2：子宫腺肌病

既往资料　年龄 32 岁。

现病史　月经过多和原发性不孕症 7～8 年。

既往史　患有轻度地中海贫血。近期出现严重的小细胞性贫血（Hb 7.8g/dl，MCV 71fl）。

月经及孕产史　月经周期规律，经量多，严重痛经。6 年前行腹腔镜手术治疗子宫内膜异位囊肿。术后 2 年口服避孕药控制子宫内膜异位症，其后拟妊娠而中断治疗。

曾尝试排卵监测和 2 次试管婴儿，近 3 年一直未孕。

诊断

(1) 体检：全身除有少许出血点外无异常发现。妇科检查除触痛外也无异常。

(2) 阴道超声检查（TVS）：子宫增大，子宫壁厚度不对称，子宫肌壁严重不均匀，子宫内膜 – 子宫肌层界限不清，子宫内膜厚度与月经期相吻合。彩色多普勒超声检查显示血供丰富，尤其是子宫内膜层血供极为丰富。在超声检查中没有发现其他子宫内膜异位症迹象。

(3) 宫腔镜检查：子宫内膜出现不规则增厚，不规则的子宫内膜血管网呈现充血状态（图 17–2A）。

住院后，患者接受了血液学诊断，进行了贫血治疗。完善肿瘤标记物：CA125 轻度升高（54 U/ml）。进行了 MRI 检查并提示存在弥漫性腺肌病，而没有盆腔子宫内膜异位症的其他迹象。该患者接受了 3 个月 GnRHa 的治疗。随访时，患者的临床表现得到改善，盆腔疼痛和月经过多明显缓解。血液计数和血红蛋白恢复到正常范围；宫腔镜检查显示子宫内膜表面更规则，没有异常血管形成和炎症迹象（图 17–2B）。3 个月后，该患者接受了 IVF，获得了宫内妊娠。

病例 3：子宫畸形

该不孕患者有 T 形子宫病史，已通过宫腔镜门诊子宫成形术的治疗，以扩大畸形子宫形态（HOME–DU）。

既往资料　年龄 28 岁。

现病史　该患者为原发性不孕，血常规、肝肾和激素检查均在正常范围内。

月经及孕产史　月经初潮 13 岁，有规律和正常的月经周期，轻度痛经。染色体核型未显示任何异常。尝试受孕 18 个月失败，未接受过任何医学辅助生育技术。

诊断

(1) 妇科检查：每次妇科检查均未诊断出异常。

(2) 阴道超声检查（TVS）：显示子宫较小。在 3D 阴道超声中，子宫腔被确认为异常：侧角为 < 140°，宫底 / 宫体的腔隙比（W_1/W_2）为 4.5∶1。这些结果提示子宫畸形（图 17–3A）。

(3) 子宫输卵管造影：输卵管两侧通畅。

(4) 宫腔镜检查：桶状宫腔，肌壁明显增厚。

采用了一种全新的宫腔镜手术技术（HOME–DU），改善子宫腔的体积和形态。这项技术包括用 5Fr 双极电极沿最突入宫腔的两子宫腔侧壁切开 3～4mm 深的切口，然后再将切口沿至子宫峡部。手术结束时会使用防粘连胶（图 17–4）。3 个月后随访，3D TVS 显示子宫内腔变大，两侧角得到明显改善，并且宫底 / 宫体腔隙比（W_1/W_2）为 2.8∶1（图 17–3B）。宫腔镜手术后 4 个月，该患者自然受孕。

病例 4：憩室

既往资料　年龄 38 岁。

现病史　该患者因月经后异常子宫出血转入我院。血常规、肝肾功能及激素检查均在正常范围内。

孕产史　核型和子宫输卵管造影未显示任何异常。既往妊娠并发 IUGR，高血压导致急诊剖宫产。此后 2 次流产，最后一次是 1 年前。现尝试受孕近 3 年，未接受任何医疗帮助，为继发性不孕。

诊断

(1) 妇科检查：每次妇科检查均未诊断出异常。

(2) 经阴道超声检查（TVS）：子宫正常大小，并有 Ⅱ 型憩室（体积 22mm^3）；憩室厚度为 3.3mm（图 17-5）。

(3) 宫腔镜检查：袋状解剖缺陷位于峡部或宫颈管前壁上 1/3。内现假性息肉样子宫内膜和子宫内膜炎的典型体征（即"微息肉"）（图 17-6）。

由于残留的子宫肌层的厚度＞3mm，因此可以应用切除技术（也称为峡部成形术）（图 17-7）。

宫腔镜治疗后，患者服用了避孕药 3 个月。超声检查提示差异水平降低（接近完全修复）。在过去的几个月中，患者没有任何异常出血。

宫腔镜手术后 4 个月，患者仅在排卵监测的帮助下自然怀孕。

参考文献

[1] Revel A. Defective endometrial receptivity. Fertil Steril. 2012;97:1028–32.

[2] Donaghay M, Lessey BA. Uterine receptivity: alterations associated with benign gynecological disease. Semin Reprod Med. 2007;25:461–75.

[3] Di Spiezio Sardo A, Di Carlo C, Minozzi S, Spinelli M, Pistotti V, Alviggi C, et al. Efficacy of hysteroscopy in improving reproductive outcomes of infertile couples: a systematic review and meta-analysis. Hum Reprod Update. 2016;22:479–96.

[4] Salazar CA, Isaacson K. Office operative hysteroscopy: an update. J Minim Invasive Gynecol. 2018;25:199–208.

[5] National Collaborating Centre for Women's and Children's Health. National Institute for Health and Clinical Excellence: Guidance. Fertility: Assessment and Treatment for People with Fertility Problems. London: Royal College of Obstetricians & Gynaecologists National Collaborating Centre for Women's and Children's Health; 2013.

[6] ASRM. Diagnostic evaluation of the infertile female: a committee opinion. Fertil Steril. 2015;103:e44–50.

[7] Mairos J, Di Martino P. Office Hysteroscopy. An operative gold standard technique and an important contribution to Patient Safety. Gynecol Surg. 2016;13:111–4.

[8] Alviggi C, Humaidan P, Howles CM, Tredway D, Hillier SG. Biological versus chronological ovarian age: Implications for assisted reproductive technology. Reprod Biol Endocrinol. 2009;7:101.

[9] Takahashi K, Mukaida T, Tomiyama T, Oka C. High pregnancy rate after hysteroscopy with irrigation in uterine cavity prior to blastocyst transfer in patients who have failed to conceive after blastocyst transfer. Fertil Steril. 2000;74:S206.

[10] Almog B, Shalom-Paz E, Dufort D, Tulandi T. Promoting implantation by local injury to the endometrium. Fertil Steril. 2010;94:2026–9.

[11] Mirkin S, Arslan M, Churikov D, Corica A, Diaz JI, Williams S, et al. In search of candidate genes critically expressed in the human endometrium during the window of implantation. Hum Reprod. 2005;20:2104–17.

[12] Coughlan C, Ledger W, Wang Q, Liu F, Demirol A, Gurgan T, et al. Recurrent implantation failure: definition and management. Reprod Biomed Online. 2014;28:14–38.

[13] Kitaya K, Matsubayashi H, Yamaguchi K, Nishiyama R, Takaya Y, Ishikawa T, et al. Chronic endometritis: potential cause of infertility and obstetric and neonatal complications. Am J Reprod Immunol (New York, NY: 1989). 2016;75:13–22.

[14] Michels TC. Chronic endometritis. Am Fam Physician. 1995;52:217–22.

[15] Paavonen J, Aine R, Teisala K, Heinonen PK, Punnonen R, Lehtinen M, et al. Chlamydial endometritis. J Clin Pathol. 1985;38:726–32.

[16] Edmondson N, Bocking A, Machin G, Rizek R, Watson C, Keating S. The prevalence of chronic deciduitis in cases of preterm labor without clinical chorioamnionitis. Pediatr Dev Pathol. 2009;12:16–21.

[17] Cicinelli E, Matteo M, Trojano G, Mitola PC, Tinelli R, Vitagliano A. Chronic endometritis in patients with unexplained infertility: prevalence and effects of antibiotic treatment on spontaneous conception. Am J Reprod Immunol. 2018;79 https://doi.org/10.1111/aji.12782.

[18] Di Spiezio Sardo A, Calagna G, Santangelo F, Zizolfi B, Tanos V. The role of hysteroscopy in the diagnosis and treatment of adenomyosis. Biomed Res Int. 2017;2017:2518396.

[19] Levgur M, Abadi MA, Tucker A. Adenomyosis: symptoms, histology, and pregnancy terminations. Obstet Gynecol. 2000;95:688–91.

[20] Basak S, Saha A. Adenomyosis: still largely under-diagnosed. J Obstet Gynaecol. 2009;29:533–5.

[21] Vercellini P, Consonni D, Dridi D, Bracco B, Frattaruolo MP, Somigliana E. Uterine adenomyosis and in vitro fertilization outcome: a systematic review and meta-analysis. Hum Reprod. 2014;29:964–77.

[22] Vannuccini S, Tosti C, Carmona F, Huang SJ, Chapron C, Guo S-W, et al. Pathogenesis of adenomyosis: an update on molecular mechanisms. Reprod Biomed Online. 2017;35:592–601.

[23] Vercellini P, Consonni D, Dridi D, Bracco B, Frattaruolo MP, Somigliana E. Uterine adenomyosis and in vitro fertilization outcome: a systematic review and meta-analysis. Hum Reprod. 2014;96(6):715–26.

[24] Saravelos SH, Cocksedge KA, Li TC. Prevalence and diagnosis of congenital uterine anomalies in women with reproductive failure: a critical appraisal. Hum Reprod Update. 2008;14:415–29.

[25] Grimbizis GF, Di Spiezio Sardo A, Saravelos SH, Gordts S, Exacoustos C, Van Schoubroeck D, et al. The Thessaloniki ESHRE/ESGE consensus on diagnosis of female genital anomalies. Gynecol Surg. 2016;13:1–16.

[26] Di Spiezio Sardo A, Florio P, Nazzaro G, Spinelli M, Paladini D, Di Carlo C, et al. Hysteroscopic outpatient metroplasty to expand dysmorphic uteri (HOME-DU technique): a pilot study. Reprod Biomed Online. 2015;30:166–74.

[27] Fernandez H, Garbin O, Castaigne V, Gervaise A, Levaillant JM. Surgical approach to and reproductive outcome after surgical correction of a T-shaped uterus. Hum Reprod. 2011;26:1730–4.

[28] Di Spiezio Sardo A, Zizolfi B, Calagna G, Giampaolino P, Paolella F, Bifulco G. Hysteroscopic isthmoplasty: step-by-step technique. J Minim Invasive Gynecol. 2018;25:338–9.

[29] Tower AM, Frishman GN. Cesarean scar defects: an underrecognized cause of abnormal uterine bleeding and other gynecologic complications. J Minim Invasive Gynecol. 2013;20:562–72.

[30] Xie H, Wu Y, Yu F, He M, Cao M, Yao S. A comparison of vaginal surgery and operative hysteroscopy for the treatment of cesarean-induced isthmocele: a retrospective review. Gynecol Obstet Invest. 2014;77:78–83.

[31] Florio P, Filippeschi M, Moncini I, Marra E, Franchini M, Gubbini G. Hysteroscopic treatment of the cesarean-induced isthmocele in restoring infertility. Curr Opin Obstet Gynecol. 2012;24:180–6.

第18章 宫腔镜检查在复发性流产的诊断和治疗中的作用

The Role of Hysteroscopy in Diagnosis and Management of Recurrent Pregnancy Loss (RPL)

Marco Gergolet　Michael Kamrava　**著**

徐　云　陈京京　**译**

反复流产（recurrent pregnancy loss，RPL）或流产对女性及其家庭可造成压力，原因是她们屡屡受孕并因此而流产，这使她们感到沮丧。虽然对习惯性流产为连续发生 3 次或以上的定义仍然有效，但美国生殖医学学会（ASRM）在 2008 年指出，3 次流产次数的阈值应当仅出于统计和流行病学的目的，而诊断检查应在第二次妊娠失败后开始[1, 2]。

尽管偶发的流产发生在多达 50% 的孕妇中[3]，但只有 5% 的夫妇会被诊断为 RPL。有约 50% 的 RPL 案例中找不到原因。RPL 的病因和并发症取决于流产的胎龄。因此，将流产分期为胚胎前期（"化学妊娠"或通过超声检测到的胚胎期妊娠）、胚胎（< 10 周的妊娠）或胎儿（≥ 10 周的妊娠）[4]。

复发性和偶发性流产都有许多可能的病因。RPL 的最常见原因是遗传异常（占病例的 50% 以上）。这些异常可以反映全染色体异常（三体性、单体性、三倍体性等），部分染色体异常（如微缺失和插入、不平衡易位），单基因疾病影响外显子、内含子和启动子区域的命令，以及微小 RNA 缺陷和反映表观遗传变化的基因功能变化。

复发性流产的另一个重要原因是子宫畸形，包括先天性和后天性[5]。传统上，外科手术矫正包括开腹或腹腔镜手术，但随着发病率和手术费用的增加，现今，更安全的外科手术设备的研发使宫腔镜成为复发性流产患者的诊断和治疗的基础。

RPL 的其他较罕见原因包括血栓形成和止血失调、免疫系统疾病、内分泌疾病、感染性疾病、抗磷脂综合征及其他因素（如吸烟）等环境影响[6-9]。

一、先天性子宫异常

根据 Venetis 的研究，先天性子宫异常（congenital uterine anomalies，CUA）表现为自然流产的风险增加（RR 1.68，95%CI 1.31~2.15）[10]。但 Saravelos 发表了一篇回顾性文章，其所有 CUA 的早孕流产发生率均与子宫异常类型无关[11]。子宫成形术减少了流产发生的风险[10, 12]。

注：本章配有视频，可登录网址（https://doi.org/10.1007/978-3-030-29466-3_18）观看。

宫腔镜诊断是 RPL 诊断检查中的重要工具，用于寻找 CUA 的存在。CUA 代表着各种各样的异常，据报道它们会引起原发性不孕或 RPL。2013 年，ESHRE–ESGE 工作组 CONUTA 小组发布了对 CUA 的新的、简捷和准确的分类 [13]。随后发布了塞萨洛尼基 ESHRE–ESGE 诊断 CUA 的指南。根据指南，宫腔镜诊断不仅具有直接观察子宫腔的优势，而且还具有以下优点。

可以"即诊即治"几种 CUA，如 T 形子宫、子宫纵隔和双角子宫。但是，它没有办法了解子宫壁厚度和子宫外形的信息，对纵隔或双角子宫的鉴别诊断困难甚至不可能。3D 经阴道超声检查（TVUS）和宫腔镜检查相结合是准确诊断 CUA 的最佳选择 [14]。上文提到的 CUA 的宫腔镜治疗可以通过使用 5Fr 剪刀的 5mm 镜或双极针通过宫腔镜操作管道，在生理盐水作为膨宫介质的手术方法进行，也可以通过电切镜进行。如今已经有了更纤细的 15Fr 手术电切镜。但是没有研究证明使用 22Fr 甚至 26Fr 电切镜在避免宫颈功能不全方面具有优势。关于使用双极代替单极在改善生育结果方面的优势，也没有任何数据。在一项前瞻性研究中，99 例行 26Fr 电切镜的女性和接受同一医院分娩的 4155 例分娩的女性之间相比较，未发现妊娠和分娩结果存在差异 [15]。

子宫纵隔与流产相关，在宫腔镜检查中很容易诊断。当排除和（或）治疗其他原因的 RPL 时，可通过简单的宫腔镜切开或切除子宫纵隔 [16]（图 18-1 至图 18-3，视频 18-1 至视频 18-5）。

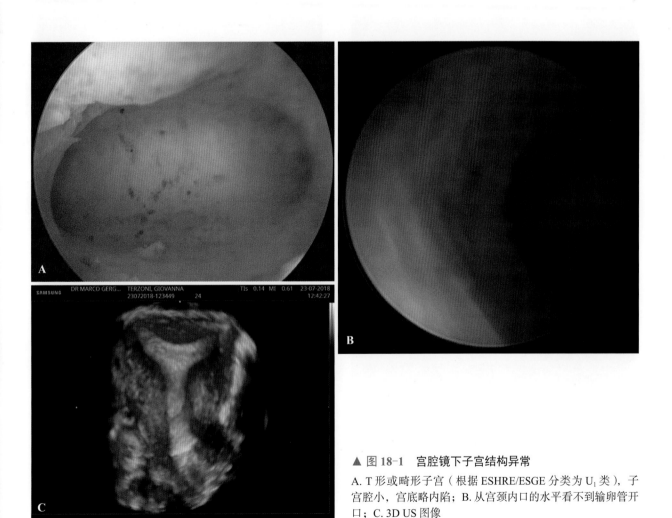

▲ 图 18-1　宫腔镜下子宫结构异常

A. T 形或畸形子宫（根据 ESHRE/ESGE 分类为 U_1 类），子宫腔小，宫底略内陷；B. 从宫颈内口的水平看不到输卵管开口；C. 3D US 图像

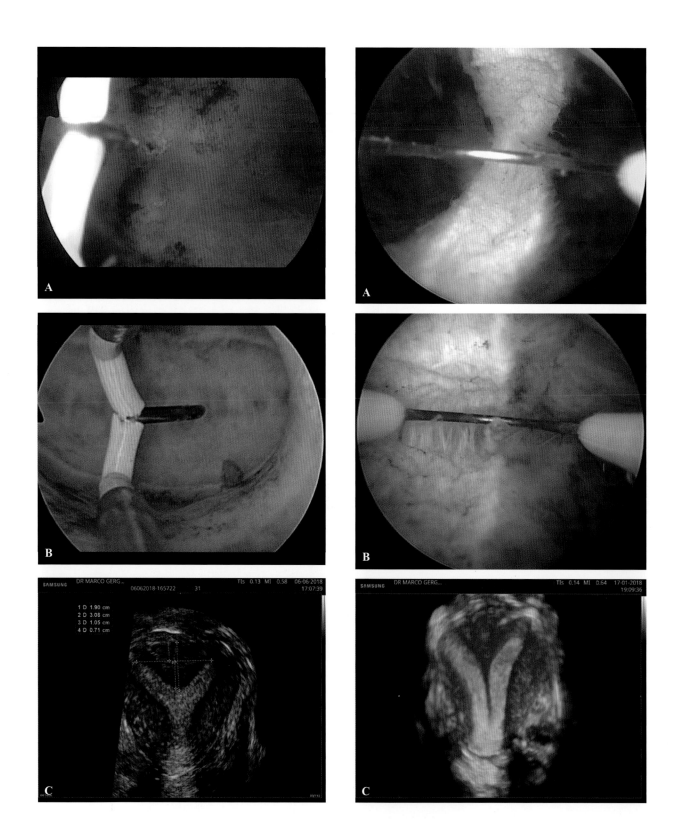

▲ 图 18-2　纵隔电切术前后的子宫影像

A. 子宫纵隔 U_{2a}（亚分隔），根据 ESHRE/ESGE 分类的定义，任何大于子宫壁厚度 50% 的凹陷均被认为是纵隔子宫，术语"弓形子宫"已被遗弃；B. 纵隔电切术后的子宫；C. 3D US 的诊断

▲ 图 18-3　完全子宫纵隔的切开术前后图像

A. 完全子宫纵隔末端；B. 完全子宫纵隔、双宫颈和纵向、非阻塞性阴道纵隔的患者（类别：$U_{2b}C_2V_1$）做纵隔切开术；C. 超声图像，与子宫成形术有关的视频

二、获得性子宫异常

（一）肌瘤

研究证实，流产的其他可能原因是肌瘤、子宫腺肌症、子宫内粘连和息肉。有大量证据支持平滑肌瘤或息肉导致子宫变形，引发 RPL [17]。其他人也证明子宫纵隔或双角子宫与 RPL 之间存在关联 [5]。在 RPL 的管理中，阴道超声，宫腔造影，3D TVUS 和宫腔镜检查已成为诊断这些子宫病变的金标准。

黏膜下肌瘤分为 3 种类型。0 型是完全宫腔内的（通常称为 "腔内肌瘤"，而不是黏膜下肌瘤，以将它们与部分或几乎完全在壁内的其他黏膜下肌瘤区分开）。Ⅰ 型肌瘤具有壁内成分，但 50% 以上的肌瘤位于子宫腔内。Ⅱ 型肌瘤也有壁内成分，但是 < 50% 为腔内。壁间肌瘤不会使子宫腔变形，其 < 50% 凸出于浆膜。从浆膜表面凸出 > 50% 的肌瘤被认为是浆膜下的肌瘤。

有许多肌瘤影响生育的机制假说。这些理论包括子宫内膜的灌注减少 [18]，抑制着床的局部炎症改变以及限制子宫和胚胎迁移的正常子宫收缩性改变。但是，肌瘤通常不是导致不孕的唯一因素。最近的一项分析表明，如果排除所有其他原因引起的不孕症，则只有 1%～2% 仅剩了肌瘤因素。

另外许多肌瘤患者可以带瘤妊娠。因此，了解个体患者的肌瘤对生育的影响是具有挑战性的。在某些临床情况下，文献确实提供了明确的答案。大量数据表明，与具有壁内或浆膜下肌瘤的女性相比，黏膜下肌瘤患者更不易怀孕并且更容易发生自然流产 [17]。相反，许多研究表明，浆膜下肌瘤患者的不孕或妊娠流产风险没有增加。但是，关于壁间肌瘤对生育力的影响仍存在争议，这些肌瘤对子宫腔没有影响，但会引起交界区变形。比较壁内肌瘤患者和无肌瘤患者的大多数研究表明，妊娠率无差异。在最近的一项回顾性研究中，患有非宫腔内壁间肌瘤的患者妊娠的可能性较小，并且流产的可能性更高 [19]。在进行生育治疗之前，需要进一步的随机对照试验来探讨手术干预在壁间和浆膜下肌瘤患者中的作用。

改良的器械与技术使宫腔镜下子宫肌瘤切除术成为治疗子宫内肌瘤的主要手段，而不是开腹或腹腔镜手术，这是引起流产的重要因素。在一项前瞻性研究中，宫腔镜子宫肌瘤切除术比未治疗的黏膜下肌瘤患者怀孕的概率提高（43% vs. 27%，$P < 0.05$）（视频 18-6）。

诊断技术（如 3D TVUS 和 MRI）可以让交界区或子宫内膜可视化，因为交界区的变形对提示存在壁间肌瘤似乎具有临床意义 [20]。

（二）子宫腺肌病

据报道，子宫腺肌病对 RPL 有临床意义 [21]。TVUS 显示异常的首要标志是交界区的增厚。腺肌症初期是子宫内膜下病变，这就构成了子宫腺肌症的特殊的宫腔镜征象，如子宫内膜下囊肿、黏膜隆起和黏膜缺损。用 5Fr 电切镜进行子宫内膜下探查有助于打开囊肿，囊肿中含有子宫内膜异位的"巧克力"液体，而覆盖囊肿的上皮通常是异位的子宫内膜。与子宫腺肌病一样，子宫内膜异位似乎是 RPL 的独立因素，但在一项回顾性研究中，有子宫纵隔但无子宫内膜异位与子宫内膜异位的 Ⅰ 和 Ⅱ 期组均无临床差异。结论是子宫内膜异位症可能是不影响妊娠结局的偶然发现 [22]（图 18-4，视频 18-7）。

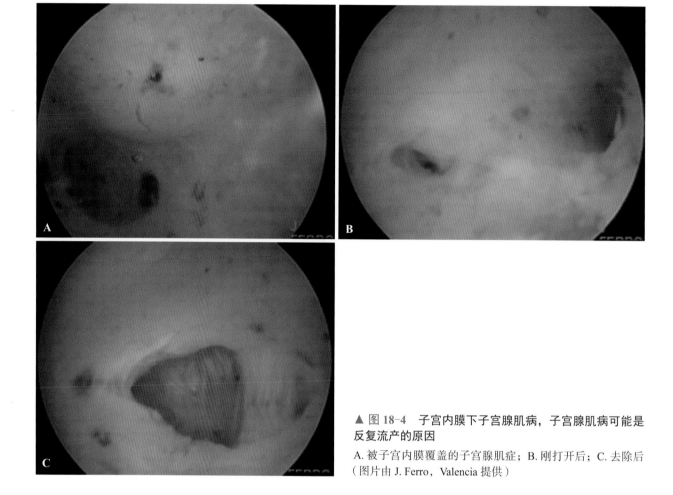

▲ 图 18-4　子宫内膜下子宫腺肌病，子宫腺肌病可能是反复流产的原因

A. 被子宫内膜覆盖的子宫腺肌症；B. 刚打开后；C. 去除后（图片由 J. Ferro，Valencia 提供）

（三）胚物残留

伴或不伴宫腔粘连的胚物残留与反复流产的风险增加相关[23]。宫腔镜下冷刀清除 RPC 可以尽可能避免用能源，这似乎比扩张术和刮宫术更可取，可以避免继发 IUA[24]（图 18-5 和图 18-6）。

（四）宫腔粘连和息肉

宫腔粘连和子宫内膜息肉的孕妇流产的临床治疗也存在争议，没有确凿证据表明手术治疗可减少流产的风险。但是，普遍的共识是，在存在明显的子宫腔缺陷或 Asherman 综合征的情况下，应考虑手术矫正。在一系列 200 例有过 3 次或更多次流产史的患者中，有 12.5% 出现宫腔粘连，而有 8.5% 出现子宫内膜息肉[25]（图 18-7，视频 18-8 和视频 18-9）。

（五）慢性子宫内膜炎

尽管有几篇论文暗示了这两个主题之间的关联，但慢性子宫内膜炎与流产之间的联系尚不明确。当用适当的抗生素控制引起慢性子宫内膜炎的有害微生物时，IVF 成功怀孕的概率大大增加[26]（图 18-8）。

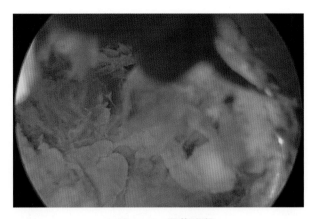

▲ 图 18-5　胚物残留

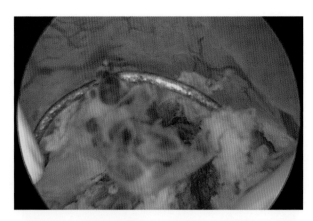

▲ 图 18-6　仅在有血管存在的情况下，可使用冷刀并限制电能去除胚物残留组织

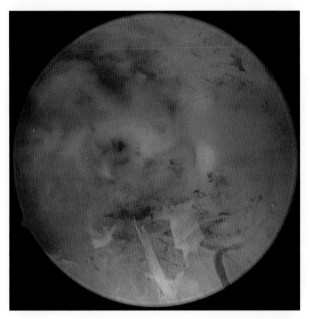

▲ 图 18-7　继发性不孕患者的覆盖输卵管口的粘连组织

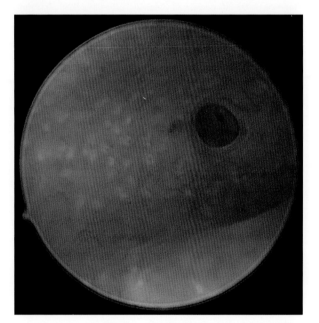

▲ 图 18-8　草莓图案，可能是慢性子宫内膜炎的征兆

参考文献

[1] Practice Committee, American Society for Reproductive Medicine. Definitions of infertility and recurrent pregnancy loss. Fertil Steril. 2008;90:S60.

[2] Jaslow CR, Kutteh WH. Effect of prior birth and miscarriage frequency on the prevalence of acquired and congenital uterine anomalies in women with recurrent miscarriage: a cross-sectional study. Fertil Steril. 2013;99(7):1916–22.

[3] Warren JE, Silver RM. Genetics of pregnancy loss. Clin Obstet Gynecol. 2008;51(1):84–95.

[4] Silver RM, Branch DW, Goldenberg R, et al. Nomenclature for pregnancy outcomes: time for a change. Obstet Gynecol. 2011;118(6):1402–8.

[5] Devi Wold AS, Pham N, Arici A. Anatomic factors in recurrent pregnancy loss. Semin Reprod Med. 2006;24:25–32.

[6] Rai R, Regan L. Recurrent miscarriage. Lancet. 2006;768(9535):601–11.

[7] Rink BD, Lockwood CJ. Recurrent pregnancy loss. In: Creasy RJ, editor. Creasy & Resnik's maternal-fetal medicine: principles and practice. 7th ed. Philadelphia, PA: Elsevier; 2013. p. 707–18.

[8] Deguchi M, Yamada H, Sugiura-Ogasawara M, Morikawa M, .Fujita D, Miki A, Makino S, Murashima A. Factors associated with adverse pregnancy outcomes in women with antiphospholipid syndrome: a multicenter study. J Reprod Immunol. 2017;122:21–7. https://doi.org/10.1016/j.jri.2017.08.001.

[9] Noble LS, Kutteh WH, Lashey N, Franklin RD, Herrada J. Antiphospholipid antibodies associated with recurrent pregnancy loss: prospective, multicenter, controlled pilot study comparing treatment with low-molecular-weight heparin versus unfractionated heparin. Fertil Steril. 2005;83(3):684–90.

[10] Venetis CA, Papadopoulos SP, Campo R, Gordts S, Tarlatzis BC, Grimbizis GF. Clinical implications of congenital uterine anomalies: a meta-analysis of comparative studies. Reprod Biomed Online.

2014;29(6):665–83.

[11] Saravelos SH, Cocksedge KA, Li TC. The pattern of pregnancy loss in women with congenital uterine anomalies and recurrent miscarriage. Reprod Biomed Online. 2010;20(3):416–22.

[12] Rikken JF, Kowalik CR, Emanuel MH, Mol BW, Van der Veen F, van Wely M, Goddijn M. Septum resection for women of reproductive age with a septate uterus. Cochrane Database Syst Rev. 2017;1:CD008576.

[13] Grimbizis GF, Gordts S, Di Spiezio Sardo A, Brucker S, De Angelis C, Gergolet M, Li TC, Tanos V, Brölmann H, Gianaroli L, Campo R. The ESHRE/ESGE consensus on the classification of female genital tract congenital anomalies. Hum Reprod. 2013;28(8):2032–44.

[14] Grimbizis GF, Di Spiezio Sardo A, Saravelos SH, Gordts S, Exacoustos C, Van Schoubroeck D, Bermejo C, Amso NN, Nargund G, Timmerman D, Athanasiadis A, Brucker S, De Angelis C, Gergolet M, Li TC, Tanos V, Tarlatzis B, Farquharson R, Gianaroli L, Campo R. The Thessaloniki ESHRE/ESGE consensus on diagnosis of female genital anomalies. Hum Reprod. 2016;31(1):2–7.

[15] Kenda Šuster N, Gergolet M. Does hysteroscopic metroplasty for septate uterus represent a risk factor for adverse outcome during pregnancy and labor? Gynecol Surg. 2016;13:37–41. Epub 2015 Oct 31.

[16] Letterie GS. Management of congenital uterine abnormalities. Reprod Biomed Online. 2011;23(1):40–52.

[17] Sanders B. Uterine factors and infertility. J Reprod Med. 2006;51:169–76.

[18] Kuroda K, et al. Alterations in endometrial vascular density via hysteroscopy evaluated by vascular analysis software during laparoscopic myomectomy on an infertile woman with submucous myoma. Minim Invasive Ther Allied Technol. 2011 Jan;20(1):58–61.

[19] Christopoulos G, et al. Fibroids that do not distort the uterine cavity and IVF success rates: an observational study using extensive matching criteria. BJOG. 2017;124(4):615–21.

[20] Gianaroli L, Gordts S, D'Angelo A, Magli MC, Brosens I, Cetera C, Campo R, Ferraretti AP. Effect of inner myometrium fibroid on reproductive outcome after IVF. Reprod Biomed Online. 2005;10(4):473–7.

[21] Lazzarin N, Exacoustos C, Vaquero E, De Felice G, Manfellotto D, Zupi E. Uterine junctional zone at three-dimensional transvaginal ultrasonography in patients with recurrent miscarriage: a new diagnostic tool? Eur J Obstet Gynecol Reprod Biol. 2014;174:128–32. https://doi.org/10.1016/j.ejogrb.2013.12.014.

[22] Gergolet M, Gianaroli L, Kenda Suster N, Verdenik I, Magli MC, Gordts S. Possible role of endometriosis in the aetiology of spontaneous miscarriage in patients with septate uterus. Reprod Biomed Online. 2010;21(4):581–5. https://doi.org/10.1016/j.rbmo.2010.05.014. Epub 2010 Jun 16

[23] Alonso L, Nieto L, Carugno J. Hysteroscopic removal of retained products of conception implanted over a focal area of adenomyosis: a case report. J Minim Invasive Gynecol. 2018;25(3):382–3.

[24] Faivre E, Deffieux X, Mrazguia C, Gervaise A, Chauveaud-Lambling A, Frydman R, Fernandez H. Hysteroscopic management of residual trophoblastic tissue and reproductive outcome: a pilot study. J Minim Invasive Gynecol. 2009;16(4):487–90. https://doi.org/10.1016/j.jmig.2009.04.011.

[25] Elsokkary M, Elshourbagy M, Labib K, Mamdouh A, El-Shahawy Y, Nossair WS, Abd El Fattah O, Hemeda H, Sallam S, Khalaf WM, Ali M, Elsayed M, Kotb A, Abdelhadi R, Etman M, Abd El Aleem M, Samy M, Salama A, Abdelhaleem M, Abdelshafy A. Assessment of hysteroscopic role in management of women with recurrent pregnancy loss. J Matern Fetal Neonatal Med. 2018;31(11):1494–504. https://doi.org/10.1080/14767058.2017.1319925. Epub 2017 May 2

[26] Vitagliano A, Saccardi C, Noventa M, Di Spiezio Sardo A, Saccone G, Cicinelli E, Pizzi S, Andrisani A, Litta PS. Effects of chronic endometritis therapy on in vitro fertilization outcome in women with repeated implantation failure: a systematic review and metaanalysis. Fertil Steril. 2018;110(1):103–12.

第 19 章　绝经期宫腔镜检查
Hysteroscopy During Menopause

Jose Carugno　Antonio Simone Laganà　**著**

徐　云　陈京京　**译**

自然绝经定义为月经停止连续 12 个月，中位年龄为 51 岁 [1]，同时伴随着衰老的生理过程，也可能因疾病原因或手术后（手术绝经）而处于绝经期。在与绝经早发相关的临床疾病中，卵巢早衰定义为 40 岁之前的卵巢功能衰竭 [2]，这可能是因为自身免疫性疾病、甲状腺疾病、糖尿病、化疗、脆弱的 X 综合征基因的携带者，因为其他原因需进行放射治疗 [3]，其原因可能是不确定的（特发性）。相反，绝经手术的定义是切除卵巢，切除或不切除子宫和输卵管。除了这些情况外，女性生殖系统的功能失调，如子宫内膜异位症 [4] 和多囊卵巢综合征，以及其他一些疾病，如吸烟、肥胖、种族和民族因素及慢性病，在绝经过程中起重要作用。

不管绝经的原因是什么，其特点是雌激素和孕酮的量显著减少，而雄激素（尤其是睾酮、硫酸脱氢表雄酮和雄烯二酮）的含量也显著降低。如果是自然绝经或卵巢早衰，这种转变的主要原因是卵母细胞的自然消耗和衰老（卵巢储备）。因此，卵巢储备的耗竭会导致循环卵泡刺激素（FSH）和黄体生成素（LH）的水平增加，这是由于卵母细胞和卵泡对这些激素的反应减少并产生雌激素的结果（缺乏对垂体和下丘脑的负反馈）。对于手术绝经，也有类似的内分泌机制，但以更快的方式发生。尽管绝经后性激素的产生显著降低，但是有限的雄激素通过周围组织中的芳香化酶转化为雌激素。

潮热和其他血管舒缩症状也是绝经过渡的重要部分，而长期影响包括骨质疏松，阴道萎缩以及代谢变化导致对心脏疾病风险的改变 [5]。

由于雌激素和孕激素水平的降低，生殖器官经历了萎缩的过程 [6, 7]。这也会反映在子宫内膜上，没有月经周期的周期性激素作用，绝经期的子宫内膜也会萎缩（图 19-1）。

然而，其他子宫内膜病变，例如子宫内膜息肉（图 19-2）或宫颈息肉（图 19-3 和视频 19-1）、黏膜下肌瘤（图 19-4）和未治疗的完全 / 不完全纵隔（图 19-5），也可能在更年期诊断出来。此外，激素替代疗法可能会改变子宫内膜（图 19-6），子宫内膜可能在激素刺激下增殖 [8]。

考虑到绝经的生理后果是闭经和子宫内膜萎缩，由于子宫内膜厚度增加和（或）阴道流血 [绝经后出血（postmenopausal bleeding，PMB）]，绝经后女性通常行宫腔镜检查以诊断。在这方面，最近的一项横断面研究 [9] 包括 110 名 40—82 岁的绝经后女性，他们接受了宫腔镜检查，将其分为两组，即 67 名 PMB 女性（PMB 组）和 43 名无症状子宫内膜厚度增加的女性（无症状组）。在 PMB 组中，研究人员发现宫腔镜检查对有症状的敏感性、特异性及阳性和阴性预测值分别为 98%、100%、100% 和 90%，

注：本章配有视频，可登录网址（https://doi.org/10.1007/978-3-030-29466-3_19）观看。

而无症状组中分别为 98%、100%、100% 和 85%。有趣的是，绝经后女性无论是否存在 PMB，宫腔镜检查对息肉和肌瘤的敏感性、特异性及宫腔镜检查的阳性和阴性预测值均为 100%。

因此，尽管有或没有 PMB 的绝经后女性子宫内膜厚度通常是由于良性病变如息肉和黏膜下肌瘤引起的，但这些病变可能会诱发恶性肿瘤（图 19-7）。对此，最近的单中心回顾性研究[10] 评估了 631 名绝经后女性接受宫腔镜息肉切除术的良性/恶性病变的发生率；其中 30 例出现恶性疾病（4.75%）。

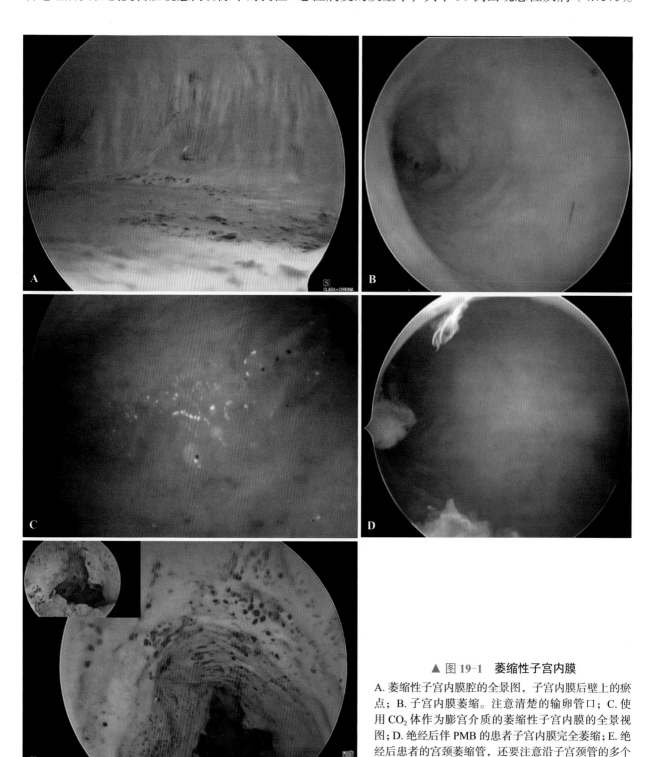

▲ 图 19-1　萎缩性子宫内膜

A. 萎缩性子宫内膜腔的全景图，子宫内膜后壁上的瘀点；B. 子宫内膜萎缩。注意清楚的输卵管口；C. 使用 CO_2 体作为膨宫介质的萎缩性子宫内膜的全景视图；D. 绝经后伴 PMB 的患者子宫内膜完全萎缩；E. 绝经后患者的宫颈萎缩管，还要注意沿子宫颈管的多个瘀点（图片 B 至 D 由 A. Ubeda 博士提供）

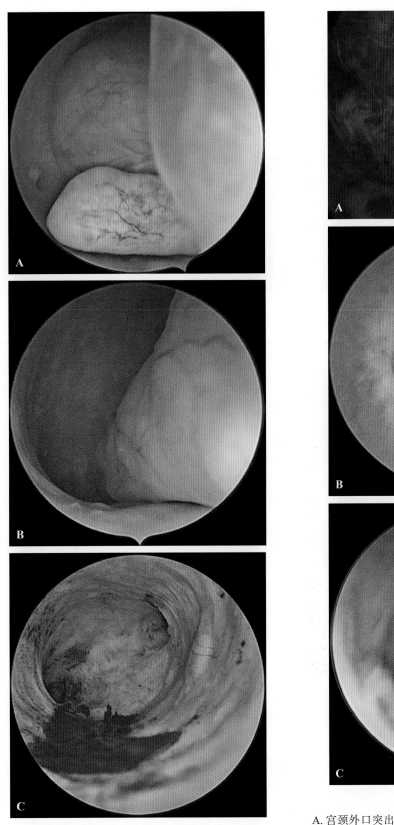

▲ 图 19-2　子宫内膜息肉

A. 在萎缩性子宫内膜的底部有多个子宫内膜息肉；B. 绝经后患者的大子宫内膜息肉；C. 息肉切除后子宫内膜腔可见萎缩性子宫内膜和息肉的根蒂部位

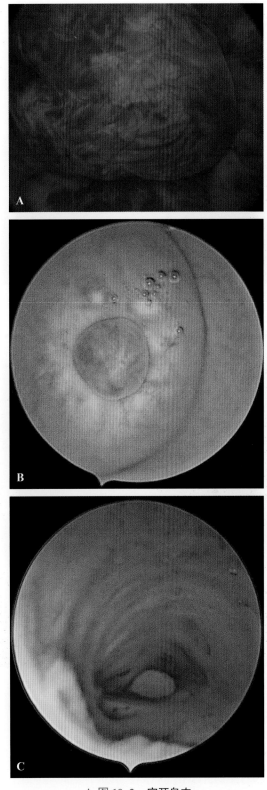

▲ 图 19-3　宫颈息肉

A. 宫颈外口突出的大宫颈息肉。观察息肉的血管化。B. 在阴道内镜检查中发现的绝经后女性的小宫颈息肉。由于突出的宫颈息肉在小宫颈外口不可见。C. 视频说明宫颈息肉和多发子宫内膜息肉患者在宫腔镜检查中的诊断（图片由 Medvediev 博士提供）

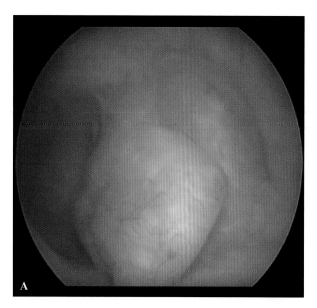
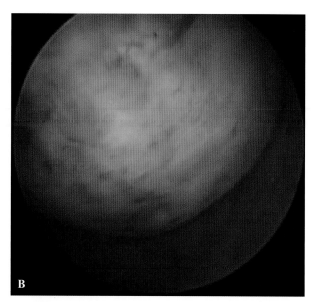

▲ 图 19-4　黏膜下肌瘤

A. 绝经后患者的 0 型黏膜下肌瘤，根蒂细；B. Ⅰ型黏膜下肌瘤

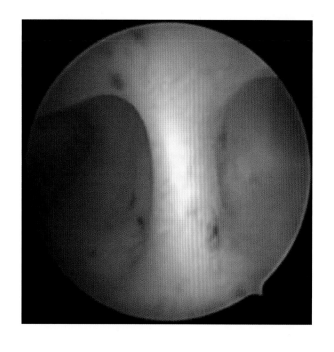

◀ 图 19-5　子宫隔绝经后出血患者的子宫纵隔

579 例患者（91.76%）被诊断为单纯性息肉，非典型单纯性增生 11 例（1.74%），非典型复杂性增生 11 例（1.74%）。在单变量分析中，仅年龄就具有统计学意义（$OR = 1.05$，95%CI 1.02～1.09，$P < 0.01$），ROC 曲线的年龄阈值为 59 岁。在多变量分析中，预测恶性病变的因素包括年龄（$OR = 1.06$，95%CI 1.02～1.10），PMB 的存在（$OR = 2.4$，95%CI 1.07～5.42）和子宫内膜癌家族史（$OR = 2.88$，95%CI 1.08～7.67）。无论是单变量还是多变量模型均能够显示出与子宫内膜厚度相关的统计学意义。在此基础上，另一项研究旨在确定有症状的子宫内膜息肉是否具有与子宫内膜癌相似的遗传表型，并评估与子宫内膜癌发生有关的 4 种遗传标记（PTEN、BCL2、MLH1 和 CTNNB1）的表达，以及与有无子宫内膜息肉的 PMB 患者相关。出乎意料的是，该研究未能发现两组之间关于所研究的子宫内膜癌危险因

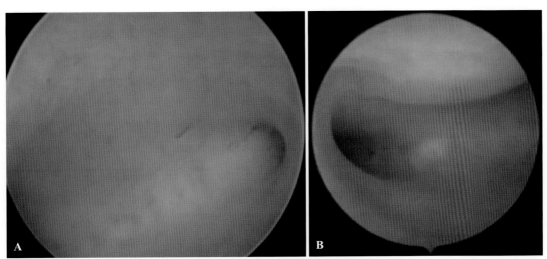

▲ 图 19-6 HRT 治疗中的子宫

A.HRT 作用的子宫内膜；B. HRT 对子宫内膜有影响（图 19-9 之前）

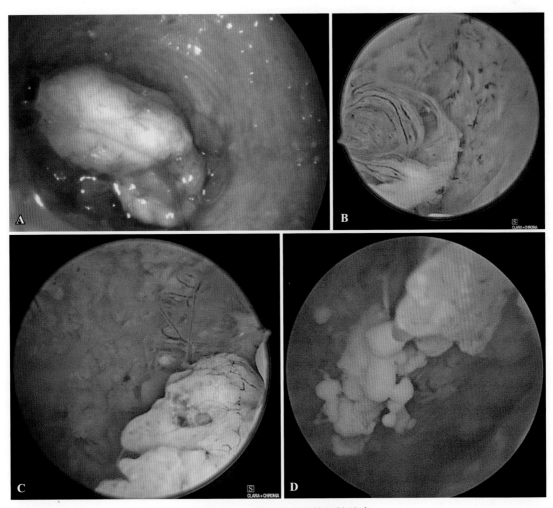

▲ 图 19-7 绝经后发现的恶性肿瘤

A.（Ubeda）使用 CO_2 作为膨宫介质，伴随宫角子宫内膜癌的萎缩性子宫内膜；B. 绝经后患者的子宫内膜癌；
C. 子宫内膜癌（一）；D. 子宫内膜癌（二）

素基因的表达或其他临床方面（绝经期持续时间、息肉大小、高血压、糖尿病及抽烟嗜好）之间存在统计学差异。

与子宫内膜相似，由于性激素的减少，大多数肌瘤在绝经期间会发生萎缩[11]。半定量免疫组化研究的越来越多的证据表明，NF-B、白介素-1β（IL-1β）、肿瘤坏死因子α（TNF-α）、环氧合酶2（COX-2）和子宫肌瘤中的诱导型一氧化氮合酶（iNOS）的表达受到衰老的影响很大，并且在绝经前后均高于正常肌层[12]。然而，肌瘤表达的高水平的芳香化酶，能增强局部促雌激素微环境[13]，并且即使在绝经后也能保持其数量稳定。在任何情况下，均应在体积快速增长的情况下进行超声评估[14]，宫腔镜活检黏膜下肌瘤，以排除罕见的平滑肌肉瘤[15]。

在怀疑恶性肿瘤的情况下，绝经期女性最相关的症状是子宫出血。根据流行病学统计[16]，绝经后出血的女性有近10%患有子宫内膜癌。在2010年，Timmermans等[17]对单个患者的数据进行了系统的回顾和Meta分析；他们发现其ROC曲线下面积（AUC）在0.82～0.84变化，这可以推测子宫内膜厚度测量的Meta分析高估了其在检测子宫内膜癌中的诊断准确性。基于这些结果，他们建议在阴道超声上使用3mm的子宫内膜厚度最大值以排除PMB女性的子宫内膜癌。然而，对于绝经后出血的患者，无论是否存在子宫内膜癌的危险因素，都必须考虑进行宫腔镜检查和子宫内膜活检。在这方面，有力的数据清楚地表明，有针对性的宫腔镜下活检在检测所有类型的子宫病变方面比盲刮宫（诊刮术）更为敏感。此外，宫腔镜检查和定位活检后再度盲目遍刮并不能提高子宫内膜癌的检出率[18]。

对于无症状的绝经后女性（在没有PMB的情况下），经阴道超声对子宫内膜厚度的测量具有较低的诊断力。根据最近的数据[19]，使用≥4mm作为截止值，AUC为0.52（95%CI 0.44～0.57），这表明TVUS子宫内膜厚度用于诊断恶性肿瘤（子宫内膜增生伴异型和子宫内膜癌）的准确性较差（图19-8）。

绝经后女性的另一个担忧是接受激素替代疗法（HRT）的患者是否存在阴道出血，已知该激素在生殖年龄时对子宫内膜的刺激作用小于生理性激素刺激。最近，Burbos等[19]发表了一项例数多的横向研究，对绝经后阴道出血的4847名女性进行了调查，其中4097名（84.5%）在初次转诊时未使用任何HRT，750名（15.5%）正在使用联合HRT。使用HRT的女性与未使用HRT的女性相比，诊断为子宫内膜癌的可能性明显更低（调整后OR= 0.229，95%CI 0.116～0.452，P < 0.0001）。

他莫昔芬是另一种可能在绝经期导致PMB的子宫内膜增生的药物，在存在雌激素敏感性乳腺癌的情况下，通常以20mg/d的剂量给药。对于他莫昔芬内膜，宫腔镜下子宫内膜定位活检被认为是排除恶性肿瘤或增生的金标准。在最近的一项研究中[20]，在服用他莫昔芬治疗乳腺癌的绝经期女性中，最常见的宫腔镜检查和组织学检查结果是子宫内膜息肉（32.5%）（图19-9）和萎缩性子宫内膜（22.5%）。有趣的是，子宫内膜息肉和与子宫内膜息肉伴随的萎缩性子宫内膜息肉雌激素受体是阳性（P= 0.019）。相反，雌激素受体阴性的息肉患者更为常见萎缩性子宫内膜（P=0.01），这表明在他莫昔芬治疗期间雌激素受体在调节子宫内膜增生中起关键作用。关于推荐宫腔镜检查的理想临界值，有些作者建议将其设置为8mm，但我们认为将其设置为5mm更合适和谨慎[8]。不像超声特征（回声和边界）与子宫内膜增生或癌的预测显著相关，宫腔镜检查虽然在检测息肉和增生性改变方面更为准确，但不能预测未显示的病变[21]。

最后，宫腔镜检查在评估绝经后女性阴道壁（图19-10）和宫颈管方面起着关键作用。在这一人群中，经常发现宫颈狭窄（图19-11）或粘连（图19-12）有时与子宫腔内积液有关。在这种情况下，最近的证据表明宫腔镜检查前米索前列醇对宫颈成熟没有显著作用[22]。在临床实践中更常遇到的另一手术指征是从子宫腔中取出了多年来被忽视的异物（即宫内节育器）（图 19-13）。还需要注意的是，在现代妇科中，大多数宫腔内病变都可以在手术室中使用带有 5Fr 操作通道的治疗镜[23] 或 16Fr 微型电切镜[24] 进行治疗。

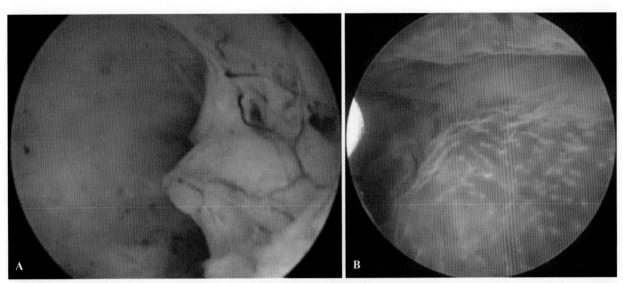

▲ 图 19-8　子宫内膜增生

A. 子宫内膜增生伴异型血管，注意子宫内膜表面的蓬松面及扩大的血管；B. 无异型的子宫内膜增生

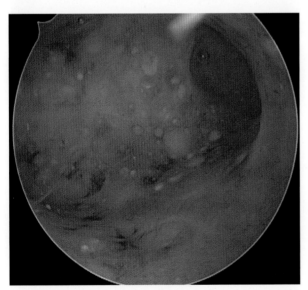

▲ 图 19-9　HRT 的子宫

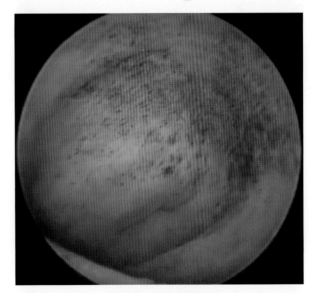

▲ 图 19-10　阴道壁

注意阴道黏膜萎缩和苍白，伴随斑点状充血

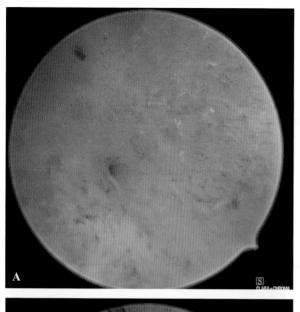

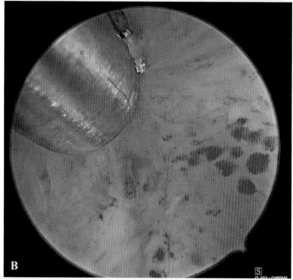

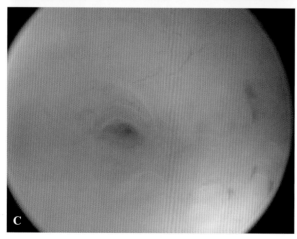

▲ 图 19-11　宫颈狭窄

A. 宫颈外口狭窄。注意宫颈外口的精确大小；B. 与 5Fr 大小的宫腔镜抓取钳相比，评估宫颈外口的大小；C. 绝经后患者因冷刀锥切术而导致宫颈外伤和狭窄

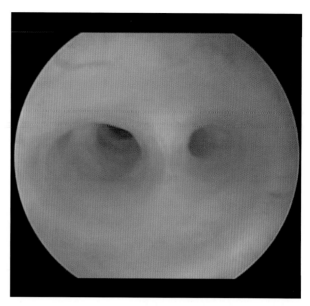

▲ 图 19-12　绝经后患者的宫颈粘连

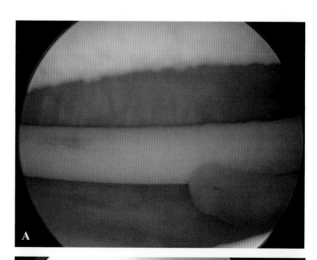

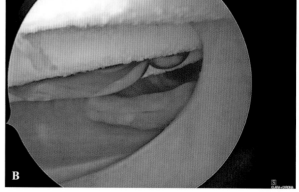

▲ 图 19-13　宫颈粘连

A. 绝经后患者的宫颈粘连；B. 宫颈粘连手术视频，同时可探查宫腔

参考文献

[1] Sydora BC, Yuksel N, Veltri NL, Marillier J, Sydora CP, Yaskina M, Battochio L, Shandro TML, Ross S. Patient characteristics, menopause symptoms, and care provided at an interdisciplinary menopause clinic: retrospective chart review. Menopause. 2018;25(1):102–5.

[2] Laissue P. Aetiological coding sequence variants in non-syndromic premature ovarian failure: from genetic linkage analysis to next generation sequencing. Mol Cell Endocrinol. 2015;411:243–57.

[3] Luisi S, Orlandini C, Regini C, Pizzo A, Vellucci F, Petraglia F. Premature ovarian insufficiency: from pathogenesis to clinical management. J Endocrinol Invest. 2015;38(6):597–603.

[4] Ottolina J, Bartiromo L, Viganò P, Makieva S, Schimberni M, Candiani M. Does endometriosis influence the age of menopause? Minerva Ginecol. 2018;70(2):171–7.

[5] Grady D. Clinical practice. Management of menopausal symptoms. N Engl J Med. 2006;355(22):2338–47.

[6] Gupta A, Desai A, Bhatt S. Imaging of the endometrium: physiologic changes and diseases: women's imaging. Radiographics. 2017;37(7):2206–7.

[7] Nalaboff KM, Pellerito JS, Ben-Levi E. Imaging the endometrium: disease and normal variants. Radiographics. 2001;21(6):1409–24.

[8] Winter TC 3rd. Endometrial thickness in symptomatic postmenopausal patients receiving hormone replacement therapy or tamoxifen. Radiographics. 2018;38(2):658–9.

[9] Sarvi F, Alleyassin A, Aghahosseini M, Ghasemi M, Gity S. Hysteroscopy: a necessary method for detecting uterine pathologies in post-menopausal women with abnormal uterine bleeding or increased endometrial thickness. Turk J Obstet Gynecol. 2016;13(4):183–8.

[10] Bel S, Billard C, Godet J, Viviani V, Akladios C, Host A, et al. Risk of malignancy on suspicion of polyps in menopausal women. Eur J Obstet Gynecol Reprod Biol. 2017;216:138–42.

[11] ZEIT PR. Myomas during and after the menopause. Am J Obstet Gynecol. 1949;58(1):153–8.

[12] Plewka A, Madej P, Plewka D, Kowalczyk A, Miskiewicz A, Wittek P, et al. Immunohistochemical localization of selected pro-inflammatory factors in uterine myomas and myometrium in women of various ages. Folia Histochem Cytobiol. 2013;51(1):73–83.

[13] Madej P, Plewka A, Plewka D, Paleń P, Nowaczyk G, Bogunia E, Marczyński J, Waloszek J. The aromatase expression in myomas and myometriums of women in reproduction and perimenopausal age. Folia Histochem Cytobiol. 2009;47(3):497–504.

[14] Valentin L. Imaging techniques in the management of abnormal vaginal bleeding in non-pregnant women before and after menopause. Best Pract Res Clin Obstet Gynaecol. 2014;28(5):637–54.

[15] Nappi L, Di Spiezio Sardo A, Indraccolo U, Bettocchi S. Hysteroscopic resection of uterine leiomyosarcoma: a case report and literature review. J Minim Invasive Gynecol. 2008;15(3):380–3.

[16] Grube W, Ammon T, Killen MD. The role of ultrasound imaging in detecting endometrial cancer in postmenopausal women with vaginal bleeding. J Obstet Gynecol Neonatal Nurs. 2011;40(5):632–7.

[17] Timmermans A, Opmeer BC, Khan KS, Bachmann LM, Epstein E, Clark TJ, et al. Endometrial thickness measurement for detecting endometrial cancer in women with postmenopausal bleeding: a systematic review and meta-analysis. Obstet Gynecol. 2010;116(1):160–7.

[18] Bedner R, Rzepka-Górska I. Hysteroscopy with directed biopsy versus dilatation and curettage for the diagnosis of endometrial hyperplasia and cancer in perimenopausal women. Eur J Gynaecol Oncol. 2007;28(5):400–2.

[19] Burbos N, Musonda P, Duncan TJ, Crocker SG, Nieto JJ, Morris EP. Postmenopausal vaginal bleeding in women using hormone replacement therapy. Menopause Int. 2012;18(1):5–9.

[20] Dibi RP, Zettler CG, Pessini SA, Ayub AV, de Almeida SB, da Silveira GP. Tamoxifen use and endometrial lesions: hysteroscopic, histological, and immunohistochemical findings in postmenopausal women with breast cancer. Menopause. 2009;16(2):293–300.

[21] Giorda G, Crivellari D, Veronesi A, Perin T, Campagnutta E, Carbone A, et al. Comparison of ultrasonography, hysteroscopy, and biopsy in the diagnosis of endometrial lesions in postmenopausal tamoxifen-treated patients. Acta Obstet Gynecol Scand. 2002;81(10):975–80.

[22] Zhuo Z, Yu H, Jiang X. A systematic review and meta-analysis of randomized controlled trials on the effectiveness of cervical ripening with misoprostol administration before hysteroscopy. Int J Gynaecol Obstet. 2016;132(3):272–7.

[23] Bettocchi S, Bramante S, Bifulco G, Spinelli M, Ceci O, Fascilla FD, et al. Challenging the cervix: strategies to overcome the anatomic impediments to hysteroscopy: analysis of 31,052 office hysteroscopies. Fertil Steril. 2016;105(5):e16–7.

[24] Dealberti D, Riboni F, Cosma S, Pisani C, Montella F, Saitta S, et al. Feasibility and acceptability of office-based polypectomy with a 16F mini-resectoscope: a multicenter clinical study. J Minim Invasive Gynecol. 2016;23(3):418–24.

第 20 章 妊娠期宫腔镜检查
Hysteroscopy During Pregnancy

José Alanis–Fuentes Liliana Morales–Domínguez Abril Camacho–Cervantes **著**

徐 云 陈京京 **译**

一、概述

妊娠期宫腔镜检查从一开始主要是通过内镜检查胚胎或胎儿发育的演变，并通过宫颈从羊膜腔外观察的方法，有些作者将其称为胚胎胎儿镜检查。在某些需要对胚胎组织进行活检的情况下，使用胎儿镜检查以避免与母体和胎盘组织发生接触。1954 年，Björn 首次报道了在妊娠早期和中期进行治疗有过流产的患者。1966 年 Agüero 的研究在妊娠的各个时期，没有超声的情况下进行胎儿的观察，包括透明带。在 20 世纪 70 年代，宫腔镜检查已被超声取代，成为一种产前诊断技术，而在 20 世纪 90 年代，随着仪器的精细化，在诊断一些无法通过 DNA 分析检查发现的综合征时，采用定向活检的胚胎检查技术已经超过了介入超声技术[1]。

通过阴道 B 超诊断稽留流产，以 1994 年 Filly 的任何一项标准，胎龄小于 10 周（胚胎期）或 11~12 周（胎儿期开始）的超声标准如下：① 清晰观察到没有胚胎的羊膜囊；② CRL > 5mm 的胚胎没有心跳；③ 中等直径的妊娠囊中没有 > 18mm 的胚胎；④ 胎囊中没有卵黄囊，平均直径 > 13mm。

1976 年，Howard J. Tatum 等报道，鉴于妊娠期子宫内节育器潜在的并发症，在妊娠早期取出宫内节育器变得很重要。但我们的研究已经证明，在妊娠早期胎儿的视神经受到了潜在的伤害，这个理论是错误的[2]。

1998 年，Carrera 撰写了有关妊娠期宫腔镜检查的局限性的文章。他的报道仅限于妊娠早期的宫内节育器摘除，也归因于视神经损伤或妊娠破裂，并以西班牙宫腔镜协会为参考（图 20-1 至图 20-3）。

2014 年，在 SEGO 的第 9 届妇科内镜科大会和在西班牙巴塞罗那举行的第 10 届 AAGL 国际微创妇科手术大会上，我们展示了首例给孕妇行宫腔镜检查，包括切除位于峡部的息肉。该息肉突出于宫颈外口。我们还报道了母亲在怀孕期间取下宫内节育器后儿童视力的初步研究[2]。

宫腔镜手术水平根据技术发展而逐步发展。从宫腔镜检查的诞生到阴道内镜，其观察和治疗原理，子宫解剖学的知识，以及将双极能量应用于宫腔镜与激光二极管的结合，如今，无须麻醉即可在手术室进行大量手术[3-13]。

表 20-1 列出了我们在 2018 年的适应证。

注：本章配有视频，可登录网址（https://doi.org/10.1007/978-3-030-29466-3_20）观看。

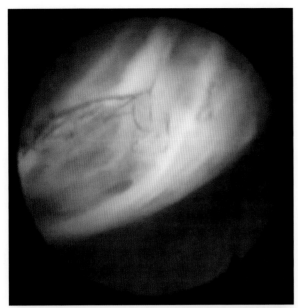

◀ 图 20-1　妊娠囊的外观

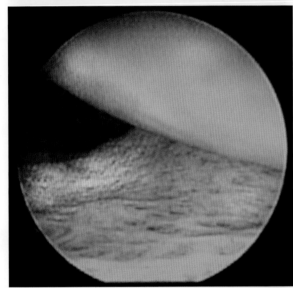

◀ 图 20-2　妊娠期特有的子宫内膜

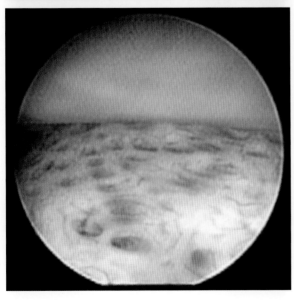

◀ 图 20-3　妊娠期间火山口状子宫内膜

表 20-1　宫腔镜检查与妊娠相关的适应证

宫腔镜检查与妊娠相关的适应证（2018）
妊娠相关疾病
植入部位息肉
胚物残留
胎盘增生
妊娠期间
胚胎镜
胎儿镜检查
减胎
绒毛取样
清除异物
妊娠期间的子宫成形术
宫颈息肉
异位妊娠
宫颈妊娠
异位妊娠
宫角妊娠

（一）植入性息肉

胎盘部位滋养细胞肿瘤是滋养细胞疾病中第二少见的肿瘤，据报道少于 300 例。临床表现有诊断上的挑战性；它具有不可预测的恶性潜能，可以发展为绒癌，甚至可以同时出现。患病率为 1/100 万。图 20-4 至图 20-11 为宫腔镜手术的几个步骤，直到完全切除为止。

（二）胚物残留和胎盘植入

对于使用米非司酮 / 米索前列醇方案且未完全清除妊娠的孕早期药物流产的妇女，可能需要清宫。该手术可通过刮除术或宫腔镜进行。可以使用宫腔镜检查并去除因为分娩或不同类型的流产造成的胚物残留，这一主题将在单独的章节中讨论（图 20-12 至图 20-19）。

（三）胎盘增生

胎盘异常的部分或完全黏附在子宫黏膜下称为胎盘增生（图 20-20 至图 20-23）。

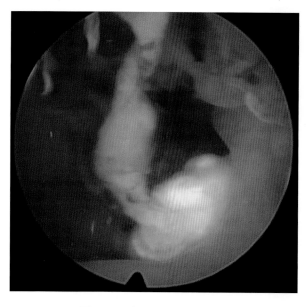

▲ 图 20-4　息肉植入部位的全景图

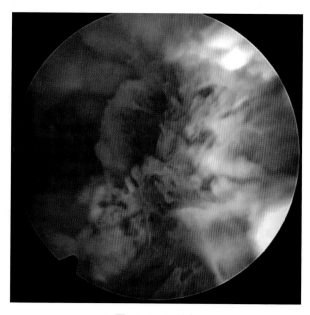

▲ 图 20-5　具体部位

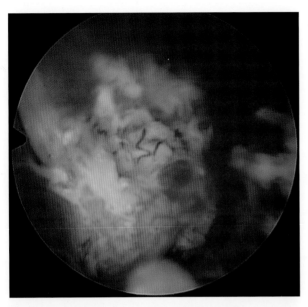

▲ 图 20-6　息肉的表面血管丰富

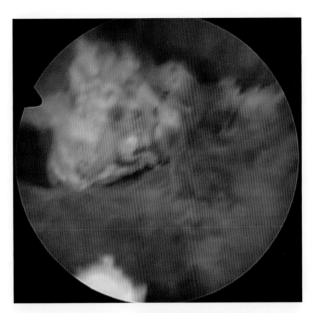

▲ 图 20-7　息肉根蒂部血管增生

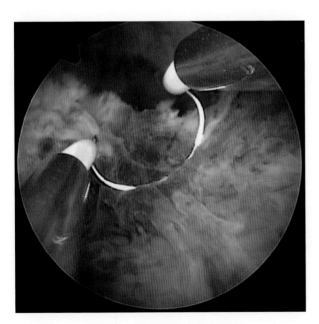

▲ 图 20-8　触碰息肉的解剖界限

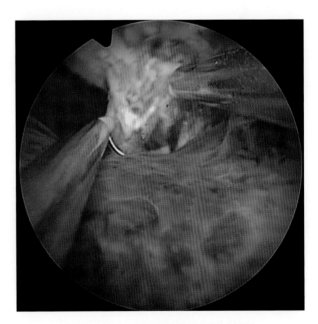

▲ 图 20-9　用环感觉基底部的连续性

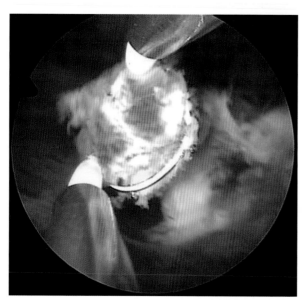

▲ 图 20-10　使用双极电凝切除息肉根蒂

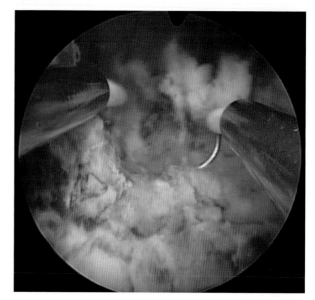

▲ 图 20-11　用双极完全切除息肉后的最终视图

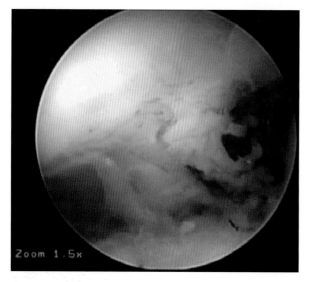

▲ 图 20-12　绒毛全景

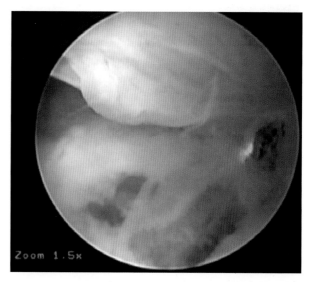

▲ 图 20-13　激光能量对组织的影响

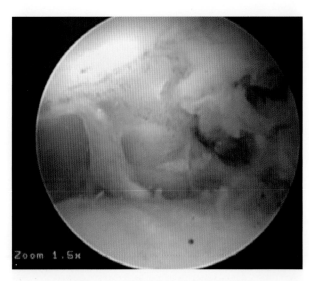

▲ 图 20-14　激光切割后损伤的视图

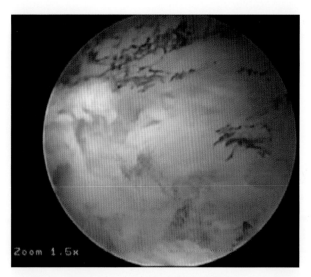

▲ 图 20-15　激光使血管凝固视图

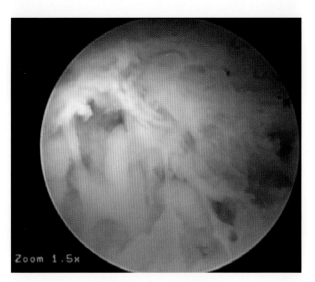

▲ 图 20-16　绒毛影像

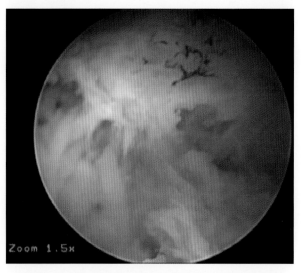

▲ 图 20-17　绒毛膜绒毛和子宫壁之间分离的视图

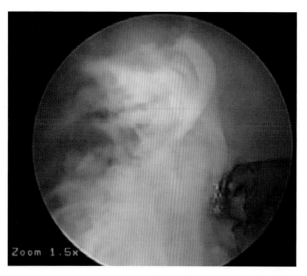

▲ 图 20-18　绒毛的激光部分

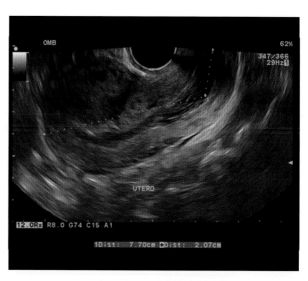

▲ 图 20-20　肿瘤的超声图

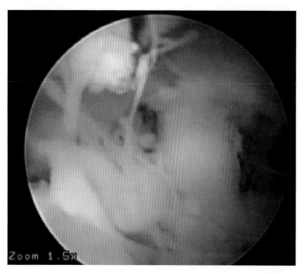

▲ 图 20-19　激光切割的步骤

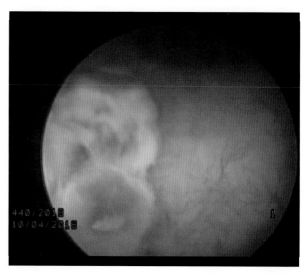

▲ 图 20-21　病变的宫腔镜视图

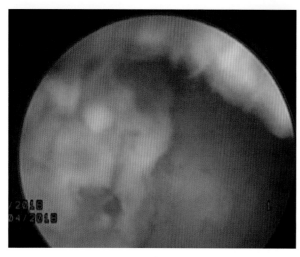

▲ 图 20-22　肿瘤外观视图（一）

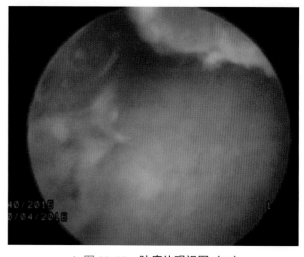

▲ 图 20-23　肿瘤外观视图（二）

二、妊娠期

（一）胚胎镜和胎儿镜

通过宫腔镜进行胚胎活检已经是事实，并且成功完成了 97% 的病例，从而实现了胚胎之间的区别。在无胚胎妊娠研究中，母体的活组织检查是另一个可以研究的课题，因为有时可以发现胚胎组织，显示继发于血栓形成的脐带坏死。Phillip 教授等将在单独的章节中展示其拍摄的宫腔镜图片（视频 20-1，图 20-24 至图 20-28 ）。

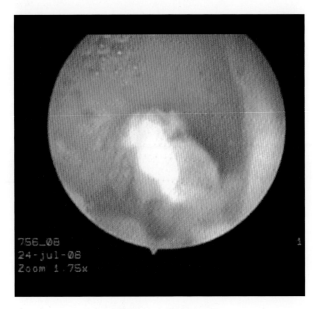

▲ 图 20-24　妊娠 15 天

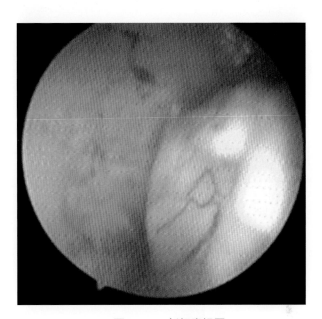

▲ 图 20-25　妊娠囊视图

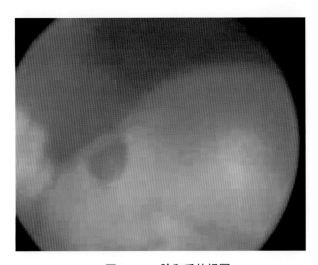

▲ 图 20-26　脸和手的视图

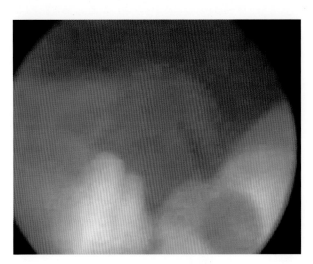

▲ 图 20-27　脐带视图

（二）胎儿镜检查

在 2000 年，Greco 和合作者提出了将胚胎和胎儿的宫腔镜作为研究方法，用于在手术终止妊娠之前进行研究（图 20-29 至图 20-35）。

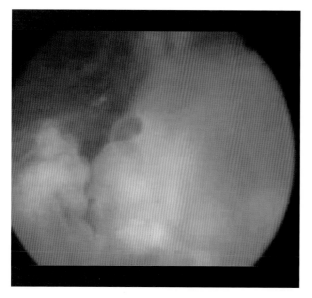

▲ 图 20-28　手和嘴的视图

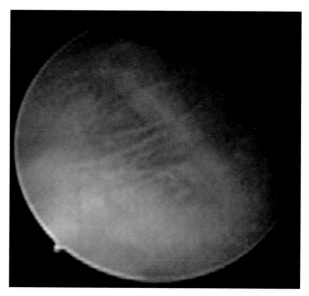

▲ 图 20-29　手臂、手和部分头骨的完整视图

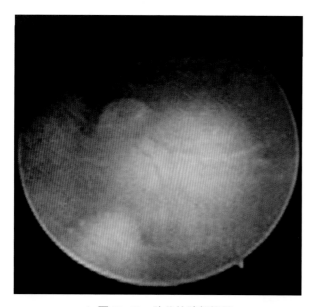

▲ 图 20-30　胎儿的脸部视图

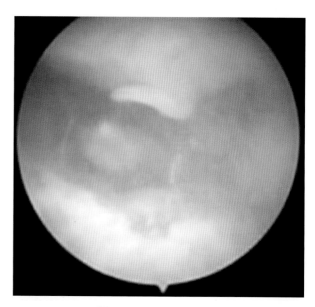

▲ 图 20-31　耳朵和手的视图

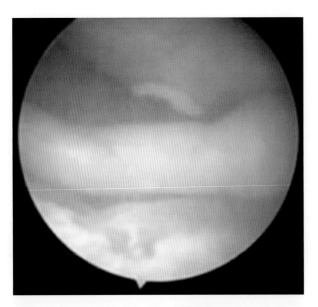

▲ 图 20-32　手臂视图

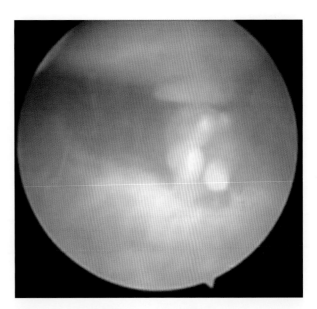

▲ 图 20-33　手指视图（一）

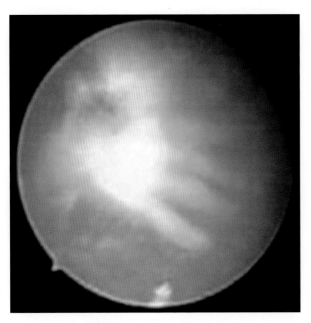

▲ 图 20-34　手指视图（二）

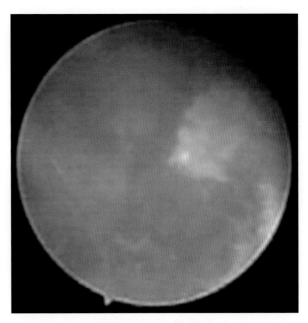

▲ 图 20-35　脚视图

（三）减胎术

尽管许多国家都禁止使用减胎术，但宫腔镜检查是可以实现的。根据选择标准来决定胚胎的未来，并有充分的证据证明减胎妊娠可以减少早产和先兆子痫等并发症的发生（图 20-36 至图 20-39）。

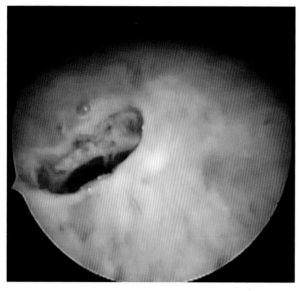

▲ 图 20-36　妊娠囊穿孔

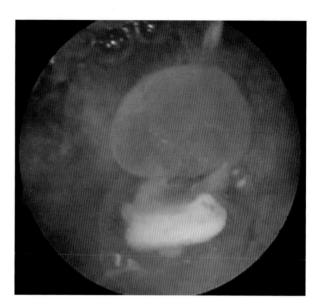

▲ 图 20-37　5 周胚胎的全景

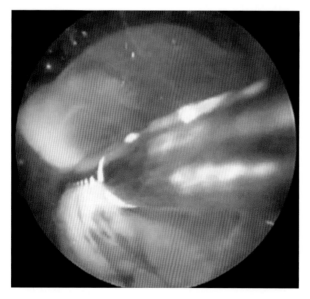

▲ 图 20-38　夹住脐带

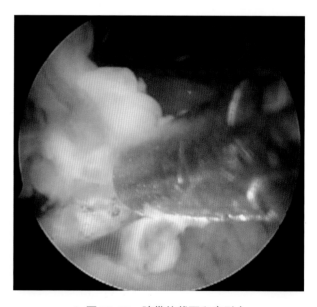

▲ 图 20-39　脐带的截面和牵引力

三、绒毛取样

（一）绒毛取样定义

绒毛取样是一项产前检查，涉及从胎盘中取出组织样本进行染色体检查。通过在直视下进行活检、进行更精确的诊断（图 20-40 至图 20-45）。

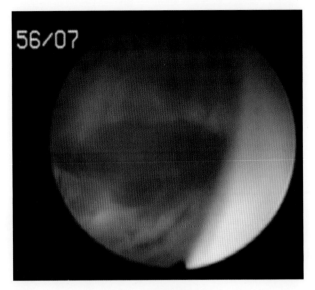

▲ 图 20-40　妊娠囊视图（一）

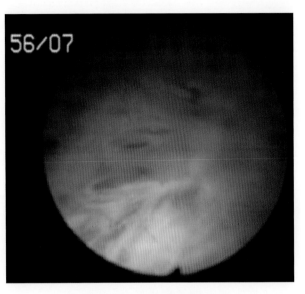

▲ 图 20-41　妊娠囊视图（二）

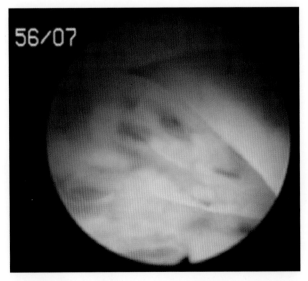

▲ 图 20-42　选择活检部位

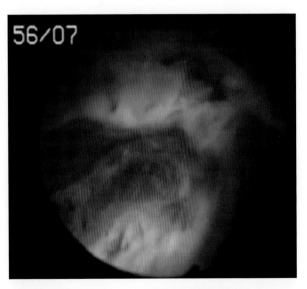

▲ 图 20-43　植入部位的特写

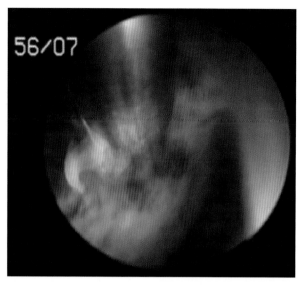

▲ 图 20-44　进行活检

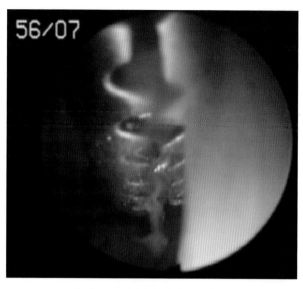

▲ 图 20-45　抓取器内部的活检步骤

（二）清除异体

从一开始就规定要在妊娠早期行宫腔镜检查取出宫内节育器，可在妊娠的第二个月进行宫腔镜检查，因为使用精细设备并没有造成妊娠损失（视频 20-2）。

（三）妊娠期子宫成形术

在世界范围内，只有一名发生多次流产史的孕妇报道了部分子宫纵隔切除术。该手术在墨西哥进行，应患者的要求进行，最终足月妊娠分娩了一个女性新生儿。该病例在 SEGO 的 IX 妇科内镜科大会和在西班牙巴塞罗那举行的第 10 届 AGL 国际微创妇科手术国际大会上进行了展示（图 20-46 至图 20-50）。

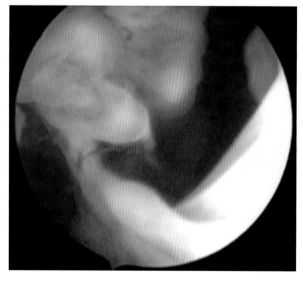

▲ 图 20-46　部分子宫纵隔的视图

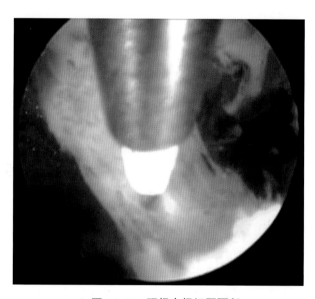

▲ 图 20-47　双极电极切开隔断

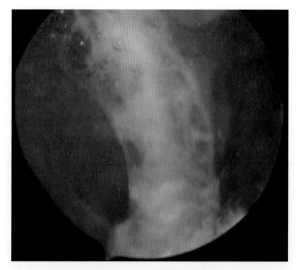

▲ 图 20-48 纵隔切开视图

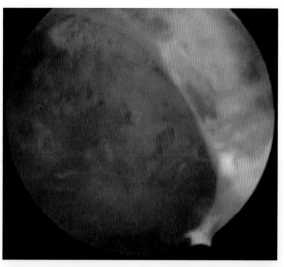

▲ 图 20-49 左侧可见与子宫纵隔紧密相关的妊娠囊

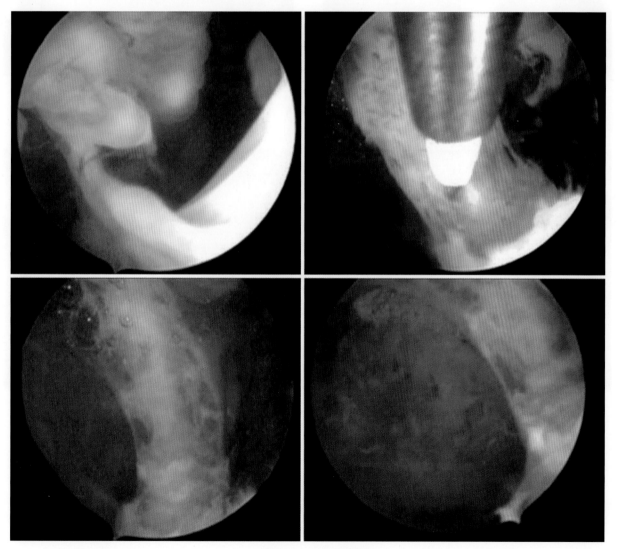

▲ 图 20-50 手术步骤

（四）宫颈病理学（息肉）

宫颈息肉可影响多达 10% 的女性，并可能在怀孕期间出现。治疗方法取决于息肉的大小及其引起的不适症状。如果它是引起宫颈扩张的息肉，我们在宫腔镜下将其切除；否则，可以观察，在分娩或剖宫产后持续存在的情况下，我们再通过宫腔镜将其去除（图 20-51 至图 20-56 ）。

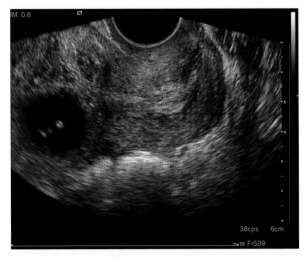

▲ 图 20-51　伴随宫颈息肉的妊娠位置的超声检查

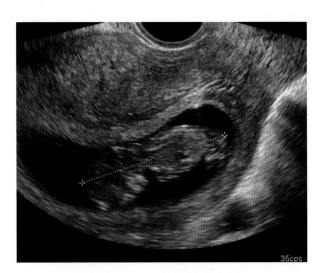

▲ 图 20-52　子宫内妊娠的步骤

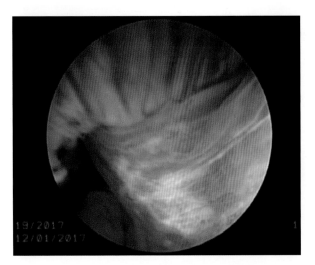

▲ 图 20-53　息肉根蒂部的宫腔镜视图

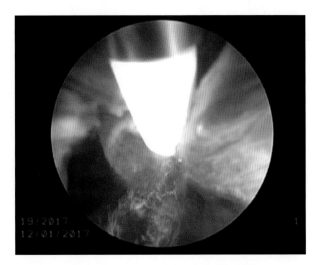

▲ 图 20-54　用双极电极切开息肉根蒂

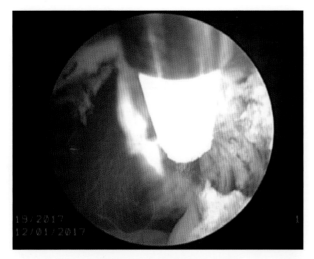

▲ 图 20-55 切除根蒂的步骤

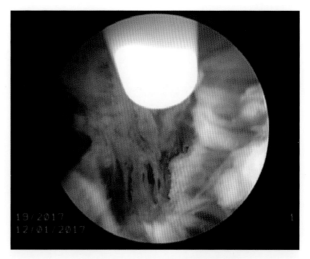

▲ 图 20-56 息肉蒂的腺体特写

四、异位妊娠

（一）宫颈妊娠

宫颈异位妊娠是一种特殊的情况，它影响生育力，并有高发病率和高死亡率，且危及生命。经子宫切除术诊断为宫颈异位妊娠的患者，其死亡率高达 50%。超声分辨率的提高和对这些妊娠的早期检测会使更保守的治疗方法得以发展。

宫颈异位妊娠是一个挑战，因为早期诊断和治疗对于避免严重并发症（如严重出血和子宫切除术）至关重要。即使在今天，最有效的管理方法仍在研究中，应根据临床表现进行个体化。当全身使用甲氨蝶呤的药物治疗失败或存在胎儿心脏活动时，我们使用针状双极、双极环或二极管激光器进行了宫腔镜下切除术，结果令人满意（视频 20-3，图 20-57 至图 20-59）。

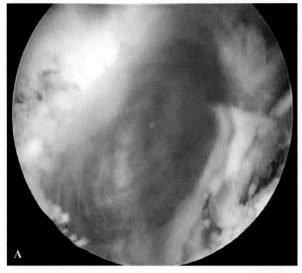
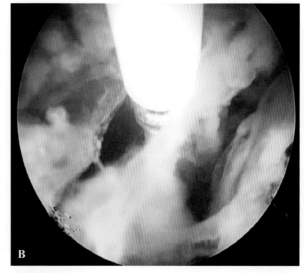

▲ 图 20-57 妊娠囊

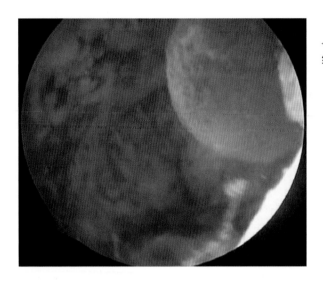

◀ 图 20-58　羊水内视图，其中观察到卵黄囊，细黑线表明血友病使脐带坏死

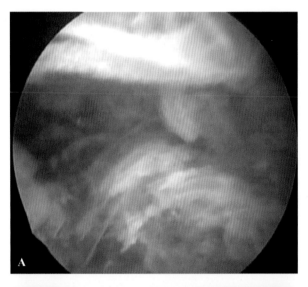

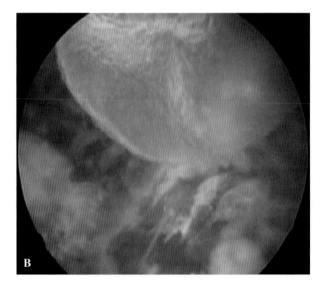

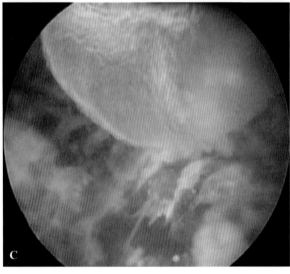

▲ 图 20-59　手术步骤

（二）宫角妊娠

宫角间质部异位妊娠是异位妊娠的罕见病，占所有异位妊娠的 1.5%。对诊断和治疗有挑战，具有破裂和出血的巨大风险。因此，早期诊断必不可少。通常，一线治疗包括全身性甲氨蝶呤治疗，这在晚期间质部妊娠中通常无效。在破裂之前，可以通过腹腔镜检查来处理宫角妊娠。我们介绍了具有胎儿心脏活动的宫角异位妊娠的情况，其中全身性甲氨蝶呤无效。我们展示了完全切除宫角异位妊娠的宫腔镜手术。在图解序列中解释了该过程的几个步骤（视频 20-4 至视频 20-6）。

（三）剖宫产瘢痕妊娠

剖宫产瘢痕妊娠是异位妊娠的一种罕见形式。剖宫产瘢痕妊娠治疗是一个挑战。这类妊娠的主要风险是子宫早期破裂。因此，在诊断后立即开始积极治疗这些妊娠至关重要。治疗选择可以是药物治疗，外科手术或组合治疗；通过腹腔镜检查、腔镜 - 阴道或阴道手术及宫腔镜手术切除瘢痕处的炎症组织。宫腔镜或腹腔镜子宫切开术是治疗剖宫产瘢痕异位妊娠的最佳一线治疗方法（视频 20-7）。

（四）异位妊娠（宫颈和原位）

异位妊娠的发生率很低，约为 1/30 000。但是，最近的数据表明，由于辅助生殖的发生率较高，总体上约为 1/7000，而排卵诱导的比率高达 1/900。一种罕见的异位妊娠是存活的宫内妊娠和宫颈异位妊娠同时存在，要保证宫内妊娠继续进行，解决异位妊娠将面临挑战。

参考文献

[1] Agüero O, Aure M, López R. Hysteroscopy in pregnant patients: a new Diagnostic Tool. Am J Obstet Gynecol. 1966;94(7):925–8.

[2] 10th AAGL International Congress on Minimally Invasive Gynecological Surgery IUD and pregnancy. IX Congreso de la Sección de Endoscopia de la SEGO. 6° Congreso de la Escuela Internacional de Endoscopia Ginecologica. 5–7 Jun 2014. Barcelona, España

[3] Álvarez-Goris MP, De la Torre y Fernández P, Huerta-Hentschel JM, Sánchez-Zamora R. Tumor trofoblástico del sitio placentario con evolución a coriocarcinoma. Caso clínico. Ginecol Obstet Mex. 2016;84(5):324–9.

[4] JC. Monte, MJ. Cancelo, E. de la Viuda, P. González-Peramato, J. Cuevas, JI Álvarez de los Heros. Trophoblastic tumour of the placental bed. 2000;27(6):198–244. http://www.elsevier.es/es-revista-clinica-e-investigacion-ginecologia-obstetricia-7.

[5] Álvarez-Goris MP, De la Torre y Fernández P, Huerta-Hentschel JM, Sánchez-Zamora R. Placental site trophoblastic tumor with atypical choriocarcinoma. Case Report. Ginecol Obstet Mex. 2016;84(5):324–9.

[6] Gleicher N, Oleske DM, Tur-Kaspa I. Reducing the risk of high order multiple pregnancy after ovarian stimulation with gonadotrophins. New Engl J Med. 2000;343:2.

[7] la Loza Cava LR, Moyers Arévalo JA. Embarazo ectópico cervical. Cuando el tratamiento conservador falla. Reporte de un caso y revisión de la bibliografía. Ginecol Obstet Mex Mex. 2012;80(5):668–72.

[8] Ramírez AL, Nieto GLA, Escobar VA, Cerón SMÁ. Embarazo ectópico cornual. Comunicación de un caso y revisión retrospectiva de cinco años. Ginecol Obstet Mex. 2007;75(04)

[9] Database of the hysteroscopy unit of the General hospital Dr. Manuel Gea González, Mexico City.

[10] Qi F, Chai Z-Y, Liu M-M, Zheng L-Z, Zhu Y, Chen Z-W, Lv W-G. Type 2 cesarean scar pregnancy successfully treated via hysteroscopy-assisted laparoscopy. J Minim Invasive Gynecol. 2018; https://doi.org/10.1016/j.jmig.2018.11.019.

[11] Chandran JR. Cornual pregnancy and its management: a case report. IJSS Case Rep Rev. 2014;1(6)

[12] Sanz LE, Verosko J. Hysteroscopic management of cornual ectopic pregnancy. Obstet Gynecol. 2002;99(5 Pt 2):941–4.

[13] Faraj R, Steel M. Review management of cornual (interstitial) pregnancy. Obstet Gynaecol. 2007;9:249–55. https://doi.org/10.1576/loag9.4.249.27355. http://www.rcog.org.UK/togoline.

第 21 章　宫腔镜检查与避孕
Hysteroscopy and Contraception

Andreas L.Thurkow　著

徐　云　陈京京　译

一、概述

宫腔镜检查与避孕的关系包括几个领域。

最古老和最常见的方式是经宫颈，通常是宫腔镜绝育。

但是宫腔镜检查在各种避孕方法中也起着作用，如取出游走或易位的宫内节育器，以及取出绝育装置。

另一种方法，通过宫腔镜放置长效避孕装置也是近年来的新发明。

二、宫腔镜绝育

宫腔镜检查刚刚问世的时候，就已经尝试了经宫颈永久阻塞输卵管[1]。

为了获得绝育结果，较早的一种方法是使用电烙术。1927 年，首次采用相同的电灼方法进行了宫腔镜下绝育。不幸的是，结果令人失望。

后来用电、冷冻或 Nd:YAG 激光凝结的尝试同样未能成功实现双侧闭塞（在 15%～60% 的病例中）[1-4]。

自 20 世纪 70—80 年代末，宫腔镜作为一种常规的诊断和介入技术而出现以来，人们已经测试了更多的方法，其中有几种类型的输卵管管内阻塞装置。所有这些初始方法都已被弃用，原因是复杂化或缺乏有效性，或两者兼而有之[3, 5-7]。

2003—2006 年，Chiroxia Ltd.（爱尔兰都柏林）研究了基于宫腔镜检查的氰基丙烯酸酯基液态聚合物置入物的应用，本章的作者在其中进行了对离体子宫的研究（图 21-1 至图 21-3）。

尽管初步结果令人鼓舞，但投资者撤回了经济支持，该项目被终止。

最早进入市场的宫腔镜绝育技术（欧洲 CE 标志，从未获得 FDA 批准）是 Ovabloc®（图 21-4 和图 21-5）。

早在 1967 年就已经进行了 Ovabloc 的临床研究[8, 9]。

注：本章配有视频，可登录网址（https://doi.org/10.1007/978-3-030-29466-3_21）观看。

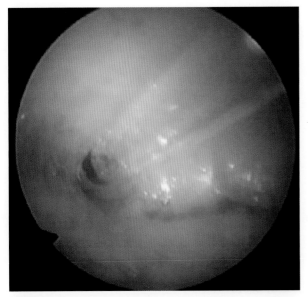

▲ 图 21-1　**Chiroxia**® 导管插入右输卵管开口（离体的子宫）

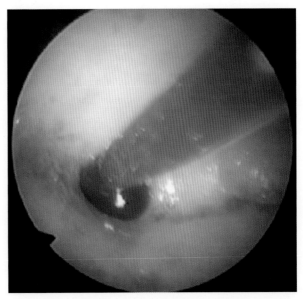

▲ 图 21-2　注射 **Chiroxia**® 化合物

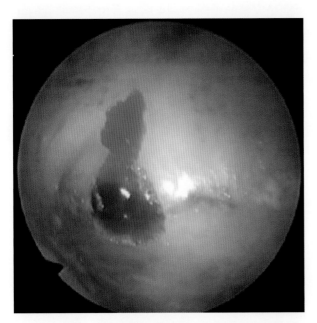

▲ 图 21-3　去除导管后固化的 **Chiroxia**® 化合物

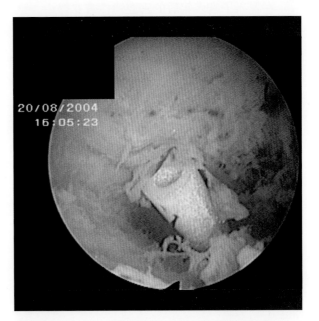

▲ 图 21-4　插入和固化后的 **Ovabloc**® 子宫内尖端

注意，亚甲蓝使子宫内膜呈蓝色，用于在插入硅氧烷化合物之前确定导管的正确位置和输卵管的通畅度

通过双导管系统注入高黏度的液体硅氧烷混合物，在几分钟内凝固，导致输卵管管腔阻塞。一种特殊设计的硅氧烷闭孔器尖端，预先固定在内导管上，与管腔内高黏度的液体塞形成一个复合体，密封子宫 – 输卵管连接处（图 21-4）。

在荷兰，大约有 2000 名患者使用这种方法进行了绝育；在引入 Essure® 之后，Ovabloc® 的使用量下降了，而在引入 Adiana® 之后，它就从市场上消失了。最近开发出了一种新版本装置（Ovalastic®），具有更易于灌注及在室温下稳定的化合物（Ovabloc® 要求在室温下储存 –20℃）。Ovalastic® 的尖端不再像 Ovabloc® 那样由硅氧烷制成，而是由铂制成（图 21-6 至图 21-9）。

实际操作的临床数据很少，只有作者或在其监督下执行过的操作。它需要进一步研究以评估该方法的临床相关性。

世界上最成功的宫腔镜绝育系统是 Essure®，该系统于 2001 年获得 CE 认证，并于 2002 年获得 FDA PMA 批准。

Essure® 微插入物（Bayer AG，前身为 Conceptus Inc.），最初称为 STOP，是一种动态膨胀的微线圈，其内部线圈中和周围缠绕有聚对苯二甲酸乙二酯（PET）纤维。将其通过输卵管壁内部分的宫腔镜的 5Fr 工作通道放置，并通过扩张线圈将其自身固定（图 21-10 至图 21-13）。随后，PET 纤维引起纤维化反应，产生了附加的固定和阻隔效果。该方法被证明是有效的，并且对于经验丰富的妇科医生而言，该技术简单、快速[10, 11]。

该操作平均手术时间少于 15min，大多数情况下可以通过阴道内镜检查方法在非麻醉的情况下完成[12]。

在置入子宫多年后的宫腔镜检查二探中，该装置可能是完整的（图 21-14），或者由于输卵管的纤维化闭合（图 21-15）很难或不再可见 Essure®，或被钙化覆盖（图 21-16）。

在全球范围内已经完成了 900 000 例，直到制造商因为远期不良反应的报告数量不断增加，销售量下降之后将其从市场上撤回（见并发症相关章节；图 21-17 和图 21-18）。停止 Essure 销售的最后一个国家是美国，于 2018 年 12 月 31 日全面停止。

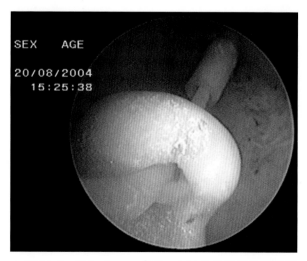

▲ 图 21-5　插入 Ovabloc® 后，有过多的硅氧烷回流进入子宫腔
需要去除它们以防止其排出时引起子宫异常出血

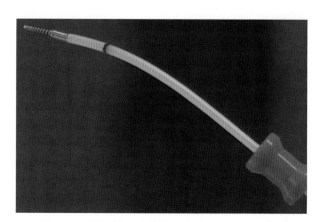

▲ 图 21-6　插入前已连接铂金尖端的 Ovalastic® 导管

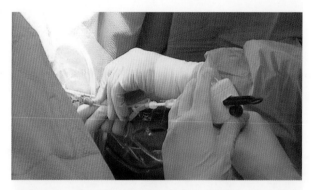

▲ 图 21-7　加压下将硅氧烷化合物插入输卵管的 **Ovalastic®** 枪

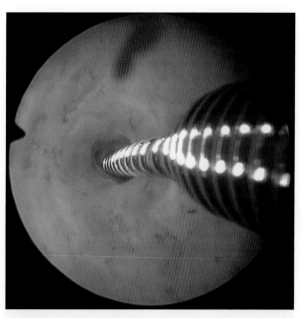

▲ 图 21-8　在注入硅氧烷化合物之前，将 **Ovalastic®** 尖端插入左输卵管开口

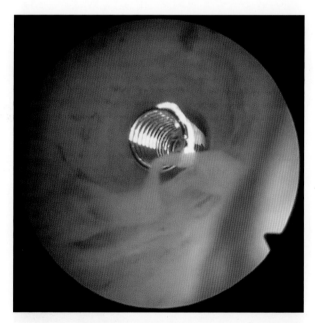

▲ 图 21-9　输卵管开口中已固化的 **Ovalastic®** 铂金尖端的子宫内部分

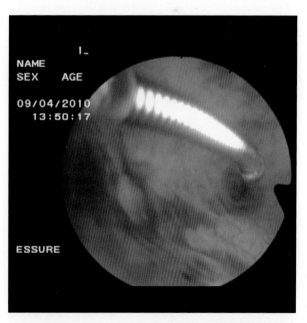

▲ 图 21-10　**Essure®** 设备在插入右侧输卵管之前

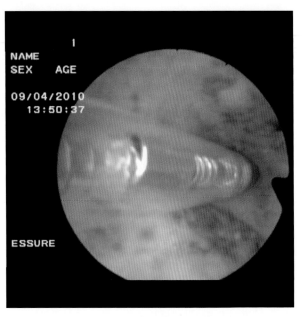

▲ 图 21-11　Essure® 导管在固定和释放之前

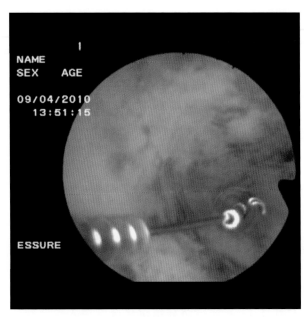

▲ 图 21-12　导管后退和释放 Essure®

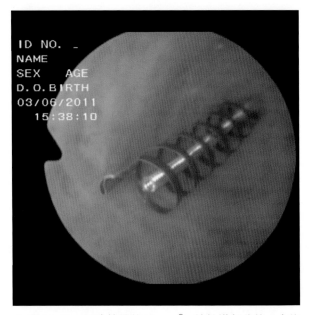

▲ 图 21-13　正确放置的 Essure®，镍钛诺部分的 6 个线圈留置于子宫腔

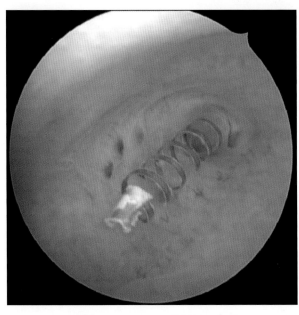

▲ 图 21-14　Essure® 置入 8 年后

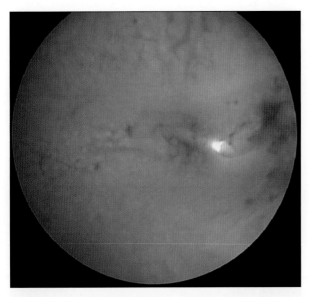

▲ 图 21-15 嵌入在输卵管开口中并被子宫内膜覆盖的 Essure®

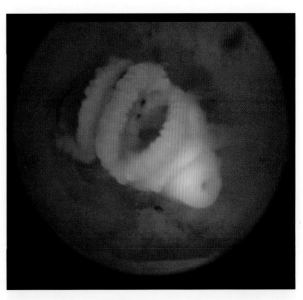

▲ 图 21-16 Essure® 置入多年后，由于钙化引起的远期不良反应（部分引起症状）

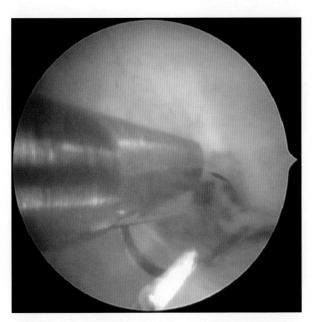

▲ 图 21-17 在腹腔镜取出整个 Essure® 设备之前切开终端标记（第 4 个），以防止在腹腔镜取出过程中断裂

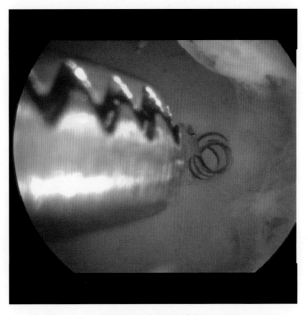

▲ 图 21-18 移除已切割的终端标记（图 21-17）

2009 年，另一种宫腔镜绝育系统 Adiana®（Hologic Inc.）获得了 CE 认证，并于同年晚些时候被 FDA 批准[13]。

该装置由一个 1.5mm×3.5mm 的硅酮基质组成，在输卵管黏膜表面射频凝固后（每侧 60s，3W），将硅酮基质注入输卵管间质，刺激纤维化组织向硅酮基质内生长（图 21-19 至图 21-21）。

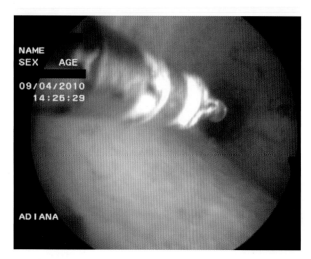

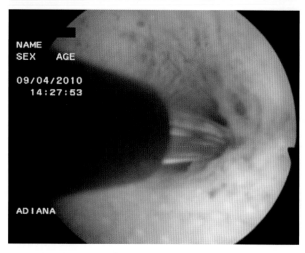

▲ 图 21-19 将 Adiana® 导管插入右侧输卵管

▲ 图 21-20 60s 期间输卵管黏膜的表面凝固
确保纤维化组织向内渗入 Adiana® 的基质中（注意导管中的电线）

该系统包括一个专用发电机，该发电机控制正确的定位并释放凝结的能量。

尽管 Essure 在阴道超声检查中可见，但需要在 3 个月后进行 HSG 检查，以确保输卵管阻塞。初始设计能透过射线。在 2011 年，不透射线的新设计在欧洲市场推出的，大大提高了确认检查的可靠性。荷兰已进行了 200 例手术，其中一半由本章的作者完成。在全球范围内已执行了 29.5 万次手术，直到 Hologic 公司决定在 2012 年 5 月将产品撤出市场。

几种替代方法正在开发中，将来可能会引入。

其中包括 Altaseal® 设备（Altascience Ltd.）和 ZRO Operculum®。目前尚不清楚后一个设备的状态；据作者所知，尚未进行临床研究。

该器械由输卵管的高级不锈钢即时阻塞设备组成，该设备不依赖组织向内生长，因此可能具有立即闭合的优势（图 21-22 至图 21-26）。在这一方面，本章作者[14]进行的子宫切除术研究和爱尔兰的临床试验研究[15]很有希望。在爱尔兰的临床研究中，最终有 22 名患者行绝育术。术中均立即关闭输卵管，所有操作均耐受良好，平均持续时间为 5min，随访时间为 3 年。FDA 多中心关键性试验已在荷兰的 3 个中心和爱尔兰的一个中心进行，共 83 例患者[16]。在这 78 名患者中，他们曾尝试过绝育，而现在有 66 名患者正依靠该技术。在 9 名患者中（11.5%），发生了器械置入错误情况。迄今为止，用于阴道正确放置的确认测试是阴道超声检查（图 21-27），但是根据上述数据，预计将来将不再需要进行确认测试。因此，一项经过修改设计的新试验已提交给爱尔兰和荷兰监管机构，并于 2018 年开始。

鉴于对微创绝育选择的兴趣，注定要开发其他设备，尤其是在发展中国家，在这些国家，由于材料成本高昂，市场上的设备从未显示出大的占有率。

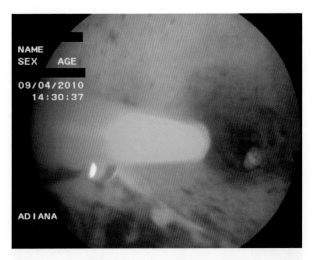

▲ 图 21-21　导管退后，Adiana® 装置在输卵管中的位置

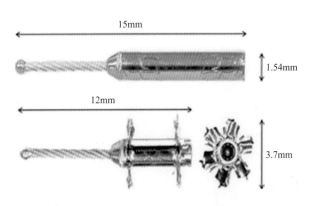

▲ 图 21-22　放置前后 Altaseal® 的详细信息和大小（由 Altascience ltd. 提供）

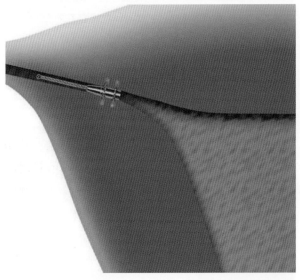

▲ 图 21-23　输卵管壁内部分的 Altaseal® 装置的图示

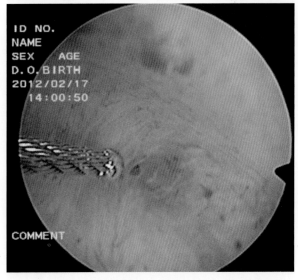

▲ 图 21-24　Altaseal® 设备正好插入右侧输卵管

三、宫腔镜解决避孕问题

宫腔镜检查已被用作诊断和治疗与避孕方法和装置有关的许多问题，尽管有关该主题的文献很少，而且不是近期的 [17-19]。考虑到它通常被认为是治疗性宫腔镜检查的主要适应证之一 [20]，这一指征在临床上被低估了。

> 取出宫内节育器（遗漏或断裂、错位、部分穿孔等，图 21-28 至图 21-34）。
> 宫内节育器的重新放置（错位、部分穿孔等，图 21-35 和图 21-36）。
> 取出易位的宫腔镜避孕设备（Essure®、Adiana®、Ovabloc® 等）。

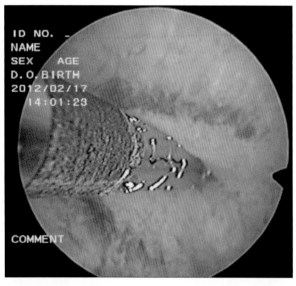

▲ 图 21-25　置入前将 Altaseal® 设备插入右侧输卵管

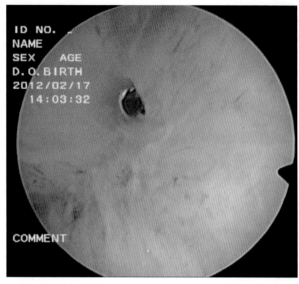

▲ 图 21-26　展开和分离后 Altaseal® 设备在右侧输卵管中的正确位置

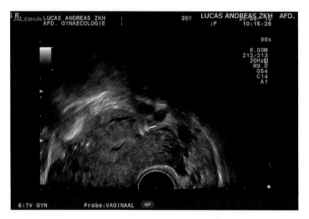

▲ 图 21-27　超声确认左输卵管壁内部分

注意宫角区域的标识

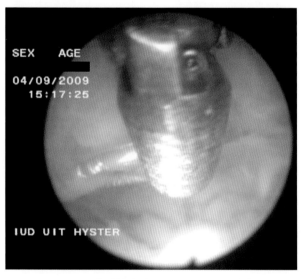

▲ 图 21-28　宫腔镜去除尾丝丢失的子宫内节育器

尾丝在宫颈管中折回

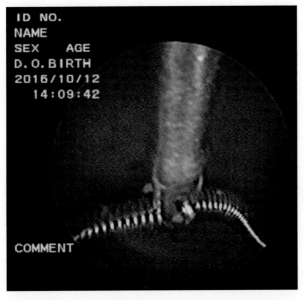

▲ 图 21-29 宫腔镜去除（中国产）宫内节育环

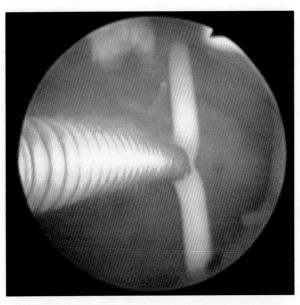

▲ 图 21-30 **Mirena**® 植入子宫壁导致出血和疼痛

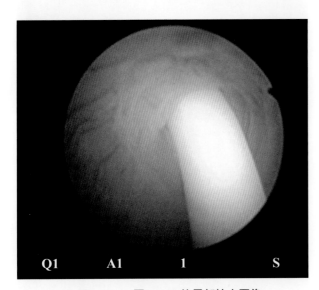

▲ 图 21-31 图 **21-30** 的局部放大图像

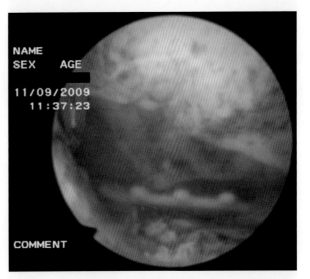

▲ 图 21-32 前壁黏膜下肌瘤导致的 **Multiload**® 宫内节育器脱位

宫内节育器已旋转了 90°，而纵杆现在位于宫底的水平位置（右侧输卵管宫角处附着）

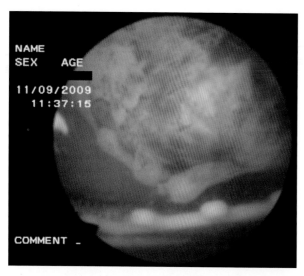

▲ 图 21-33　图 21-32 的局部放大图像

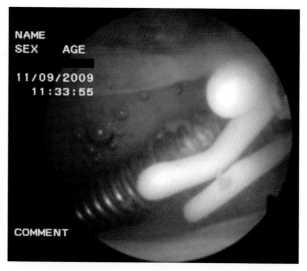

▲ 图 21-34　图 21-32 和图 21-33 的放大图像

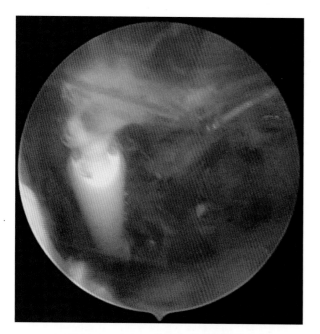

▲ 图 21-35　Mirena® 埋在宫底部的粘连中
可能解释了放置后持续的疼痛和出血

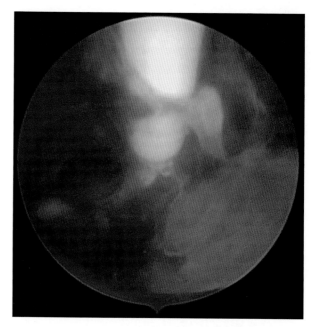

▲ 图 21-36　图 21-35 的放大图像

四、宫腔镜放置长效避孕装置

另一种宫腔镜避孕方法虽然不是永久性的，它是一种可逆的长效生殖控制方法，主要包括无支架的宫内节育器（也称 Gynefix®，图 21-37 至图 21-41）固定在子宫底 [21]。作用持续时间最长为 10 年（对于 Gynefix® 设备来说，目前为 5 年）。

临床研究正在进行中 [21]。

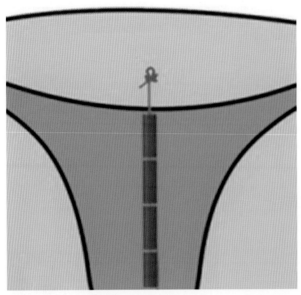

▲ 图 21-37　固定在子宫肌层上的无支架 Gynefix® 宫内节育器图示

图片由 Th. Hasskamp 博士提供

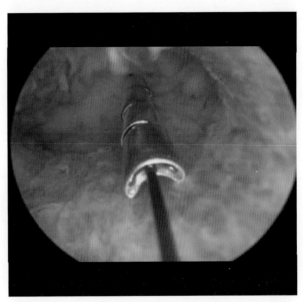

▲ 图 21-38　放置后 Gynefix® IUD 的宫腔镜下视图

图片由 Th. Hasskamp 博士提供

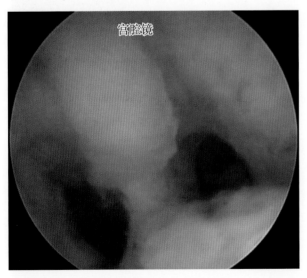

▲ 图 21-39　反复脱落各种宫内节育器后患者纵隔子宫的宫腔镜视图

明确要求宫腔镜纵隔切除并插入 Gynefix® 装置

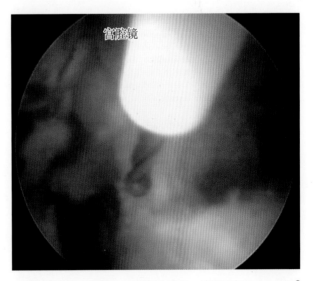

▲ 图 21-40　与图 21-38 相同的患者，使用双极 Versapoint® 螺旋汽化装置切除纵隔

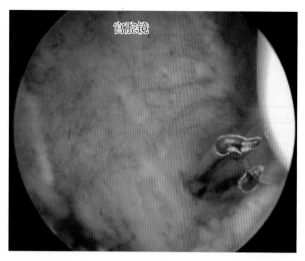

▲ 图 21-41　与图 21-38 和图 21-39 相同的患者

子宫纵隔切除术后，在宫腔镜下将 Gynefix® 宫内节育器插入正常部位宫底处。超声检查证实节育器固定在子宫底足够厚度的肌层中

说明：本章内容是早期出版物的更新版本，但有所删减，引自 Thurkow AL. Hysteroscopy and Contraception：an overview. In：Hysteroscopy. Andrea Tinelli，Luis Alonso Pacheco，Sergio Haimovich，Editors. ISBN 978- 3-319-57558-2 ISBN 978-3-319-57559-9（eBook）https://doi.org/10.1007/978-3-319-57559-9 ©Springer International Publishing AG 2017。

参考文献

[1] van der Leij G. Hysteroscopic Sterilization: study of the siloxane intratubal device application method. Dissertation, University of Amsterdam; 1997.

[2] Wamsteker K. Hysteroscopy. Dissertation, State University of Leiden; 1977.

[3] Cooper JM. Hysteroscopic sterilization. Clin Obstet Gynecol. 1992;35(2):282–98.

[4] Lindemann HJ, Mohr J. Results of 274 trans-uterine tubal sterilizations by hysteroscopy (author's transl). Geburtshilfe Frauenheilkd. 1974;34(9):775–9.

[5] Thatcher SS. Hysteroscopic sterilization. Obstet Gynecol Clin North Am. 1988;15(1):51–9.

[6] Brundin J. Transcervical sterilization in the human female by hysteroscopic application of hydrogelic occlusive devices into the intramural parts of the fallopian tubes: 10 years experience of the P-block. Eur J Obstet Gynecol Reprod Biol. 1991;39(1):41–9.

[7] Hamou J, Gasparri F, Scarselli GF, Mencaglia L, Perino A, Quartararo P, et al. Hysteroscopic reversible tubal sterilization. Acta Eur Fertil. 1984;15(2):123–9.

[8] Loffer FD. Hysteroscopic sterilization with the use of formed-in-place silicone plugs. Am J Obstet Gynecol. 1984;149(3):261–70.

[9] Reed TP, Erb RA. Hysteroscopic oviductal blocking with formed-in-place silicone rubber plugs: II. Clinical studies. J Reprod Med. 1979;23(2):69–72.

[10] Cooper JM, Carignan CS, Cher D, Kerin JF. Microinsert nonincisional hysteroscopic sterilization. Obstet Gynecol. 2003;102(1):59–67.

[11] Povedano B, Arjona JE, Velasco E, Monserrat JA, Lorente J, Castelo-Branco C. Complications of hysteroscopic Essure(.) sterilisation: report on 4306 procedures performed in a single centre. BJOG. 2012;119(7):795–9.

[12] Bettocchi S, Selvaggi L. A vaginoscopic approach to reduce the pain of office hysteroscopy. J Am Assoc Gynecol Laparosc. 1997;4(2):255–8.

[13] Anderson TL, Vancaillie TG. Adiana system for transcervical sterilization: 3-year efficacy results. J Minim Invasive Gynecol. 2009;16(6):S38.

[14] Thurkow AL. Altaseal hysteroscopic sterilization: the new challenger to Essure? JMIG. 2011;18(6):S38.

[15] Gannon M. First clinical results of a new hysteroscopic sterilisation device: Altaseal. Int J Gynaecol Obstet. 2012;119(Suppl 3):S190.

[16] Thurkow AL, Coleman JE, Bongers MY, Veersema S, Gannon MJ. Altaseal®: pilot and initial pivotal trial results of a new hysteroscopic system for sterilization and tubal occlusion for hydrosalpinges. J Minim Invasive Gynecol. 2017;24(7):S91.

[17] Valle RF, Freeman DW. Hysteroscopy in the localization and removal of intrauterine devices with "missing strings". Contraception. 1975;11:161–7.

[18] Zighelboim I, Szczedrin W, Zambrano O. Management of IUD users with non-visible threads. Adv Contracept. 1990;6(2):91–104. Review

[19] Alanís Fuentes J, Amoroso Hernández MA. Office hysteroscopy for the removal of intrauterine device. Literature review. Ginecol Obstet Mex. 2009;77(4):197–201. Review. Spanish.

[20] Salazar CA, Isaacson KB. Office operative hysteroscopy: an update. J Minim Invasive Gynecol. 2018;25(2):199–208. https://doi.org/10.1016/j.jmig.2017.08.009. Epub 2017 Aug 10. Review

[21] Hasskamp T, Wildemeersch D. A new hysteroscopic technique for reversible long-acting reproductive control (ReLARC®) as an alternative to laparoscopic sterilization and Essure®. Gynecol Reprod Med. 2016;2(4):213–6.

第22章 宫腔镜检查与输卵管病理
Hysteroscopy and Tubal Pathologies

Shlomo B. Cohen　Gennario Raimondo　**著**

徐　云　陈京京　**译**

一、概述

子宫输卵管的主要功能是帮助受精卵母细胞从输卵管壶腹部的受精部位转移和转运到子宫。

两侧输卵管长约10cm，位于输卵管系膜根部。输卵管由4个主要部分组成，从内侧到外侧（图22-1）[1, 2]。

- 间质部：位于子宫肌层内的部分长1cm，宽0.7mm。
- 峡部：长3cm，宽1~5mm。
- 壶腹：是输卵管的最长部分。它的最宽处直径为1cm，长5cm。
- 漏斗：即输卵管的远端，呈漏斗形，通向腹腔的开口。指状的黏膜突起附着在漏斗的远端，被称为输卵管伞。手指般伸展的输卵管伞附着在每个卵巢的上方。

动脉供应：涉及子宫和卵巢动脉。子宫动脉供应输卵管内侧的2/3，而外侧1/3则由卵巢动脉供应。

静脉引流：将输卵管的内侧2/3引流至髂内静脉，外侧2/3引流至髂内静脉。输卵管系膜流入卵巢静脉，卵巢静脉再流入左侧的肾静脉和左侧的下腔静脉（图22-2）。

淋巴引流：卵巢和子宫血管也引流淋巴液，它们分别汇入主动脉旁和髂内淋巴结。

神经支配：交感神经和副交感神经系统支配输卵管神经。

组织学：输卵管的壁主要由三层组成。

- 输卵管黏膜：由柱状上皮的纵向褶皱、纤毛（在输卵管的远端）、非纤毛的分泌物（在输卵管的近端）和储备细胞组成。这些上皮的分泌为受精卵提供了营养。
- 输卵管肌层：分为两层，其神经支配导致蠕动收缩，有助于推动受精卵。
- 输卵管浆膜：它是肌层的外覆盖层[3]。

胚胎学：输卵管从副肾上或苗勒管（从中胚层产生）发育。

注：本章配有视频，可登录网址（https://doi.org/10.1007/978-3-030-29466-3_22）观看。

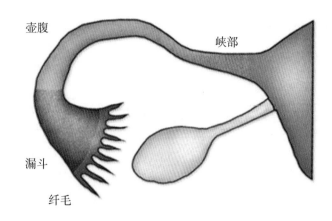

◀ 图 22-1　卵巢伞附着在卵巢的上方

壶腹
峡部
漏斗
纤毛

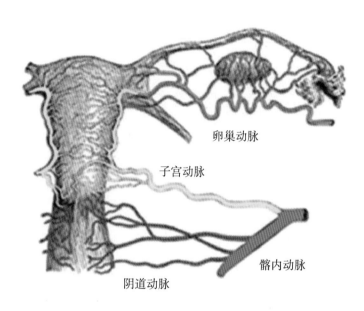

◀ 图 22-2　系膜静脉丛汇入卵巢静脉，然后汇入左侧的肾静脉，右侧汇入下腔静脉

卵巢动脉
子宫动脉
髂内动脉
阴道动脉

二、输卵管解剖生理

输卵管参与卵子从卵巢到子宫的运输，一旦受精，输卵管也为受精卵提供营养。输卵管的多种功能中最令人惊奇的是，该管首先将精子引向壶腹部，然后将受精卵返回子宫。输卵管具有节律性蠕动，基于输卵管解剖结构与生理之间的相关性（图 22-3）[4]，不同的层具有不同的作用。

  ➤ 输卵管肌层：卵子运输。
  ➤ 神经支配：可能起肾上腺括约肌的作用。
  ➤ 黏膜：提供支持环境。
  ➤ 子宫输卵管交界：远端峡部对于生殖不是关键部位。
  ➤ 伞端：卵子拾取的特殊作用。

三、感染性疾病引起的输卵管阻塞

输卵管炎是输卵管的炎症，最常见是由感染引起。急性输卵管炎通常与盆腔炎同义，因为它是盆

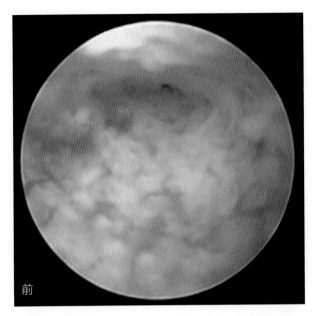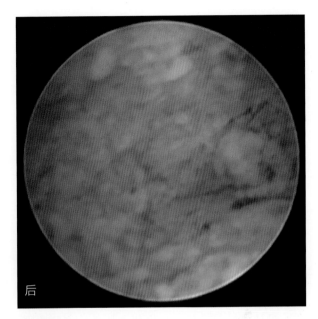

前　后

▲ 图 22-3　输卵管

腔炎的最常见形式，而且盆腔炎最常见且严重的长期后遗症也会涉及输卵管。发生急性输卵管炎的主要危险因素是性传播疾病[5-7]。

最常引起感染的微生物有以下几类。

• 淋病奈瑟球菌、沙眼衣原体（均为最常见的病原体）、阴道加德纳菌、大肠埃希菌、流感嗜血杆菌、B 组 β- 溶血性链球菌、非溶血性链球菌、双路普雷沃菌、拟杆菌属。

• 肽链球菌种、支原体、解脲脲原体。

输卵管炎被认为是一种上行的感染，主要是由于宫颈和子宫的感染。月经期间的激素变化；月经逆行，有助于上行到输卵管；和微生物本身的毒力因素。

临床表现与诊断

输卵管炎的临床表现非常多样，从无症状到严重的盆腔疼痛，再到弥漫性腹膜炎，甚至是危及生命的疾病[8]。

盆腔炎的临床诊断标准如下。

• 子宫压痛，附件压痛，宫颈举痛，口腔温度高于 38.3℃（＞ 101℉），在湿的涂片时存在大量白细胞，ESR 和（或）C 反应蛋白水平升高，输卵管卵巢脓肿或在超声检查或其他影像学技术，腹腔镜检查结果下增厚，伴或不伴有输卵管积液。

根据患者的临床情况，有时应在诊断为盆腔炎的患者中取出宫内节育器。患有急性输卵管炎的患者发展为慢性盆腔痛的可能性（20%）是没有盆腔感染的患者（5%）的 5 倍。

四、输卵管卵巢脓肿

TOA 是急性输卵管炎的主要和严重并发症之一，在 PID 女性中发生率为 15%[9]。

五、输卵管炎

结节性输卵管炎或输卵管憩室是输卵管峡部的结节状增厚。输卵管上皮会向输卵管壁扩张。

在严重的情况下，管腔可能被完全阻塞。它也可能与内镜检查有关。SIN 的临床意义取决于它与不孕及异位妊娠的强相关性[10, 11]。

六、输卵管内膜异位症

输卵管内膜异位症是指输卵管外出现输卵管上皮[12]。

输卵管内膜异位症的发病机制与子宫内膜异位症相似。

七、异位妊娠

异位妊娠是孕早期妊娠相关死亡的主要原因。

异位妊娠的主要原因是急性输卵管炎，占病例的 50%。其他原因与纤毛上皮功能的机械缺陷和不孕症治疗有关[13]。

八、输卵管癌

过去，输卵管癌被认为是很罕见的。有研究者已证明输卵管原位癌为输卵管的癌前病变，并推测许多晚期浆液性"卵巢癌"可能起源于输卵管，而非卵巢[14, 15]。

九、输卵管近端阻塞的其他原因

- 息肉（图 22-4）。
- 输卵管周围粘连（图 22-5 至图 22-8）。
- 输卵管开口处的胎盘残留（图 22-9）。
- 异物（图 22-10）。

各式各样的输卵管的影像

- 输卵管积水中的扩大的输卵管口（图 22-11 至图 22-13）。
- 输卵管口瘢痕形成（图 22-14）。
- 输卵管积水的输卵管口（图 22-15）。
- HSG 支持的输卵管阻塞（图 22-16）。
- 子宫纵隔的输卵管影像（图 22-17）。

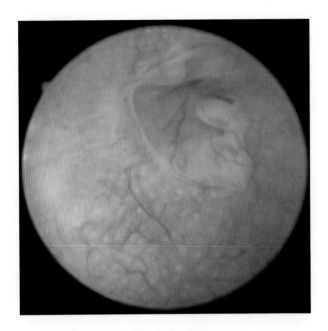

▲ 图 22-4　息肉

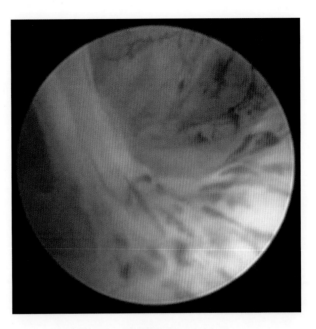

▲ 图 22-5　输卵管周围粘连（一）

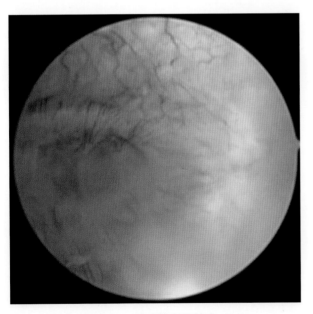

▲ 图 22-6　输卵管周围粘连（二）

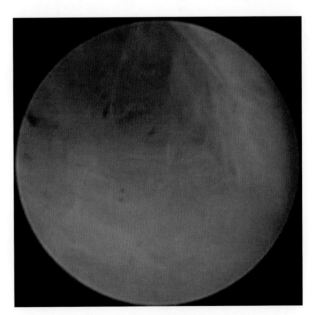

▲ 图 22-7　输卵管周围粘连（三）

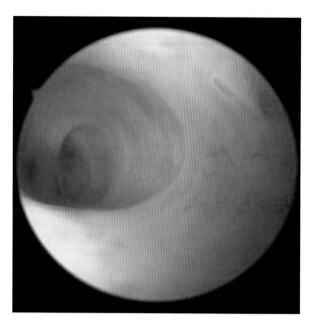

▲ 图 22-8 输卵管周围粘连（四）

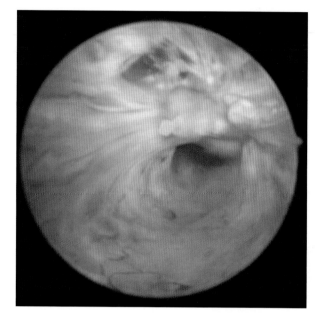

▲ 图 22-9 输卵管开口处的胎盘残留

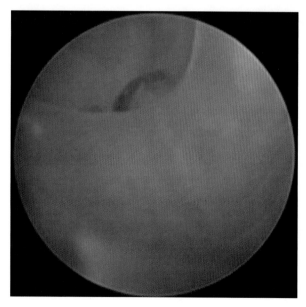

▲ 图 22-10 异物

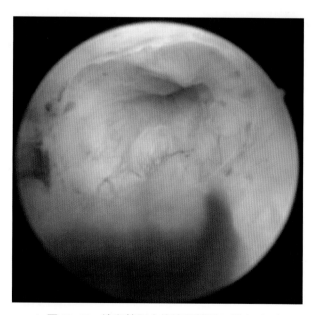

▲ 图 22-11 输卵管积水使输卵管开口扩大（一）

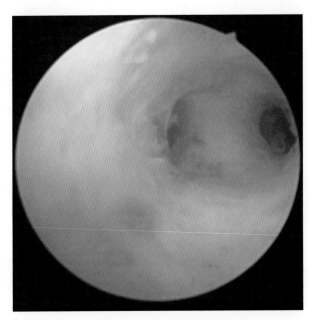

▲ 图 22-12 输卵管积水使输卵管开口扩大（二）

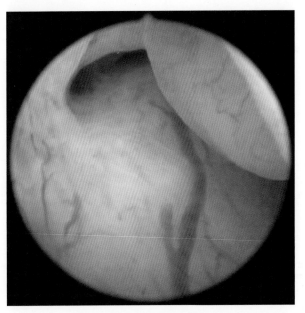

▲ 图 22-13 输卵管积水使输卵管开口扩大（三）

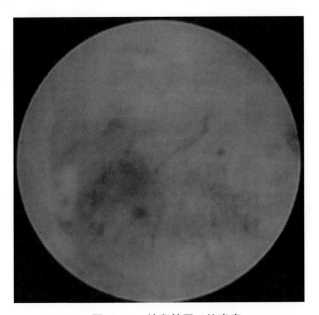

▲ 图 22-14 输卵管开口处瘢痕

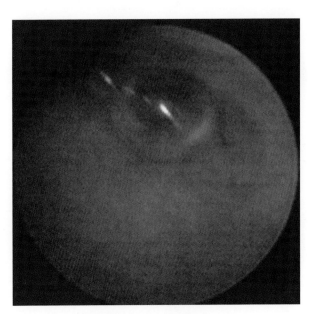

▲ 图 22-15 输卵管开口

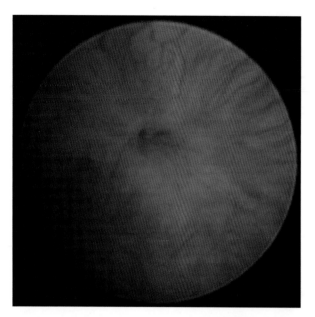

▲ 图 22-16　**HSG 下的输卵管阻塞**

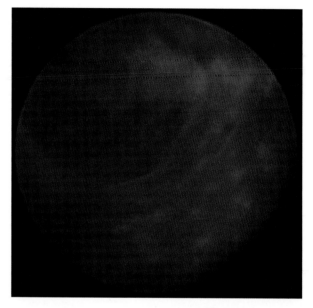

▲ 图 22-17　子宫纵隔的输卵管影像

参考文献

[1] Ezzati M, Djahanbakhch O, Arian S, Carr BR. Tubal transport of gametes and embryos: a review of physiology and pathophysiology. J Assist Reprod Genet. 2014;31(10):1337–47.

[2] Chung KW. Gross anatomy. 8th ed. Philadelphia: Wolters Kluwer Health; 2015. p. 218–22.

[3] Junqueira LC, Carneiro J, Kelley RO. Basic histology. 9th ed. Stamford, Conn: Appleton & Lange; 1998. p. 456–8.

[4] Eddy CA, Pauerstein CJ. Anatomy and physiology of the fallopian tube. Clin Obstet Gynecol. 1980;23(4):1177–93.

[5] Cates W, Rolfs RT, Aral SO. Sexually transmitted diseases, pelvic inflammatory disease, and infertility—an epidemiologic update. Epidemiol Rev. 1990;12:199–220.

[6] Akande VA, Hunt LP, Cahill DJ, Caul EO, Ford WC, Jenkins JM. Tubal damage in infertile women: prediction using chlamydia serology. Hum Reprod. 2003;18(9):1841–7.

[7] Witkin SS, Linhares I, Giraldo P, Jeremias J, Ledger WJ. Individual immunity and susceptibility to female genital tract infection. Am J Obstet Gynecol. 2000;183:252–6.

[8] Mitchell C, Prabhu M. Pelvic inflammatory disease: current concepts in pathogenesis, diagnosis and treatment. Infect Dis Clin North Am. 2013;27(4):793–809.

[9] Svirsky R, Vaknin Z, Ben-Ami I, Schneider D, Pansky M. Predictors of tubo-ovarian abscess in acute pelvic inflammatory disease. J Reprod Med. 2008;53(1):40–4.

[10] Yaranal PJ, Hegde VJ. Salpingitis isthmica nodosa: a case report. Clin Diagn Res. 2013;7(11):2581–2.

[11] Green LK, Kott ML. Histopathologic findings in ectopic tubal pregnancy. Int J Obstet Gynaecol Pathol. 1989;8:255–6.

[12] Heinig J, Gottschalk I, Cirkel U, Diallo R. Endosalpingiosis-an underestimated cause of chronic pelvic pain or an accidental finding? A retrospective study of 16 cases. J Obstet Gynecol Reprod Biol. 2002;103(1):75–8.

[13] Riddle N. Fallopian tubes. Benign or nonneoplastic conditions. Ectopic/tubal pregnancy. December, 2018, PathologyOutlines.com, Inc.

[14] George SH, Garcia R, Slomovitz BM. Ovarian cancer: the fallopian tube as the site of origin and opportunities for prevention. Front Oncol. 2016;6:108.

[15] Cohen SB, Bouaziz J, Jakobson-Setton A, Goldenberg M, Schiff E, Orvieto R, Shulman A. Hysteroscopically guided transvaginal ultrasound tubal catheterization-a novel office procedure. Eur J Obstet Gynecol Reprod Biol. 2016;204:113–6.

第 23 章　宫腔镜检查并发症
Complications in Hysteroscopy

Bruno J. van Herendael　**著**

徐　云　陈京京　**译**

一、概述

一项大型的荷兰多中心研究表明，宫腔镜手术一般发生不良事件的风险较低，在 13 600 例手术中发生率约为 0.28%[1]。在德国的一项观察性研究中，包括 21676 例手术[2]，发生率相似，为 0.24%。很明显，在那些复杂的手术过程中并发症的风险会增加；例如宫腔镜子宫肌瘤切除术的风险可能高达 10%[3]。宫腔镜手术的并发症可能是由于患者的体位，麻醉，入路问题，使用膨胀介质，气体栓塞，子宫穿孔，出血，使用器械或感染引起，或可能是由于宫腔内形成粘连（IUAs），子宫内膜癌细胞的扩散或非意愿妊娠造成[4]。确实存在关于预防并发症有效性的随机对照试验（RCT），但大量的证据是基于观察性临床研究。

二、膨宫介质的并发症

（一）气体膨宫介质

CO_2 是一种非常安全的膨宫介质，因为它可以迅速吸收入血，并在肺通气过程中被清除[5]，但它不适合在宫腔镜手术中或患者正在出血时使用。RCT 的高质量证据表明，使用 CO_2 和使用液体膨宫的区别在于增加了患者的不适，降低了满意度并延长了干预时间[6, 7]。文献中已经报道过严重不良事件，尤其是空气栓塞，所以 CO_2 气体在宫腔镜手术中不再应用[8-10]。

（二）液体膨宫介质

1. 电解液
宫腔镜手术中最常使用的等渗电解液是生理盐水和乳酸林格溶液。一旦血管内吸收过多，它们的生理性渗透压通常可防止低血钠或低渗透压。根据一般原则，等渗电解液的过度吸收仍会导致高血容量，与非电解液导致的液体超负荷相比，高血容量更易于治疗且危险性更低[11]。

2. 非电解液
不含电解质的低黏度介质包括 3% 山梨糖醇、1.5% 甘氨酸、5% 甘露醇及山梨糖醇和甘露醇的混合溶液。通常这种膨宫介质的过度吸收会引起高血容量症，并伴有低钠血症和低渗透压，这可能导致泌尿外科中描述的经尿道前列腺电切术（TURP）综合征。这种潜在的威胁生命的并发症的特征是低钠血症、低渗透压、恶心呕吐和神经系统症状，包括肌肉痉挛、视物模糊、严重的癫痫发作、躁动，如果处理不当，还会出现昏昏欲睡、昏迷、抽搐，甚至死亡[12]。如果发生低钠血症性脑病，绝经前女性死亡或永久性脑损伤的可能性是绝经后女性的 25 倍[13]。而且，所使用的非电解液膨宫介质的某些特定特征与其药物并发症密切相关。山梨糖醇是葡萄糖的代谢形式；当通过全身循环吸收时，它可以被肾脏排泄，也可以被果糖途径代谢。因此，其使用不适用于糖尿病患者。甘氨酸是一种非导电氨基酸，血浆半衰期为 85min；它在肝脏中独特地代谢为氨和游离水，从而进一步降低血浆渗透压。由于其对中枢神经系统的毒性作用，高氨血症性脑病会加剧其吸收，进而引起暂时性失明、肌肉疼痛和记忆力减退。甘露醇是山梨醇的异构体，可通过增加钠和细胞外水的排泄而作为渗透性利尿药，但其不被肾小管吸收[11]。

三、其他并发症

与患者体位及麻醉相关的并发症包括神经创伤、直接体位创伤和急性室间隔综合征，均可能与截石位有关[14]。股神经病变是由于过度的髋关节伸展、与髋关节外部旋转时共同导致腹股沟韧带下方的股神经极端成角，导致股神经受压和损伤。坐骨神经和腓骨神经附着在坐骨神经切迹和腓骨颈部，使它们容易受到拉伸损伤。髋关节过度屈曲，特别是膝盖伸直或对腓骨头部施加过大压力时，可能会导致脚下垂和下肢外侧麻痹的神经损伤。当骨筋膜室的肌肉压力升高损害局部血管灌注导致局部缺血，使神经肌肉损伤时，就会发生急性室间隔综合征。这会引起横纹肌溶解和可能的严重后遗症，包括永久性残疾[15]。

最后，与任何外科手术一样，一系列与麻醉有关的并发症，可能对患者有致命性的伤害。这些不良反应包括在全身麻醉和过敏反应中使用抗焦虑药及全身镇痛药相关的不良事件、局部麻醉药的全身注射及局麻药的过量使用[16]。

（一）子宫和子宫颈穿孔

在宫腔镜手术中，宫腔镜引起的创伤性损伤较为常见，若使用外径大的宫腔镜需要充分扩张宫颈[14]。宫颈撕裂伤是由金属扩宫棒在扩张过程中引起的，尤其是在使用齿状宫颈钳牵拉的情况下（图 23-1 至图 23-3）。如果大量出血，可能需要缝合。在宫颈扩张或宫腔镜置入过程中，子宫颈或子宫可能会穿孔，穿孔的发生率为 4‰～13‰[17]。由 Hegar 扩张器引起的穿孔无须治疗。如果在宫颈钳上施加过度牵引力，大多数全层的穿孔都位于宫底附近（图 23-4 和图 23-5）。在大多数情况下，由于膨宫不良手术不能继续。子宫穿孔通常即刻出现宫腔视野差或膨宫不良。当穿孔同时使用机械能或热能时，内脏损伤可能会相伴发生[18]。前壁穿孔可能导致膀胱损伤。由于手术操作困难，输尿管损伤与后壁或侧壁穿孔有关。子宫外侧壁穿孔可能会引起肠系膜动脉，主动脉和髂血管的损害[19]。这些病变可能引起阔韧带广泛血肿或严重出血，在确诊或怀疑时不要延误治疗。电外科手术或激光手术相关的任何穿孔都容易引起内脏损伤。这些情况应通过腹腔镜检查发现是否有膀胱、输尿管、肠管和血管受损（图 23-6）。毫无疑问，应该中转开腹以充分减轻内脏创伤。被治疗或怀疑有内脏损伤的患者应送至 ICU，直到完全康复。肠穿透性热损伤可通过一期修复获得治愈[20]。

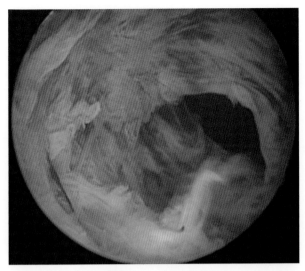

▲ 图 23-1　子宫颈假道
图片由 G. Vilos 提供

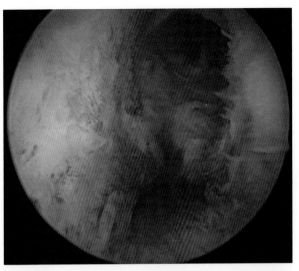

▲ 图 23-2　宫颈假道，正常宫颈管下部，假道在上部
图片由 G. Vilos 提供

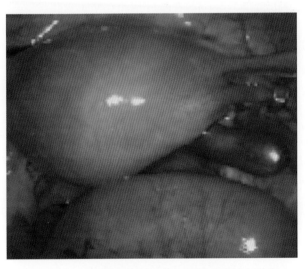

▲ 图 23-3　在图像右侧可见的子宫颈处的扩张器穿孔
图片由 G. Vilos 提供

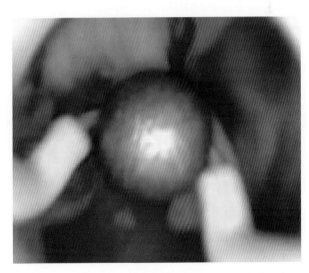

▲ 图 23-4　扩张棒子宫腔后壁全层穿孔，在滚球下方可见肠脂肪

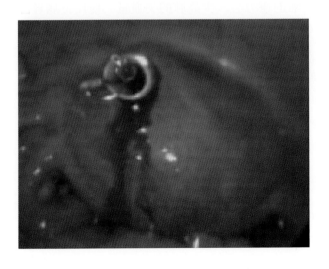

◀ 图 23-5　电切镜在子宫底穿孔
图片由 G. Vilos 提供

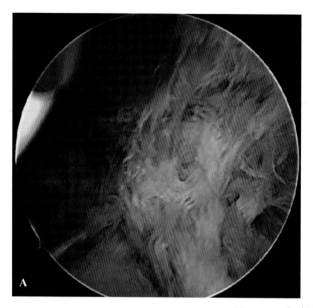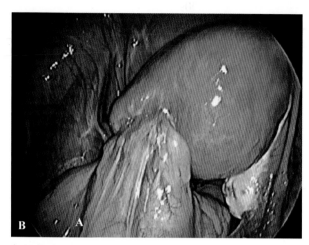

▲ 图 23-6　宫腔镜引起的创伤性损伤
A. 单极电流造成的子宫腔延迟穿孔；B. 腹腔镜影像，由于穿孔导致肠管嵌于子宫壁内（图片由 G. Vilos 提供）

（二）空气或气体栓塞

空气栓塞是宫腔镜手术非常罕见但可能致命的并发症。它于 1985 年首次文献报道与宫腔镜手术相关，包括死亡病例 [21]。总共 13 例，死亡率接近 50%[10]。早期诊断空气栓塞是根据心电图的改变，肺动脉压力急剧升高或从中心静脉吸入空气应暂停手术，让患者左侧卧位抬高右心，同时心肺复苏。在任何宫腔镜手术中，都可以采取轻度的头高足低位，以最大限度地减少心动周期中的负抽吸压力。应尽量减少宫颈损伤，宫颈管应尽可能被闭塞，防止空气进入。扩张后将 Hegar 扩张器留在原处，扩张后尽快更换手术宫腔镜进入宫腔。同样重要的是，尽可能减少宫腔镜器械的进出宫腔次数。

（三）出血

宫腔镜手术的第二大常见并发症是术中或术后出血，每 1000 例手术中发生 2.5 例 [22]。宫腔镜切除肌瘤出血的发生率较高，特别是壁间肌瘤（2%～3%），子宫内膜去除或切除术的发生率为（0.2%～2.2%）[23]。宫腔镜手术中出现问题性出血的情况很少，因为膨宫液的压力会减少静脉的失血量。使用金属环或滚球进行电凝可治疗术中出血。手术结束时，在观察整个子宫腔的同时降低子宫内压可发现任何隐匿性出血。为了在手术结束时止住麻烦的出血，可将 Foley 导管插入子宫腔中，并在其球囊中充满 20～30ml 盐水。考虑到这种操作对患者来说存在痛苦，球囊导管可在 2～24h 内取出 [24]。如果发生顽固性出血，可将加压素（20 U 放入 20ml 生理盐水中）注入子宫颈以抑制子宫下段的出血。如果需要，可以米索前列醇直肠内给药。如果这些方法失败，介入放射科医生可能会考虑子宫动脉栓塞术。如果所有其他方法均无效，则可能会在严重威胁生命的出血的情况下进行子宫切除术 [18]。

（四）感染

宫腔镜检查后子宫内膜炎的发生率极低，为 0.01%～1.42%[14]。根据 ACOG（2009）（B 级推荐）和加拿大妇产科医师学会（SOCG）指南（Ⅱ-2D）进行宫腔镜手术的预防保健系统的证据质量评估，不建议对接受宫腔镜手术的普通人群进行常规抗生素预防[25, 26]。有盆腔感染（PID）病史的患者感染的风险可能更高，因此 ACOG 指南指出，对于有 PID 或输卵管损伤史的女性，宫腔镜手术可考虑采取抗生素预防措施（2009 年）（C 级推荐）[25]。

（五）晚期并发症

宫腔粘连（IUA）的形成是育龄女性手术宫腔镜的主要远期并发症。根据一项关于宫腔镜检查术前治疗有效性的随机对照研究，在宫腔镜二探时，息肉切除后术后 IUA 的发生率为 3.6%，子宫纵隔切除后为 6.7%，单个肌瘤切除后为 31.3%，切除多发性肌瘤后为 45.5%[27]。对于希望受孕或保持生育能力的女性，IUA 的形成不利生育。同时去除相对应的肌壁内肌瘤可能会增加这种风险。复发子宫粘连的手术更具挑战性。当广泛的粘连被松解时，几乎没有正常子宫内膜可以继续上皮化，并且复发的风险非常高。尤其是在外侧和底部，要使子宫壁分开非常困难[18]。

（六）宫腔积血

子宫内膜切除或消融后的宫腔积血很少发生，仅有 1%～2% 的女性会发展为有症状的宫腔积血[28]。周期性或慢性盆腔痛是最主要的症状。大多数病例可通过宫颈扩张术治疗，尽管有些病例需要通过子宫粘连分离术以治疗子宫底的积血[28]。宫腔镜手术中识别子宫下段和子宫颈对预防宫腔积血非常重要。为了降低消融后输卵管绝育综合征的风险，应有效破坏双宫角的子宫内膜（图 23-7）[29]。

（七）非意愿妊娠

宫腔镜绝育后确实会妊娠[29]。但是，它们在新一代设备中并不常见。子宫内膜切除术后未曾

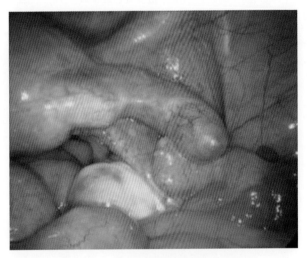

▲ 图 23-7　消融后绝育综合征（PATSS）
图片由 G.Vilos 提供

进行过绝育的妇女可能会意外妊娠，文献中的发生率为 0.2%～1.6%[30]。宫腔镜手术后的妊娠必须考虑各种风险，包括流产、异位妊娠、子宫破裂、早产、宫内生长受限及胎盘植入的高风险[4]。

四、子宫内膜癌细胞的扩散①

最近的一项 Meta 分析[31]表明，子宫内膜癌患者进行宫腔镜检查后恶性腹膜细胞学检查阳性率高于未经宫腔镜检查（OR 1.8；95%CI 1.1～2.8；P=0.013；9 项研究，1015 名女性）。与无宫腔镜检查相比，疾病升级率更高（OR 2.6；95%CI 1.5～4.6；P=0.001；9 项研究，1015 名女性）。

使用等张氯化钠溶液作为膨宫介质时，宫腔镜检查导致腹膜恶性细胞学检查的发生率具有统计学意义（OR 2.89，95%CI 1.48～5.64，P=0.002）。然而，膨宫压力是另一个可能影响播散的因素。在报告

---

① 译者注：原著表述有误，已查阅原始文献修改。

记录压力的 5 项试验中，有 4 项压力达到或超过 100mmHg。即使我们的结果没有达到统计学意义，当采用高压时，存在明显的恶性细胞播散趋势。以前的报道表明，宫内压力低于 40mmHg 时，宫腔镜检查不存在经输卵管泄漏的风险，当压力 100mmHg 时显著增加，因此，我们鼓励使用低灌流压力，且仅用于早期内膜癌的诊断。

参考文献

[1] Janssen FW, Vredevoogd CB, van Ulzen K, et al. Complications of hysteroscopy: a prospective, multicentre study. ObstetGynecol. 2000;96:266–70.

[2] Aydeniz B, Wallwiener D, Rimbach S, et al. Is co-administration of ethanol to the distension medium in surgical hysteroscopy a screening method to prevent fluid overload? A prospective randomized comparative study of ablative versus non-ablative hysteroscopy and various ethanol concentrations. GynakolGeburtshilflicheRundsch. 1995;35:108–12.

[3] Propst AM, Liberman RF, Harlow BL, et al. Complications of hysteroscopic surgery: predicting patients at risk. ObstetGynecol. 2000;96:517–20.

[4] Löffer FD. Complications of hysteroscopy—their cause, prevention, and correction. J Am Assoc Gynecol Laparosc. 1995;3:11–23.

[5] Salat-Baroux J, Hamou JE, Maillard G, et al. Complications from micro hysteroscopy. In: Siegler AM, Lindemann HJ, editors. Hysteroscopy: principles in practice. Philadelphia: JB Lippincott; 1984. p. 112–1.

[6] Pellicano M, Guida M, Zullo F, et al. Carbon dioxide versus normal saline as a uterine distension medium for diagnostic hysteroscopy in infertile patients: a prospective, randomized, multicentre study. FertilSteril. 2003;79:418–21.

[7] Brusco GF, Arena S, Angelini A. Use of carbon dioxide versus normal saline for diagnostic hysteroscopy. FertilSteril. 2003;79:993–7.

[8] Mahmoud F, Fraser IS. CO2 hysteroscopy and embolism. GynaecolEndosc. 1994;3:91–5, 1995; 4:123–127.

[9] Brink DM, DeJong P, Fawcus S, et al. Carbon dioxide embolism following diagnostic hysteroscopy. Br J ObstetGynaecol. 1994;101:717–8.

[10] Groenman FA, Peters LW, Rademaker BPM, Bakkum EA. Embolism of air and gas in hysteroscopic procedures: pathophysiology and implication for daily practice. J Minim Invasive Gynecol. 2008;15:241–7.

[11] AAGL. AAGL Practice Report: Practice guidelines for the management of hysteroscopic distending media. JMIG. 2013;20:137–48.

[12] Arie AI. Hyponatremia associated with permanent brain damage. Adv Intern Med. 1987;32:325–44.

[13] Ayus JC, Wheeler JM, Arie AI. Postoperative hypo-natremic encephalopathy in menstruant women. Ann Intern Med. 1992;117:891–7.

[14] Munro MG. Complications of hysteroscopic and uterine resectoscopic surgery. ObstetGynecolClin North Am. 2010;37:399–425.

[15] Dua RS, Bankes MJ, Dowd GS, et al. Compartment syndrome following pelvic surgery in the lithotomy position. Ann R CollSurgEngl. 2002;84:170–1.

[16] Erickson TB, Kirkpatrick DH, DeFrancesco MS, et al. Executive summary of the American College of Obstetricians and Gynecologists Presidential Task Force on patient safety in the office setting: reinvigorating safety in office-based gynecologic surgery. ObstetGynecol. 2010;115:147–51.

[17] Grimes DA. Diagnostic dilation and curettage: a reappraisal. Am J ObstetGynecol. 1982;142:1–6.

[18] Cooper JM, Brady RM. Intraoperative and early postoperative complications of operative hysteroscopy. ObstetGynecolClin North Am. 2000;27:347–66.

[19] Valle RF. Urinary tract, gastrointestinal, and vascular injuries with uterine perforation. In: Hysteroscopic complications and solutions. Postgraduate course syllabus, Int. Cong GynaecolEndosc. 1998:30–35.

[20] Sullivan B, Kenney P, Siebel M. Hysteroscopic resection of fibroid with thermal injury to sigmoid. ObstetGynecol. 1992;80:546–7.

[21] Brooks PG. Venous air embolism during operative hysteroscopy. J Am AssocGynecolLaparosc. 1997;4:309–422.

[22] Hulka JF, Peterson JA, Philips JM, et al. Operative hysteroscopy: American Association of GynecologicLaparoscopists 1993 membership survey. J Am AssocGynecolLaparosc. 1995;2:131–2.

[23] Löffer FD. Removing intrauterine lesions: Myomectomy and polypectomy. In: Bieber EJ, Löffer FD, editors. Thegynecologicresectoscope. Cambridge: Blackwell Scientific; 1994. p. 186–94.

[24] Goldrath MJ. Uterine tamponade for the control of acute uterine bleeding. Am J ObstetGynecol. 1983;147:869–72.

[25] ACOG Committee on Practice Bulletins—Gynecology. ACOG practice bulletin No. 104: antibiotic prophylaxis for gynecologic procedures. Obstet Gynecol. 2009;113(5):1180–9. https://doi.org/10.1097/AOG.0b013e3181a6d011.

[26] Van Eyk N, van Schalkwyk J, Infectious Diseases Committee. Antibiotic prophylaxis in gynaecologic procedures. SOGC Clinical practice guideline. J ObstetGynaecol Can. 2012;34:382–91.

[27] Taskin O, Sadik S, Onoglu A, et al. Role of endometrial suppression on the frequency of intrauterine adhesions after resectoscopic surgery. J Am AssocGynecolLaparosc. 2000;7:351–4.

[28] Hill D, Maher P, Wood C, et al. Complications of operative hysteroscopy. GynaecolEndosc. 1992;1:185–9.

[29] Löffer FD. Hysteroscopic tubal occlusion. In: Sutton C, Diamond M, editors. Endoscopic surgery for gynaecologists. London: WB Saunders; 1993. p. 345–54.

[30] Whitlaw NL, Garry R, Sutton CJG. Pregnancy following endometrial ablation: 2 case reports. GynaecolEndosc. 1992;1:129–32.

[31] Polyzos NP, Mauri D, Tsioras S, et al. Intraperitoneal dissemination of endometrial cancer cells after hysteroscopy. A systematic review and meta-analysis. Int J Gynecol Cancer. 2010;20:261–7.